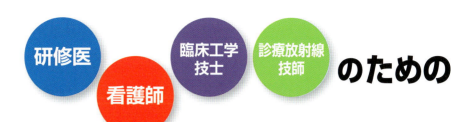

基礎からわかる！
カテーテルアブレーション

編集 松尾征一郎（東京慈恵会医科大学葛飾医療センター 循環器内科）

医歯薬出版株式会社

This book is originally published in Japanese
under the title of :
KISOKARAWAKARU KATETERU-ABUREISHON
(Back to Basics : A Practical Guide to Catheter Ablation)

Editor :
MATSUO, Seiichiro
　Assistant Professor
　Division of Cardiology
　Department of Internal Medicine
　The Jikei University Katsushika Medical Center

© 2018 1st ed.

ISHIYAKU PUBLISHERS, INC.
　7-10, Honkomagome 1 chome, Bunkyo-ku,
　Tokyo 113-8612, Japan

参加できるカテーテルアブレーションへ

　カテーテルアブレーションは編者が医師になった時分は，「限られた医師が行う」「分かりにくい」そして「マニアックな」心臓カテーテル治療であった．実際，研修医時代は，手伝いでカテーテルアブレーションに参加しても何をしているかさっぱり分からず，専門医師の先輩たちが感動している瞬間にも，その感動を共有することすらできず，カンファレンスでも寝るのをこらえるのに必死になるような治療であった．心筋梗塞で苦しんでいる患者の閉塞血管を治療し，見た目にはっきりとその効果が実感できる冠動脈カテーテル治療とは正反対であったと言ってもいい．それでも，その難しさを克服した時の充足感だけでなく，患者に「治りましたよ」と堂々と言える内科医にあこがれ，そして何よりも根治したことを心から喜んでいる患者を見ているうちに，カテーテルアブレーションの道を進もうと心に決めていた．

　現在，カテーテルアブレーションの適応が発作性上室性頻拍症や心房粗動から心房細動までその適応を広げたことにより，本邦における治療件数も年々増加の一途を辿っている．そして，カテーテルアブレーションに携わり，治療を行う職種もますます多様化してきている．さらには，アブレーション方法だけでなく治療に用いられるカテーテルや機器も新しくなり，それに伴う知識の習得も必要となってきている．

　今回，看護師，臨床工学技士，診療放射線技師をはじめとするカテーテルアブレーション治療を行う医療従事者が少しでも楽しく，そして興味をもって参加できるようになれば，それこそ患者のために最もよいと思い，本テキストを作成した．そのため本テキストは医師だけでなく看護師そして臨床工学技士の方たちにも執筆をお願いしており，それぞれの視点からみたカテーテルアブレーションの解説が含まれている．

　本書が"何をやっているか分からないつまらないカテーテルアブレーション"から"自分たちが参加しているカテーテルアブレーション"へと，変わることができる一助になれば幸いである．

　この本の執筆を受けていただき，ご尽力くださった医師，看護師，臨床工学技士の方々へ感謝申し上げるとともに，本テキスト中で数多く掲載した多彩なイラストを手掛けていただいた，福崎英昭氏と林昌樹氏に心より感謝する．

2018年3月

東京慈恵会医科大学葛飾医療センター　循環器内科

松尾　征一郎

編 集

松尾征一郎 ● 東京慈恵会医科大学葛飾医療センター　循環器内科

執筆者一覧（掲載順）

松尾征一郎 ● 東京慈恵会医科大学葛飾医療センター　循環器内科

奥 村 恭 男 ● 日本大学医学部内科学系　循環器内科学分野

井 川 　 修 ● 日本医科大学多摩永山病院　内科・循環器内科

徳 竹 賢 一 ● 東京慈恵会医科大学付属病院　循環器内科

村 澤 孝 秀 ● 東京大学医学部附属病院　医療機器管理部

塚 本 　 毅 ● 関東中央病院　医療機器管理室

永 嶋 孝 一 ● 日本大学医学部附属板橋病院　内科系循環器内科学分野

園 田 和 正 ● 東京臨海病院　循環器内科

横 山 賢 一 ● 東京慈恵会医科大学付属病院　循環器内科

濱 　 義 之 ● 君津中央病院　循環器内科

谷 川 真 一 ● 東京慈恵会医科大学付属病院　循環器内科

加 藤 美 香 ● 東京慈恵会医科大学付属病院　循環器内科

鳴 井 亮 介 ● 東京慈恵会医科大学付属病院　循環器内科

田 中 佑 美 ● 東京慈恵会医科大学付属病院　看護部

小 澤 あ い ● 医療法人社団永澤滋夫記念会　永沢クリニック

芳 森 亜希子 ● 君津中央病院　臨床工学科

山 下 省 吾 ● 東京慈恵会医科大学付属病院　循環器内科

徳 田 道 史 ● 東京慈恵会医科大学付属病院　循環器内科

稲 田 慶 一 ● 東京慈恵会医科大学付属第三病院　循環器内科

CONTENTS

総　論

1　カテーテルアブレーションの歴史 ……………………………… 松尾征一郎 ● 02

2　心臓内電位の見方 ………………………………………………… 松尾征一郎 ● 04
・体表面心電図と心臓内心電図 04
・心臓内電位 04
・「ニアフィールド電位」と「ファーフィールド電位」07
・電気の流れの評価 07
・電気の大きさの評価 10
・ユニポーラ電位の使い方 11
・刺激試験 12
・連続刺激試験（Burst pacing 法）12
・期外刺激試験（Extra pacing 法または Extra stimulation 法）13

3　カテーテルアブレーションの原理 ……………………………… 奥村恭男 ● 17
・高周波アブレーションの原理 17
・イリゲーションカテーテル 19
・コンタクトフォースカテーテル 20
・クライオアブレーションの原理 20
・クライオバルーンアブレーション 22

4　カテーテルアブレーションに必要な解剖
　－心房細動アブレーションを中心に－ ……………………………… 井川　修 ● 25
・心臓の周辺構造物について 25
・右房・左房構造のイメージ 28
・右房，上大静脈および下大静脈構造について 41

5　カテーテルアブレーションの準備（シースなど） ……………… 徳竹賢一 ● 45
・術野（清潔野）の準備 45
・シースの準備 45
・そのほかの物品準備 47
・患者周囲の準備 48
・呼吸管理の準備 49
・患者の術前準備 49
・緊急時に使用する物品の確認 50

v

6　カテーテルアブレーションに必要な機器 ……………… 村澤孝秀 ● 51

- ・心内電位解析装置 51
- ・プログラム刺激装置（スティムレーター）51
- ・高周波通電装置（アブレーター）52
- ・イリゲーションポンプ 53
- ・高周波心房中隔穿刺システム 53
- ・除細動器，心腔内除細動システム 54
- ・心腔内エコーシステム（ICE）55

7　カテーテルアブレーションのモニタ類 ………………… 塚本　毅 ● 57

- ・鎮静管理に用いられるモニタ 57
- ・呼吸管理に用いられるモニタ 59
- ・合併症対策のモニタ 61

8　カテーテルアブレーションに用いるカテーテルとその使用方法

A. さまざまな電極カテーテル
　　（多極カテーテルからリング状カテーテルまで）……………………… 永嶋孝一 ● 65

- ・電極カテーテル 65

B. アブレーションカテーテルの種類とその選択 ……………… 園田和正・奥付恭男 ● 71

- ・通常型高周波（RF）カテーテルアブレーション 71
- ・イリゲーションカテーテルアブレーション 72
- ・コンタクトフォース（CF）アブレーション 73
- ・冷凍アブレーションカテーテル 74
- ・クライオバルーンカテーテル 76
- ・ホットバルーンアブレーション 76

9　カテーテルアブレーション中に使用する薬剤 ……………… 横山賢一 ● 78

- ・鎮痛・鎮静薬 78
- ・抗凝固薬 80
- ・その他の薬剤 81

10　カテーテルアブレーションにおける麻酔管理 ……………… 濱　義之 ● 83

- ・術前準備 84
- ・モニタ類 84
- ・使用する薬剤，使用する機器 84
- ・鎮静の方法 85

11　カテーテルアブレーション周術期の検査 ……………… 谷川真一 ● 89

- ・心電図検査 89

- ・血液検査 90
- ・胸部レントゲン検査 91
- ・心臓超音波検査 91
- ・心臓造影 CT 検査 92
- ・MRI 検査 94

12 カテーテルアブレーションの実際の流れ ……………………… 加藤美香● 095

- ・治療前 95
- ・検査・治療の当日 95

13 カテーテルアブレーションの合併症とその対策 ……………… 鳴井亮介● 102

- ・心タンポナーデ 102
- ・脳梗塞 104
- ・肺静脈狭窄 105
- ・食道関連合併症 106
- ・横隔神経麻痺 107
- ・洞不全症候群 108
- ・房室ブロック 109
- ・仮性動脈瘤・動静脈瘻 110
- ・気胸・血胸 110
- ・血栓塞栓症・肺塞栓症 110
- ・心膜炎 111

14 カテーテルアブレーション術後の看護管理 ………………… 田中佑美● 112

- ・カテーテルアブレーション終了後 112
- ・圧定について 113
- ・圧定解除後 114
- ・帰室後合併症 115
- ・術後不整脈について 116
- ・退院後について 116

15 カテーテルアブレーション退院後の管理 ……………………… 小澤あい● 118

- ・退院後の定期診察 118
- ・退院後の検査 119
- ・再発時の対応 120
- ・退院後の病識 121
- ・「手術をした！！」という経験 121
- ・アブレーションの病診連携 122

各　論

1 3次元マッピングシステム

A. CARTO システム：操作方法の実際 ……………………………………村澤孝秀● 124
・準　備 125
・治療開始 131

B. NavX システム：操作方法の実際 ……………………………………芳森亜希子● 140
・準　備 140
・患者入室 142
・ジオメトリーの構築 144
・Fusion 145
・治療中 147
・マッピング 148

2 発作性上室性頻拍（PSVT） ……………………………………………山下省吾

A. 発作性上室性頻拍とは ………………………………………………………● 154
・発作性上室性頻拍の機序 154
・発作性上室性頻拍の種類と特徴 156
・心電図波形から発作性上室性頻拍の分類 156

B. 房室結節回帰性頻拍（AVNRT） ……………………………………………● 159
・メカニズムと診断 159
・治療（アブレーション）169

C. 房室回帰性頻拍（AVRT） ……………………………………………………● 173
・メカニズムと診断 173
・電気生理学的検査（EPS）177
・正方向性房室回帰性頻拍（Orthodromic AVRT）178
・逆方向性房室回帰性頻拍（Antidromic AVRT）182
・特殊な房室回帰性頻拍（PJRT）182
・治療（アブレーション）183

D. 心房粗動（AFL）および心房頻拍（AT） ……………………………………● 186
・メカニズムと診断 186
・電気生理学的検査（EPS）189
・局所性心房頻拍（focal AT）および
　マイクロリエントリー性心房頻拍（localized-reentrant AT）の電気生理学的特徴 192
・マクロリエントリー性心房頻拍（macro-reentrant AT）の頻拍中の電気生理学的特徴 194
・治療（アブレーション）194

3　心室頻拍（VT） ......徳田道史

A. 心室頻拍とは ......● 200
・原　因 200
・診　断 201
・症　状 201
・予防と治療 202

B. 特発性心室頻拍 ......● 204
・流出路起源──メカニズムと診断 204
・治療（アブレーション）204
・ベラパミル感受性心室頻拍 208

C. 器質的心疾患に合併した心室頻拍 ......● 211
・メカニズムと診断 211
・治療（アブレーション）211
・心室頻拍のマッピング法 212
・焼灼部位の決定 219
・心外膜アブレーションについて 219

4　心室細動（VF） ......徳田道史

A. 心室細動とは ......● 221
・原　因 222
・診断および検査 223
・検　査 223
・治　療 224
・予　防 224

B. 特発性心室細動 ......● 226
・特発性心室細動とは 226
・メカニズムと診断 226
・治療（アブレーション）226

5　心房細動（AF） ......松尾征一郎

A. 心房細動とは ......● 230
・疫　学 230
・原　因 230
・診　断 232
・症　状 235
・心房細動カテーテルアブレーション治療 235

B. 発作性心房細動アブレーション ·········· ● 238
- 肺静脈アブレーション（肺静脈隔離術）238
- 肺静脈外心房細動起源アブレーション（Non-PV Foci アブレーション）241

C. 持続性心房細動アブレーション ·········· ● 244
- 左房線状焼灼術 244
- 心房複雑電位指標アブレーション（CFAEs アブレーション）245
- 自律神経節焼灼術（GP アブレーション）247
- 低電位領域アブレーション（Low voltage zones アブレーション）247

D. バルーンアブレーションほか ·········· ● 249
- クライオバルーンアブレーション 249
- ホットバルーンアブレーション 251
- その他：房室結節アブレーション 252

6 特殊なカテールアブレーション ·········· 山下省吾

A. 心外膜アブレーション ·········· ● 253
- 心外膜アブレーションの適応 254
- 心外膜アブレーションの手順 256
- 心外膜アプローチによるアブレーションの実際 256
- 心外膜アプローチに伴う合併症 258

B. 外科的アブレーション ·········· ● 262
- 外科的アブレーションの適応 262
- 外科的アブレーションの実際 264
- 外科的アブレーションの症例 265

7 電気生理学的検査（EPS）·········· 稲田慶一

A. 徐脈性不整脈 ·········· ● 267
- 電気生理学的検査の適応 267
- 検査に必要な記録部位 269
- 評価項目 269

B. 頻脈性不整脈 ·········· ● 273
- 電気生理学的検査の適応 273
- 検査に必要な記録部位 275
- 誘発プロトコール 275

索　引 ·········· ● 277

アブレーションでよく使用される 略語集

以前は，心房細動（Atrial Fibrillation）を"Af"，心房粗動（Atrial Flutter）を"AF"と記載することもあったが，現在の医学で用いる略語はすべて大文字で記載するのが正式である． （松尾征一郎）

ABL	Ablation	アブレーション
ACT	Activated Whole Blood Clotting Time	活性化全血凝固時間
AF	Atrial Fibrillation	心房細動
AFL	Atrial Flutter	心房粗動
AIVR	Accelerated Idioventricular Rhythm	促進心室固有調律
AMI	Acute Myocardial Infarction	急性心筋梗塞
ANP	Atrial Natriuretic Peptide	心房性ナトリウム利尿ペプチド
AP	Angina Pectoris	狭心症
APC	Atrial Premature Contraction	心房期外収縮
APTT	Activated Partial Thromboplastin Time	活性化部分トロンボプラスチン時間
ARVC	Arrhythmogenic Right Ventricular Cardiomyopathy	不整脈源性右室心筋症
AS	Aortic Valve Stenosis	大動脈弁狭窄症
ASD	Atrial Septal Defect	心房中隔欠損症
AT	Atrial Tachycardia	心房頻拍
ATP	Adenosine Triphosphate	アデノシン三リン酸
AV Fistula	Arteriovenous Fistula	動静脈瘻
AV Node	Atrioventricular Node	房室結節
AVNRT	Atrioventricular Nodal Reentrant Tachycardia	房室結節回帰性頻拍
AVRT	Atrioventricular Reentrant Tachycardia	房室回帰性頻拍
BB	Brockenbrough	心房中隔穿刺
BBB	Bundle Branch Block	脚ブロック
BBRT	Bundle Branch Reentrant Tachycardia	脚枝間リエントリー性頻拍
BMI	Body Mass Index	体容量指数
BNP	Brain Natriuretic Peptide	脳性ナトリウム利尿ペプチド
CABG	Coronary Artery Bypass Grafting	冠動脈バイパス術
CAG	Coronary Angiography	冠動脈造影

CAF	Chronic Atrial Fibrillation	慢性心房細動
CFAE	Complex Fractionated Atrial Electrogram	複雑心房電位
CHF	Congestive Heart Failure	鬱血性心不全
CS	Coronary Sinus	冠状静脈洞
CTI	Cavo Tricuspid Isthmus	三尖弁輪下大静脈間挟部
CVP	Central Venous Pressure	中心静脈圧
DOAC	Direct Oral Anticoagulant	直接型経口抗凝固薬
DC	Direct Current Cardioversion	直流除細動
DCM	Dilated Cardiomyopathy	拡張型心筋症
EAD	Early Afterdepolarization	早期後脱分極
EAM	Electroanatomical Mapping	電気解剖学的マッピング
ECG	Electrocardiogram	心電図
EPS	Electrophysiology Study	電気生理学的検査
ERP	Effective Refractory Period	有効不応期
HCM	Hypertrophic Cardiomyopathy	肥大型心筋症
HOCM	Hypertrophic Obstructive Cardiomyopathy	閉塞性肥大型心筋症
HR	Heart Rate	心拍数
ICE	Intracardiac Echography	心腔内超音波
IHD	Ischemic Heart Disease	虚血性心疾患
ISP	Isoproterenol	アイソプロテレノール
IVC	Inferior Vena Cava	下大静脈
IVF	Idiopathic Ventricular Fibrillation	特発性心室細動
IVT	Idiopathic Ventricular Tachycardia	特発性心室頻拍
JET	Junctional Ectopic Tachycardia	接合部異所性頻拍
LA	Left Atrium	左心房
LAA	Left Atrial Appendage	左心耳
LAD	Left Atrial Dimension	左房径
LAO	Left Anterior Oblique Position	左前斜位
LBBB	Left Bundle Branch Block	左脚ブロック

LCPV	Left Common Pulmonary Vein	左共通管肺静脈
LP	Late Potential	遅延電位
LV	Left Ventricle	左心室
LVEF	Left Ventricular Ejection Fraction	左室駆出率
LVG	Left Ventriculography	左心室造影
LVH	Left Ventricular Hypertrophy	左室肥大
LVOT	Left Ventricular Outflow Tract	左室流出路
MAP	Monophasic Action Potential	単相性活動電位
MDCT	Multidetector Row Competed Tomography	多列検出器型エックス線 CT
MR	Mitral Regurgitation	僧帽弁逆流
MS	Mitral Valve Stenosis	僧帽弁狭窄
MV	Mitral Valve	僧房弁
MI	Myocardial Infarction	心筋梗塞
NMS	Neurally Mediated Syncope	神経調節性失神
NOAC	Non-vitamin K Antagonist Oral Anticoagulant	非ビタミン K 拮抗経口抗凝固薬
NSR	Normal Sinus Rhythm	正常洞調律
NSVT	Nonsustained Ventricular Tachycardia	非持続性心室頻拍
OMI	Old Myocardial Infarction	陳旧性心筋梗塞
PA	Pulmonary Artery	肺動脈
PAC	Premature Atrial Contraction	心房期外収縮
PAF	Paroxysmal Atrial Fibrillation	発作性心房細動
PFO	Patent Foramen Ovale	卵円孔開存
PSVT	Paroxysmal Supraventricular Tachycardia	発作性上室性頻拍
PT	Prothrombin Time	プロトロンビン時間
PV	Pulmonary Vein	肺静脈
PVC	Premature Ventricular Contraction	心室期外収縮
PVI	Pulmonary Vein Isolation	肺静脈隔離術
RA	Right Atrium	右心房
RAA	Right Atrial Appendage	右心耳

RF	Radiofrequency	高周波
RFA	Radiofrequency Ablation	高周波アブレーション
RBBB	Right Bundle Branch Block	右脚ブロック
RV	Right Ventricle	右心室
RVOT	Right Ventricular Outflow Tract	右室流出路
SACT	Sinoatrial Conduction Time	洞房伝導時間
SAS	Sleep Apnea Syndrome	睡眠時無呼吸症候群
SNRT	Sinus Node Reentrant Tachycardia	洞結節回帰性頻拍
SNRT	Sinus Node Recovery Time	洞結節回復時間
SR	Sinus Rhythm	洞調律
SSS	Sick Sinus Syndrome	洞不全症候群
SVC	Superior Vena Cava	上大静脈
SVT	Supraventricular Tachycardia	上室性頻拍
TAA	Thoracic Aortic Aneurysm	胸部大動脈瘤
TDP	Torsade De Pointes	倒錯心室頻拍
TEE	Transesophageal Echocardiography	経食心臓道超音波
TIA	Transient Ischemic Attack	一過性脳虚血発作
tPA	Tissue Plasminogen Activator	組織プラスミノーゲン活性化因子
TR	Tricuspid Valve Regurgitation	三尖弁逆流
TTE	Transthoracic Echocardiography	経胸壁心臓超音波
UAP	Unstable Angina Pectoris	不安定狭心症
UCG	Ultrasonic Cardiogram	心臓超音波
VA	Ventriculoatrial	室房
VF	Ventricular Fibrillation	心室細動
VPC	Ventricular Premature Contraction	心室期外収縮
VSA	Vasospastic Angina	冠攣縮狭心症
VSD	Ventricular Septal Defect	心室中隔欠損症
VT	Ventricular Tachycardia	心室頻拍
VTE	Venous Thromboembolism	静脈性血栓塞栓症

総 論

カテーテルアブレーションの歴史

総論 *1*

　カテーテルアブレーションが臨床上に登場するのは，いまから30年以上前の1982年アメリカでのことになる．わが国にも1983年にはアブレーションが導入されたが，保険適用となり治療に使用することができるようになるのは，それから10年以上経過した1994年まで待たなくてはならない．カテーテルアブレーションは初期には直流電流により行われていた．1979年，アブレーションの概念もない時代，心臓内心電図を用いた検査を行っていたところ，心室頻拍が発生しその心室頻拍に対し直流通電エネルギーによる除細動を試みた際に房室ブロックが発症したことがアブレーション時代の幕開けとなった．そして1982年に，上室性頻拍症に対して意図的に房室ブロックを作成したのが，GallagherおよびScheinmanたちである．この直流電流エネルギーを用いたアブレーションは，除細動装置を用いて心臓内の治療したい部位に電極カテーテルを配置し，背中に貼られた対極板との間に瞬時に大量の電気を流すことで，組織破壊をする方法であった．それまで，不整脈の侵襲的治療法といえば外科的に開胸する以外にはなかったが，このカテーテルを用いた不整脈治療は画期的なものであったに違いない．しかしながら，0.01秒間に大量の電気を心臓に加えることは，常に心穿孔や心室細動など危険な合併症がともなうのも事実であった．その後1986年には高周波エネルギーによるアブレーションが登場し，治療がより安全にまた有効に施行できるようになった．高周波エネルギーを用いることにより，それまでの直流電流によるアブレーションと違い，通電するパワー，時間，そして温度をコントロールすることが可能となった．高周波エネルギーを用いたアブレーションは現在でもその中心的役割を担っている．

　その後，透視画像および心内心電図のみにて行われていたカテーテルアブレーションに3次元マッピングシステムが登場する．初期の3次元マッピングシステムは，一つの電極で得られた電位情報を3次元のマップ上に記録していくといういたってシンプルなものであった．その後，システムの発達によりCTやMRIにより心臓の3次元画像が撮像できるようになったのをきっかけに，アブレーションの3次元マッピングシステムにそれらの3次元画像を取り込むことが可能となり，イメージングの改良がもたらされた．それまで，レントゲンによる透視画像による2次元画像から3次元での位置把握が可能となり安全性が高まったこともさることながら，この"Merge"と呼ばれるCTを融合させる機能によりあらかじめ心臓の解剖が表示されることにより隅々までマッピングすることが容易になった．そしてさまざまなカテーテルの登場にともない，3次元マッピングシステムもより詳細にそしてより簡便に構築することができるようになり，現在では3次元マッピングシステム自身が技術者の介入なく，術者がカテーテルを動かしていくだけでマッピングを行える自動マッピング機能を付随

表1 アブレーションの歴史

1979年	電気生理学検査中に施行した電気的除細動により房室ブロックが形成される
1982年	GallagherおよびScheinmanにより房室結節アブレーションが行われる
1986年	高周波によるカテーテルアブレーションの登場
1992年	3次元マッピングシステムの開発
1995年	還流式アブレーションカテーテルの開発
1998年	心房細動肺静脈理論が提唱される
2000年	肺静脈隔離術が登場し，心房細動アブレーションの基本が確立される
2008年	コンタクトフォースカテーテルの登場
2009年	還流式アブレーションカテーテルが日本に導入される
2013年	コンタクトフォースカテーテルが日本に導入される
2015年	クライオバルーンが日本に導入される

するまでになっている．

　マッピングシステムの発展に負けず，検査や治療に用いるカテーテルの発展も目覚ましいものがある．とくにアブレーションカテーテルは，その治療に用いる電極の大きさや素材にもさまざまなものが登場し，還流式アブレーションカテーテル，そして組織との接触状況（接触している力）を計測し評価することも可能となった．

　これまで新しく開発されたアブレーション機器は，世界で使用可能となってからわが国で使用可能となるまで数年の年月を必要とし，大きな後れを取っていた．しかしながら，わが国でもアブレーションが多く施行されるようになり（現在，アブレーション数はアメリカについで世界第2位である），最新のアブレーション機器も世界とほぼ変わらない時期に導入されるようになってきた．アブレーションの発展により不整脈の機序もみるみる解明され，そしてアブレーション機器もそれと同時に進化を続ける現在，それぞれの治療対象となっている不整脈，そのアブレーションに使用する道具に対する知識を身につけ，適切な治療を行うことが重要である．

（松尾征一郎　東京慈恵会医科大学葛飾医療センター 循環器内科）

総論 *2* 心内心電図の見方

POINTS

1. 心内心電図とは，心筋の電気的興奮を電極が付随したカテーテルを用いて記録したものである.
2. 心内心電図を評価する際には，心臓内の興奮順序とその電位の大きさに注意する.
3. 心内心電図は，心臓の電気的興奮を記録するだけではなく刺激を加えることで，不整脈の種類や性質を評価することが可能である.
4. カテーテルアブレーションは，複数の個所の心内心電図を組み合わせていくことで，不整脈を診断し治療部位を決定することが基本となる.

体表面心電図と心臓内心電図

われわれが日常臨床で使用している心電図は，正確には「体表面心電図」と呼ばれるものである. 心電図とは，心臓の電気的興奮を波形にしたものである. 体表面心電図では，12方向から心臓の電気的興奮を表現することが一般的で，12誘導心電図とも呼ばれる. 体表面心電図では得られる情報には大きく2つある. ひとつは，電気興奮の方向，すなわちベクトルである. 心臓を伝わっている電気が上から下方向なのか，下から上方向なのか，または左右どちら向きなのかを12方向からの波形を記録することで評価することが可能である. そして，もうひとつは心筋が興奮して発電される電気の大きさを知ることができる. 体表面心電図は心臓から離れた位置から心臓の電気的興奮を波形として記録しているものであり，心臓全体の電気的興奮様式を表すのに用いられる（**図1**）. 一方，カテーテルアブレーション時に用いられる心臓内心電図とは，血管から挿入された電極カテーテルに付属している小さな電極（多くは1mm程度の大きさ）を心臓の筋肉に直接接触させ，その電極が触れている部分が興奮すると波形として記録される電位図である（**図2**）. 電極カテーテルが接している部分のみの情報であるので体表面心電図に比較して詳細な情報が得られるが，全体を評価するには多くの電極をさまざまな場所に配置し，それらの情報をパズルのように組み合わせていく必要がある. ここでは，アブレーションを行う上で基本となる心臓内心電図について解説する.

心臓内電位

心臓内心電図には2種類の波形記録が存在する. 一つの電極でその部位の電気的興奮を直接評価する「ユニポーラ（単極）電位」（**図3左**）と，隣り合った電極間で電気の

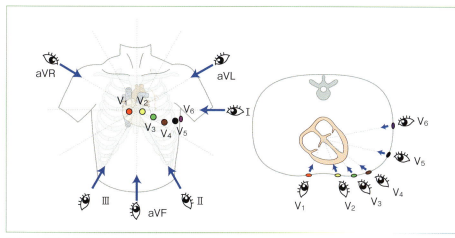

図1　一般的な体表面12誘導心電図の電位記録
心臓から離れた位置で心臓の電気的興奮を評価している．

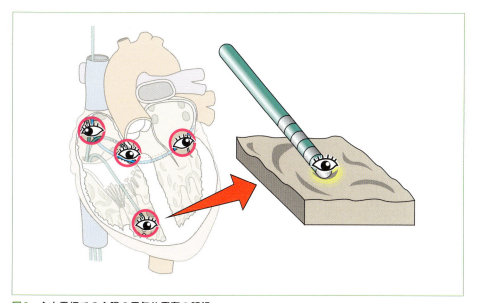

図2　心内電極での心臓の電気的興奮の記録
心筋に接しているため，直接心筋の電気的興奮を評価できる．

記録を行う「バイポーラ（2極）電位」（図3右）の2種類である．これら2種類の電位はそれぞれ特徴があるため，心臓内心電図検査において使用する目的が少々変わってくる．通常，アブレーション時の心臓内心電図で用いられているものはよりシャープではっきりとした波形が記録できるバイポーラ電極であり，基本的な電気生理学的検査はバイポーラ電位で行うことが多い．心内に挿入された電極によって記録される波形は，その電極の大きさによって変わってくる．心内電位を記録するための電極には小さいものだと0.4mmから大きいものだと10mmまでさまざまなものがあるが，一般的に心臓内心電図を記録するための診断カテーテルと呼ばれるものには1mmの大きさの電極が用いられることが多い．治療に用いられるアブレーションカテーテルの電

総論 2

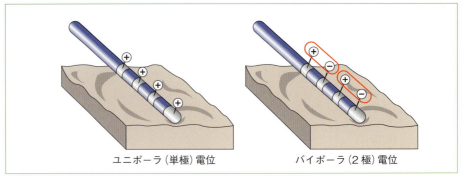

図3 カテーテルに付属した心内電極での記録
単極電位(ユニポーラ電位)は,一つひとつの電極のみで(左),2極電位(バイポーラ電位)は隣り合った電極間(右)の電気的興奮を評価している.

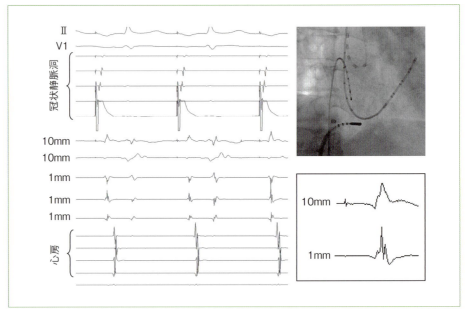

図4 下大静脈三尖弁輪間峡部焼灼時のアブレーションカテーテルに付属している10mm電極と1mm電極の波形の違い
1mmで記録された波形は,10mmのそれと比較すると,シャープではっきりしている.

極には4mmや8mmといった大きめの電極が用いられている.電極で記録される心臓内電位は,小さい電極であればあるほどシャープではっきりとした波形として記録される.逆にアブレーションカテーテルに付随している大きな電極で記録される波形は緩やかで抽象的である.心臓内心電図は,心筋の情報をなるべく正確に記録することを目的としているため,より小さな電極で記録される波形を評価に使用する.しかし,1mmの電極で高周波エネルギーを流しても焼灼効果に限界があるためアブレーションカテーテルに用いられる治療用の電極は少し大きなものになっている.同じ部分の興奮を1mmと10mmの電極で記録した波形を比べるとその差は一目瞭然である(図4).時にアブレーションカテーテルの電極では記録できない波形が,診断カテー

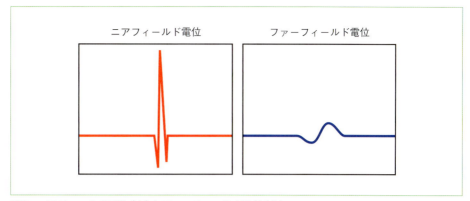

図5 ニアフィールド電位(左)とファーフィールド電位(右)
ニアフィールド電位は,ファーフィールド電位と比較すると,よりシャープではっきりしている.

テルの小さな電極を用いるとはっきりと記録されることもあり,電極の大きさが波形に与える影響も考慮しつつ心内電位は評価していく.

「ニアフィールド(near field)電位」と「ファーフィールド(far field)電位」

心臓内に挿入された電極で記録される心内電位には「ニアフィールド(near field)電位」と「ファーフィールド(far field)電位」の2種類がある.ニアフィールド電位は,電極が接している心筋そのものの興奮情報であるが,ファーフィールド電位は電極には接していない心筋興奮が記録されたものである.たとえば,体表面心電図に記録される波形はすべてファーフィールド電位である.同様に,直接心筋に接していない電極でも心筋興奮を波形として記録することがあるため注意が必要である.たとえば,心房に留置した電極でも心室に近い位置では,心房にもかかわらず心房と心室の両方の興奮が波形として記録されることがある.この場合,心房の波形がニアフィールド電位であり,心室の波形はファーフィールド電位ということになる.ひとつの電極にもかかわらず,2種類の波形が記録されるような場合は,どちらかがファーフィールド電位である可能性も高く,その電位を間違えてニアフィールド電位として評価してしまうと診断まで変わってくることも十分考えられるので注意が必要である.完全に見分けるためには,いくつかの検査を組み合わせていく必要があるが,大まかにニアフィールド電位はシャープではっきりとしており,ファーフィールド電位は緩やかで鈍な波形として記録されることが多い(図5).

電気の流れの評価

心臓内心電図は心臓の解剖と合わせて評価される.「どこ」が「いつ」興奮するかを評価し組み合わせていくことでその電気が心臓をどのように流れているかを診断することが可能となる.その基本となるのが,体表面心電図との比較である.体表面心電図のP波は心房の興奮を,そしてQRS波は心室の興奮を表している.図6は,右心房,冠状静脈洞,房室結節近傍,そして右心室にそれぞれ留置された電極カテーテルで記録された洞調律中の心内心電図である.アブレーション中の心内心電図中には,

総論 2

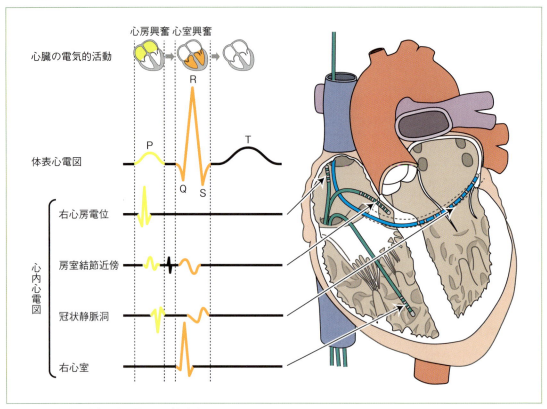

図6 洞調律時の体表面心電図および心内心電図
心臓の各部位に配置されたカテーテルの位置と体表面心電図波形とを組み合わせて，心臓の興奮順序を評価する．洞調律であるので，P波に合わせて右心房電極カテーテルが興奮し，房室結節そして右心室と順序よく興奮している．冠状静脈洞カテーテルの心房興奮は，洞調律時では右房よりも左房が遅くなるため少し遅れてP波の後半部分で認められる．

　必ず体表面心電図も同時に記録して比較できるようにする．体表面心電図のP波のタイミングで記録される心内波形は心房の興奮を表しており，QRS波と同時に記録される波形は心室の興奮であることがわかる（図6）．
　心臓のなかの電気の流れを評価することが電気生理学的検査の主たる目的である．通常，カテーテルについている電極は先端が1番で手前にくるにつれて2番，3番と番号付けられているのが原則である．電気が1番から10番に向かう方向で伝わってきている場合，1番が先に興奮する，すなわち1番に最初に波が現れ，2，3，4…9，10という順番で波が現れる（図7A）．逆に10番から1番の方向で電気が伝わっている場合は，10，9，8，7…2，1という順番に波が現れる（図7B）．5番から電気興奮がはじまった場合は，5番の次に6と4が興奮し，7と3といった順番で波が現れる（図7C）．カテーテルがどのような順番で興奮しているかが理解した後は，この10個の電極が付いたカテーテルがどこにどのような向きで配置されているかを確認する．このカテーテルが冠状静脈洞に挿入されているとする．この状況で図8のように興奮しているとすると，それは冠状静脈洞が奥のほうから手前方向に興奮していることがわかるのである（図8）．
　一本のカテーテルの心内心電図の評価が理解できたあとは，複数のカテーテルを組

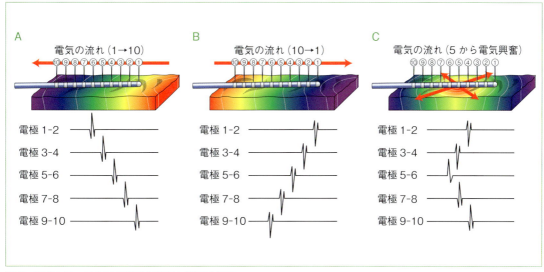

図7 電極カテーテルでの番号の順序と興奮の様子

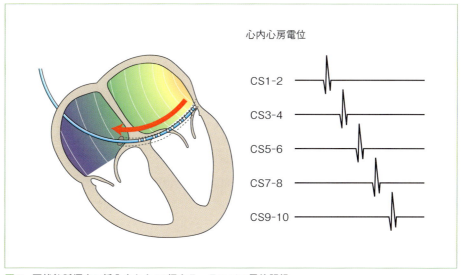

図8 冠状静脈洞内に挿入された10極カテーテルでの電位記録
電気刺激が1から10の方向へ伝導している状況である．カテーテルの配置部位が冠状静脈洞であり，冠状静脈洞が奥から手前に興奮していることがわかる．

み合わせた心内心電図の評価をする．たとえば，右心房と左心房に電極カテーテルがそれぞれ入っているとする．右心房のカテーテルが先に波形を記録し，その後，左心房に留置したカテーテルに波形が記録された場合は，右房から左房に電気が伝導していることが示唆される．そして，心房，房室結節，心室にカテーテルが留置され，心房→房室結節→心室の順番に波形が記録された場合は，この順に興奮していることが示される（図9）．このように複数の電極カテーテルを用いて，心臓全体の興奮様式を検討することが電気生理学的検査なのである．繰り返しになるが，電気生理学的検査を理解するうえで重要なことは，以下の3点である．

総論 2

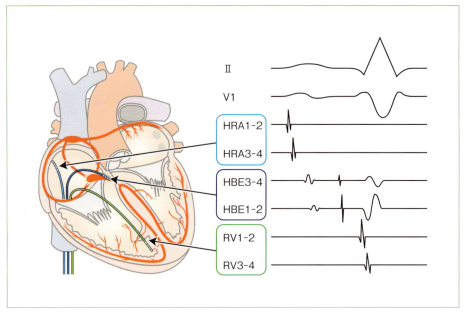

図9 右心房（HRA），房室結節（HBE）そして右心室（RV）に電極カテーテルが配置された状態での洞調律時の心内心電図

①カテーテルの配置されている位置
②カテーテルの電極番号の順序
③記録される波形の順序

　正しい理解は，これらを組み合わせて心臓の電気的興奮を想定して解くパズルのようなものである．いずれかが欠けてもなんの意味もなさなくなってしまうので，電気の流れを評価する際にはレントゲンや3次元画像マッピングシステムで，そのカテーテルの位置を必ず確認することを忘れてはならない．

電気の大きさの評価

　心内心電図では，電極が接している心筋がどのくらい元気なのかを評価することも可能である．心内心電図は，その発電力（電圧）を波の高さで表している．この波形の高さをボルテージ（voltage）とも呼ぶ．すなわち，その電極が接している部分の心筋の量が多かったり（心筋が厚い），健康なものであったりする場合は高い波形が記録される．逆に，心筋量が少ない，もしくは心筋症などで障害された部位の波形は低くなる（図10）．この波形の高さが一定の値より低い場合は，その部分はなにかしら障害を受けている心筋ということが予想される．その高さは心筋の部位によって異なってくる．障害された心筋を，波形の高さで判断し，その部分を焼灼していく「ボルテージガイドアブレーション」も重要なアブレーション法の一つであり，ボルテージ（電気の大きさ）の評価は不整脈を治療するうえでも欠かせないものである．

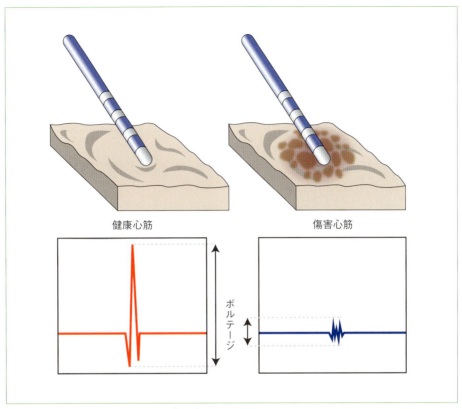

図10　健常心筋と傷害心筋での電位高の違い
傷害されている心筋は通常発生電力も少なくなるため，波の高さもより小さくなる．

ユニポーラ電位の使い方

　一般的に電気生理学的検査では2つの電極を用いて記録されるバイポーラ電位が用いられるが，1つの電極で記録されるユニポーラ電位の役割は忘れてはならない．ユニポーラ電位は，電極が接している部分の直接的電気活動を表しているものである．そのため，バイポーラ電位で記録されてしまうファーフィールド電位の影響が少なくなりその部分（局所）のみの正確な情報を得やすくなる．電気生理学的検査においてユニポーラ電位を用いて評価する理由として以下の様な点があげられる．

　1つ目は，カテーテルアブレーションにおける焼灼効果である．カテーテルアブレーションの効果をみることは，直接心臓をみることはできない以上困難であることは間違いない．すなわちアブレーションをしている部位が完全に焼けているかどうかがなかなか判断しにくいのである．そのなかで，ユニポーラ電位の形状変化をみることで，焼灼効果をある程度判断することができる．それは心筋梗塞の患者の体表面心電図の特徴に似ている．心筋梗塞が完成してしまう，すなわち心筋が完全に壊死してしまうとその部位を反映する体表面心電図は陽性の波（R波）がなくなり陰性成分だけで形成される波（QSパターン波）となる（**図11**）．それと同様にアブレーションを施行した部位の心筋が完全に壊死するとユニポーラ電位がQSパターンを呈すること

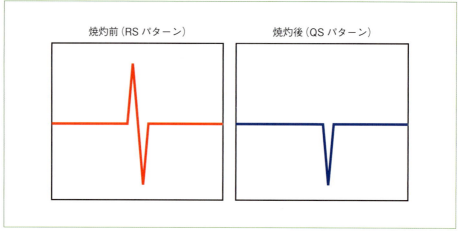

図11 焼灼前後での同部位での波形
焼灼後には，焼灼前に存在した陽性波（R波）が消失し，陰性成分のみ波形（QS波形）をとることがある．

がある．現時点で心筋焼灼の効果は，このユニポーラ電位の変化とアブレーションカテーテルの抵抗値の低下などで推測することしかできないので，その役割は重要である．しかしながら，ユニポーラ電位は心筋量によりその電位の大きさが大きく左右される．そのため，心筋が厚くその量の多い心室での有用性は非常に高いが残念ながら心房での評価は困難なことが多い．

　2つ目は，電気の発火部位を評価するときに非常に有用である．心筋量の多い心室でのマッピングのときにその威力は発揮される．心室性期外収縮や心室頻拍などにおいて，リエントリーのように回路をくるくる回っているのではなく，一点から発火するタイプの不整脈の場合（局所性不整脈）電極がその発火心筋部位にあると，電気はその電極から遠ざかる方向にしか進まないため，完全に陰性成分のみの波形となる（QSパターン波）．逆に，発火部位ではない場所に電極がある場合は，一度電極に電気が近づいてくるため陽性成分波のあとに陰性成分波が形成されることになる（RSパターン波）（図12）．

刺激試験

　電気生理学的検査とは，心臓の電気の流れを解読するだけではない．電極カテーテルから電気刺激を加え，その反応からさまざまな評価をすることが可能であり頻拍の誘発や診断に欠かせないものである．大きく，連続刺激法と期外刺激法がありその概要を下記に示す．その他，特殊な刺激方法もいくつか存在するが，それら特殊ペーシングの詳細は各頻拍の項を参照されたい．

連続刺激試験（Burst pacing法）

　心房や心室において，ある一定の間隔（pacing interval）で刺激を加えることを連続刺激試験（burst pacing法）と呼ぶ（図13）．主に頻拍性不整脈の誘発をするために使用されるが，頻拍中にこの刺激法を加えることで，その頻拍の機序や部位を診断する

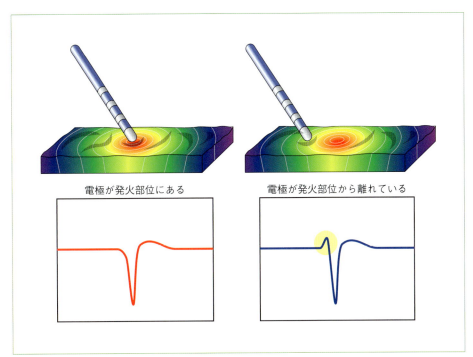

図12 発火している部位と離れている部分における単極電位（ユニポーラ電位）波形の違い
電極が発火部位にある場合は，電気は離れていくだけであるためすべてが陰性成分から構築される波形（QS波形）となるが，発火部位から離れていると陽性成分が出現する．

ことも可能である．

　心房連続刺激法では，発作性上室性頻拍（PSVT）や心房頻拍の誘発のために行われるだけでなく，頻拍中に行うことで頻拍の診断に役立てることができる．エントレインメント刺激法と呼ばれるこの方法は，さまざまな不整脈に対して用いられるが，多くは心房頻拍や心室頻拍の2つの不整脈，とくにリエントリーを機序としている頻拍症の診断に使われることが多い．まず，頻拍の周期から20 ms短い間隔で連続刺激を行うことからはじめる．たとえば，頻拍周期が300 msの心房頻拍であった場合は280 msで連続刺激を行うことになる．しばらく刺激（ペーシング）を続けていると，頻拍のリエントリー回路がペーシングに乗っ取られる．完全に頻拍回路をペーシングが乗っ取った時点でペーシングをストップすると，また頻拍が持続する．このとき，ペーシングをしている部分が回路上にある場合には最終ペーシングが回路を一周した後，余計な通り道を通らずそのまま頻拍が持続するので最終刺激から次の頻拍の興奮までの時間がほぼ頻拍周期と一致する（図14）．この最終刺激から次の頻拍開始までの時間をpost pacing interval（PPI）と呼び，逆にこの時間が頻拍周期よりも長ければペーシングしている部位が頻拍回路から離れていることを示すことになる（図15）．

期外刺激試験（Extra pacing法またはExtra stimulation法）

　この方法は，洞調律よりも短い周期で決まった数（通常5，6回）ペーシングした後，最後のペーシングをより短い間隔でペーシングを行い，期外収縮と同じ状況を作り出

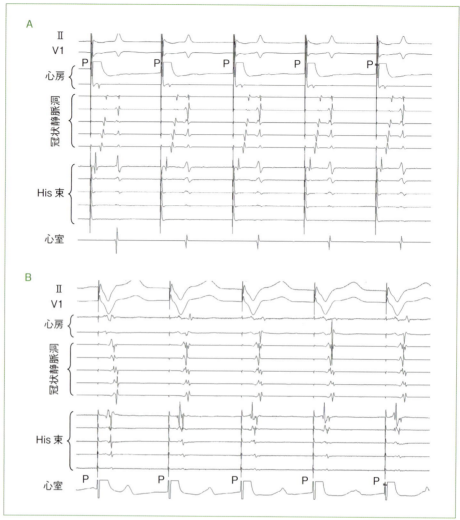

図13　Burst pacingの心内心電図
A：冠状静脈洞に留置されたカテーテルから心房の連続刺激が行われている．主に心房性不整脈を誘発するために行われる．
B：右心室に留置した電極カテーテルにて連続刺激が行われている．主に心室頻拍を誘発するために行われる．

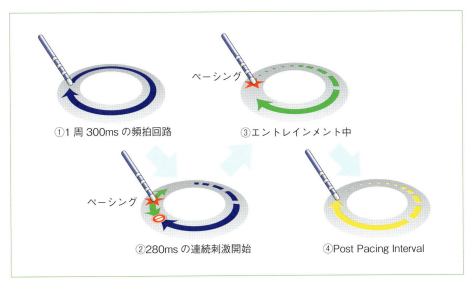

図14 マクロリエントリー回路上でエントレインメント刺激とPost pacing interval
①頻拍周期で300msあった（電気が1周するのに300msかかるということ）．
②その回路上（どこでもよい）で頻拍周期より20ms短い刺激間隔で連続刺激を行う．刺激開始直後は，頻拍の興奮（青矢印）と刺激の興奮（緑矢印）の伝導が双方存在している状態である．
③しばらく刺激を続けると，刺激の伝導は頻拍よりも短い時間で回路を一周するため，刺激による伝導が頻拍回路を乗っ取った状態となる（緑矢印）．
④最終刺激では，回路上であれば頻拍周期に一致して刺激部位まで興奮が戻ってくる（黄色矢印）．この最終刺激から次の刺激部位の興奮までの間隔をpost pacing intervalと呼び，頻拍周期から20msプラス以内であれば，その場所は回路上であると判断することができる．

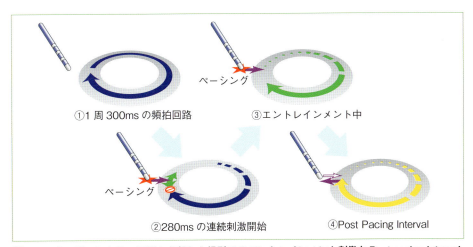

図15 マクロリエントリー回路から離れた場所でのエントレインメント刺激とPost pacing interval
①頻拍周期は300msであった（青矢印）．
②回路から離れた部位において280ms（頻拍周期−20ms）で連続刺激を行う．刺激を行うと，刺激部位から頻拍回路まで伝導した後（紫矢印），頻拍回路に入り込む．刺激を開始した時点では，頻拍の興奮（青矢印）と刺激の興奮（緑矢印）の伝導が双方存在している状態である．しばらく刺激を続けると，刺激の伝導は頻拍よりも短い時間で回路を一周するため，刺激による伝導が頻拍回路を乗っ取った状態となる．
③しばらく刺激を続けると，刺激の伝導は頻拍よりも短い時間で回路を一周するため，刺激による伝導が頻拍回路を乗っ取った状態となる（緑矢印）．
④最終刺激では，回路上であれば頻拍周期に一致して刺激部位まで興奮が戻ってくる（黄色矢印）．この最終刺激から次の刺激部位の興奮までの間隔をpost pacing intervalと呼ぶ．刺激部位が回路から離れている場合では，刺激部位から回路まで（白矢印），そして回路を一周してから刺激部位までの伝導時間（紫矢印）が，頻拍回路の周期に足されるため最終刺激から次の刺激部位の興奮までの間隔（PPI）は頻拍周期よりも長くなる（＞＋20ms）．

総論 2

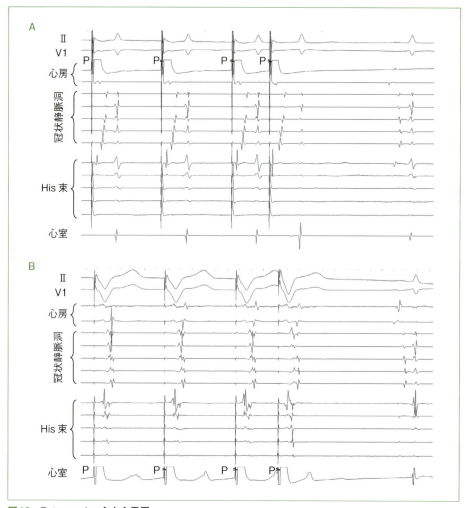

図16 Extra pacing心内心電図
A：右心房に留置されたカテーテルから期外刺激が行われている．房室結節の伝導能の評価や心房性不整脈の誘発のために行われる．
B：右心室に留置された電極カテーテルから期外刺激が行われている．主に心室から心房への逆伝導の評価や心室性不整脈の誘発に用いられる．

すことを目的としている（図16）．もちろん頻拍の誘発にも用いられるが，最終刺激の間隔を徐々に（10msもしくは20msずつ）短くしていくことで，房室伝導や室房伝導の評価にも用いられる．具体的には，房室結節内の2重伝導路やWPW症候群における副伝導路の検索に用いられる．詳細は，房室結節回帰性頻拍（AVNRT）（☞各論2B）および房室回帰性頻拍（AVRT）（☞各論2C）の項を参照されたい．

（松尾征一郎　東京慈恵会医科大学葛飾医療センター　循環器内科）

総論 *3* カテーテルアブレーションの原理

POINTS

1. 高周波アブレーションでは，カテーテル先端から発生する高周波電流により標的心筋組織が攪拌され，摩擦熱（ジュール熱）を生じ心筋が焼灼される．
2. イリゲーションカテーテルの最大の利点は，カテーテル先端を冷却することで血栓形成を予防することである．
3. コンタクトフォースカテーテルで，安定した焼灼巣を作成するための至適コンタクトフォースは15〜20gである．
4. クライオアブレーションの利点は，熱を利用する高周波アブレーションで問題となるスチームポップや血栓形成のリスクが少ないことである．
5. クライオバルーンアブレーションのバルーン内温度が−60〜−50℃になると，肺静脈入口部組織温度は−20〜−30℃となり，肺静脈隔離に必要な確実な冷凍凝固が得られる．

はじめに

　　高周波（ラジオ波：radiofrequency）アブレーションは，その高い有効性，安全性から，現在のカテーテルアブレーション治療の中心的なenergy sourceとなっている．一方，クライオアブレーションは安全性の高さから，小児科領域や房室結節やHis束近傍を起源とする心房性不整脈に臨床で使用されている．また近年，心房細動に対するクライオバルーンアブレーションが開発され，世界的に急速に普及している．そこで本項では，カテーテルアブレーション治療で代表的なenergy sourceである高周波アブレーションとクライオアブレーションの原理に関して述べることとする．

高周波アブレーションの原理

　　高周波カテーテルアブレーションは，高周波発生装置（ジェネレーター），アブレーションカテーテル，患者に貼付する体表対極板で構成されている（**図1**）．高周波アブレーションは，カテーテル先端が熱を発生させて焼灼巣を作成するのではなく，高周波電流が組織を通過するときに発生する熱を利用して，焼灼巣を形成する．具体的な方法は，アブレーションカテーテルを大腿静脈などの太い静脈から挿入し，透視下で心臓まで到達させる．アブレーションカテーテル先端を標的心筋組織にコンタクトし，カテーテル先端電極と体表対極板（100〜250cm^2）との間にジェネレーターから300〜750kHzの高周波電流を流す．カテーテル先端電極に接した組織中の分子，電

17

総論 3

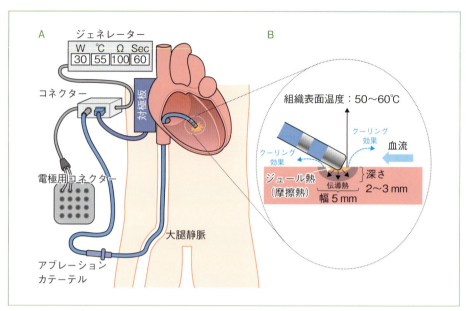

図1 高周波アブレーションの構造（A）および原理（B）

子が攪拌されて摩擦熱（ジュール熱）を生じ，発生した熱エネルギーにより心筋が焼灼される．一方，カテーテル先端電極は血液の灌流により常にクーリングされ，熱エネルギーは拡散し血流なかに失われる．この血流なかによる電極組織コンタクト面のクーリング効果が，良好な焼灼巣形成に非常に重要である．通電開始後約10秒程度でカテーテル先端に近接した心筋組織が50～60℃まで上昇し最高温度となり，不可逆性の凝固壊死巣を形成する．カテーテル先端から離れるにしたがい，熱量は距離の4乗に反比例して伝導しながら急激に減少する（伝導熱）ため，浅い焼灼巣が形成される（**図1B**）．急性期の不可逆性凝固壊死巣は，幅5mm，深さ2～3mmと浅く，高周波アブレーションは深達度に限界がある．

焼灼巣を大きくするには，出力を大きく，電極組織コンタクト面の温度を高く，通電時間を長くする必要があるが，外部からの血流によるクーリング効果も焼灼巣に強く影響を受ける．臨床的には冠状静脈洞末梢側，冠状静脈憩室内，三尖弁―下大静脈間のpouch，心筋腱索内などは血流が遅く乏しいため，電極のクーリング効果が十分に得られず，通常の焼灼エネルギーでも電極組織コンタクト面の温度が急速に上昇しやすい．その結果，60～70℃以上に上昇すると組織だけでなく血液も凝固し，電極に血栓が付着する．このような状況に陥るとインピーダンスが急上昇するため，通電を停止せざるをえず，有効な通電が得られない．血液の対流によるクーリング効果を増加させる手段として，通常のアブレーションカテーテル先端の電極サイズを4mmから8mmのラージチップにすると，高出力での広範囲な焼灼巣を形成することが可能になる．ただし電極サイズが大きくなると，より広範囲（far field）の電位を記録するため，電位の評価が困難になるという側面があることに注意が必要である．

一方，心室内など血流が速くクーリング効果が十分に得られる部位では，高い出力で通電することが可能であるが，高エネルギーで通電すると心筋壁内の組織の温度が

急速に上昇し100℃以上となると水蒸気爆発を起こし，心筋破裂の原因となりうる．これをスチームポップ現象という．この現象を予防するため，カテーテル先端には温度センサーが内蔵されており，カテーテル先端の温度の上限を50〜60℃に設定することで，それを超えると自動的に出力が調節されるようになっている．また，急激なインピーダンス上昇時には自動的に通電を停止するように安全性は十分に考慮されている．尚，通電時のインピーダンスの低下が10Ω以上あると質の高い焼灼が得られている可能性が高く，15Ω以上低下した場合は過度の焼灼をさけるため，通電中のインピーダンスの変化に気を付けながら出力や通電時間を調節したほうがよい．

イリゲーションカテーテル

イリゲーションカテーテル はカテーテル先端から17〜30 mL/分の流量で生理食塩水を噴射し，先端電極をクーリングすることができるカテーテルである（図2A）．イヌの大腿筋を用いた，イリゲーションカテーテルによる焼灼巣の幅，深達度を検討した実験結果を示す．イリゲーションなしで50Wの定出力通電を行う群と80℃〜90℃の温度コントロールで焼灼を行う群，イリゲーションありで50Wの定出力通電を行う群を比較している．イリゲーションがなく50Wの定出力を行うと，12秒でカテーテル先端温度が100℃を超え，インピーダンス上昇により通電は停止するため，焼灼巣はもっとも小さくなる．温度コントロール群では，カテーテル先端温度の制限によ

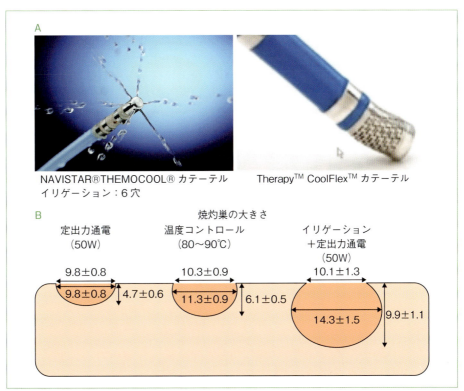

図2 イリゲーションカテーテル（A）と非イリゲーション＋定出力通電群，非イリゲーション＋温度コントロール通電群およびイリゲーション＋定出力通電群で作成された焼灼巣の大きさ（B）
（文献1より）

り18W程度しか出力が得られないため，60秒の通電においても焼灼巣は制限されている．しかし，イリゲーション群ではカテーテル先端温度が40℃前後となるため，50Wの出力で60秒間十分な焼灼が可能であった．その結果，組織の最大温度上昇部位が数mm心筋深部に移動し，心筋層内で幅の広い，深い焼灼巣が作成された（**図2B**）[1]．このようにイリゲーションカテーテルは深い焼灼巣を作成することが可能であるが，これはカテーテル先端電極の温度上昇による制限がないため，高い出力が出せることによるものであると理解しておく必要がある．したがって出力，通電時間が一定であれば通常のカテーテルでもイリゲーションカテーテルでも深達度は変わりない．最大の利点は，カテーテル先端のクーリング効果により血栓形成を予防することである．一方，先端温度はクーリング効果により組織温度を反映しないため，過度の通電によるスチームポップ現象を発生する可能性が高くなる．カテーテル先端温度の上限を43℃程度に設定するとともに焼灼中の抵抗値の変化に十分注意する必要がある．また，イリゲーションの流量が多すぎると，心内膜側の焼灼領域はクーリング効果により小さくなるという側面がある．

コンタクトフォースカテーテル

　近年，カテーテル先端と組織へのコンタクトを客観的に評価するコンタクトフォース（CF）センサー内蔵のイリゲーションカテーテルが使用可能となった．CFは，カテーテル先端に内蔵された3本の光ファイバーや磁気センサーにより，心筋組織とカテーテル先端電極とのコンタクトの程度を常時測定し，三次元マッピング画像上にgで表示される．CFは安全で有効な焼灼巣を作成するうえでもっとも重要な因子であり，実験的にも証明されている．3.5mm-tipのイリゲーションカテーテルを用い，*in vivo*（生体用）のイヌ心房筋（心房壁厚：1mm〜3mm）へ10g未満，10g〜20g，20g〜30gのCFで15W，30秒の通電した際の焼灼巣を**図3**に示す．6gでは心筋中層までしか焼灼巣は達成されておらず，12gでは心内膜側から心外膜側に焼灼巣を認め貫壁性焼灼となっている．28.5gでは貫壁性焼灼が得られていたが心内膜面に小さな血栓を認めた．全体では10g未満のCFでは全体の焼灼巣の40％，10g〜20gで88％，20g〜30gでは77％が貫壁性焼灼巣であった[2]．他の実験においても10g〜20gが安定した焼灼巣の作成に必要であり，30g以上では血栓やスチームポップ現象をきたす可能性が上昇すると報告されている．これらの実験的報告やその後に行われた臨床試験から，安全で至適なCFは15〜20g程度が推奨されている．

クライオアブレーションの原理

　クライオ（冷凍凝固）アブレーションによるカテーテル治療は1998年にはじめて人で使用されてから，高周波カテーテルアブレーションの代替療法として使用されている．冷凍凝固による細胞壊死には以下の機序が知られている．−20℃以下に比較的緩徐に冷却されると細胞外液凍結にともなう浸透圧上昇により細胞内の脱水が起き，細胞膜の破壊にともなう細胞壊死を引き起こす．−40℃以下の急速冷凍では，細胞内液も凍結し氷晶が形成され，細胞内小器官が破壊されることで細胞壊死となる．さらに

血管内皮障害による血小板凝集と血栓形成や血管の収縮による血流停止により局所の虚血が生じ，壊死が発生する．また，解凍過程での細胞内外の氷の再結晶化や血管浸透性の亢進と浮腫も細胞壊死に関連しているといわれている（図4）．このようにクライオアブレーションは熱を利用しない治療法のため，高周波アブレーションよりも有害事象が少ないといわれている．具体的には，スチームポップが生じず血栓形成リスクが低いとされる．また，結合組織を温存できるため穿孔リスクの可能性が低く，ハ

図3 各コンタクトフォースで作成されたイヌ心房筋の焼灼巣

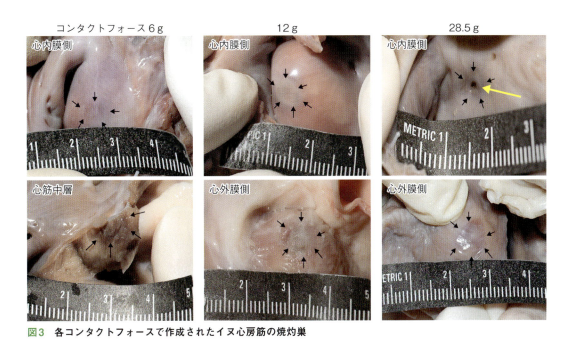

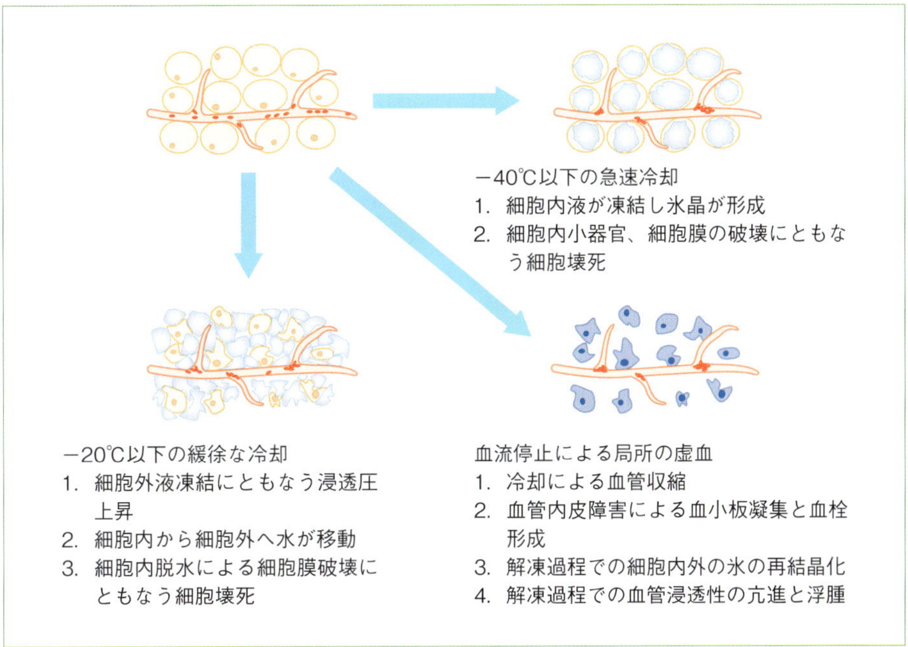

図4 冷凍凝固で細胞壊死を引き起こす機序

総論 3

イポサーミアの領域が存在するため，完全な組織損傷を回避可能であると実験的に検証されている．また，高周波カテーテルアブレーションで有効な焼灼を得るためには，カテーテル先端と組織コンタクトも重要であるが，クライオアブレーションは冷凍凝固によりカテーテル先端が組織と密着するため，カテーテルが安定し，標的部位への確実な冷凍凝固が可能である．

クライオバルーンアブレーション

クライオバルーンカテーテル（Arctic Front，Medtronic 社）は，先端に肺静脈隔離を行うバルーンを有する10.5Frの可変式のカテーテルである（図5A）．バルーンは，弾力性に富んだポリウレタンとポリエステルで作られており，インナーバルーンとアウターバルーンとの二重構造で構成されている．インナーバルーンは伸縮性がなく，十分に拡張した場合でもその径は固定されている．正常状態では，アウターバルーンは常に真空下にあり，インナーバルーンと密着している．バルーン内部は，インナーバルーン内側にクライオ冷媒である亜酸化窒素（N_2O）を注入する注入管とそれを排気する排気管，3.3Frリング上診断カテーテル（Achieveマッピングカテーテル，Medtronic社）や肺静脈内への造影剤を注入するセントラルルーメンを有している．シャフト中心には熱電対を有し，バルーン内部の温度をモニタリングすることが可能である（図5B）．このカテーテルは，15Frの専用の可変式シース（FlexCath Advance；Medtronic社；内径12-Fr）から左房にアプローチし，冷凍アブレーション装置であるクライオコンソールと接続することで使用する（図5A）．アブレーションは，

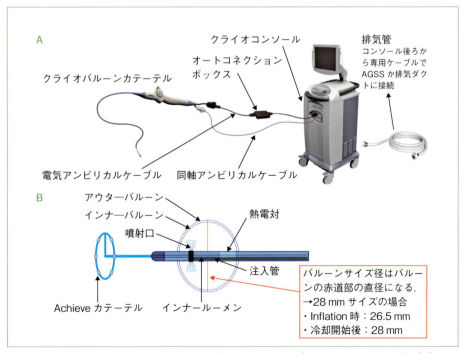

図5 クライオバルーンカテーテルシステム（A）およびクライオバルーンカテーテルの構造（B）

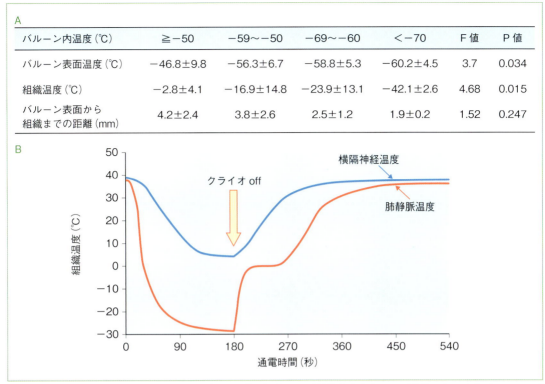

図6 達成されたバルーン内温度におけるバルーン表面温度および組織温度(A)および実際のクライオバルーンアブレーション中のイヌ肺静脈と横隔神経の温度(B)

　インナーバルーンの遠位面に超微細注入管を介して加圧された低温冷媒(N_2O)が通ることで行われる．冷媒はインナーバルーンの遠位端に入ると，液体-気体相の変化を受ける．冷媒は，チューブを介してさらに加圧され，ジュール・トムソン効果(圧縮気体が細孔から低圧の領域に急速に膨張したときに生じる再冷却効果)によって－80℃に急降下し，インナーバルーン内に噴射される．次いで，低温の冷媒は周囲の組織から熱を吸収し，真空下で排気管を通してコンソールに戻る．最後に室温の気体としてクライオコンソールから排気される．

　クライオアブレーションの組織温度および障害領域深達度に関する情報は，アブレーションを有効かつ安全に行う際に重要である．われわれはイヌの肺静脈心外膜に熱電対を植え込み，バルーン表面に熱電対を付けた23mmクライオバルーンカテーテルを用いて右上肺静脈，左右下肺静脈へアブレーションを施行し，バルーン内温度，バルーン表面温度，バルーン周辺組織温度を測定した[3,4]．クライオバルーンアブレーションにおけるバルーン内温度が－60℃～－50℃に達したときは，バルーン表面温度はほぼ同等であるが，心外膜の組織温度はバルーン内温度と比較し30℃～40℃高く－30℃～－20℃となる(図6)．したがって，バルーン内温度が－60℃～－50℃である場合は，有効な凍結障害が起きていることを示唆している．実際のアブレーション中の右上肺静脈心外膜と横隔神経の組織温度の低下を図6に示す．アブレーション開始後，肺静脈温度は急速に低下し，60秒で組織致死的温度である-15～

23

-20℃に低下し，同時期に肺静脈隔離が得られている．われわれの検討では，肺静脈の電気的隔離に要する組織温度は－22℃未満であると報告している．アブレーション停止後は0℃付近まで急速な温度上昇がみられ，以後緩徐に復温される．一方，横隔神経の温度は，バルーン表面から一定の距離があるため，肺静脈に比較し温度低下が緩徐であり最低温度も5℃程度となっている．このアブレーションにおいて横隔神経麻痺はみられていない．われわれの実験では，バルーン表面からの5mm範囲内の組織は，アブレーションにより組織壊死をきたしうる領域であった．

文献

1) Nakagawa H, et al. Comparison of in vivo tissue temperature profile and lesion geometry for radiofrequencyablation with a saline-irrigated electrode versus temperature control in a canine thigh muscle preparation. Circulation 1995；91：2264-2273.
2) Okumura Y, et al. A systematical analysis of in vivo contact forces on virtual catheter tip/tissue surfacecontact during cardiac mapping and intervention. J Cardiovasc Electrophysiol 2008；19：632-640.
3) Kolasa M, et al. The critical temperature, distance and balloon size-dependence of phrenic nerve injury during cryoballoon ablation. Circulation 2006；114：Ⅱ_427.
4) Kolasa M, et al. Characterization of the pulmonary vein tissue temperature response to cryo therapy：threshold of irreversible cryothermal injury. Circulation 2007；116：Ⅱ_588.

（奥村恭男　日本大学医学部内科学系 循環器内科学分野）

総論 4 カテーテルアブレーションに必要な解剖
―心房細動アブレーションを中心に―

1. アブレーションに関連する心臓構造は，周辺心外構造物とともに理解する．
2. 胸郭から取り出した心臓ではなく，胸郭内に収まった状態の心臓を観察することにより，臨床応用可能な心臓構造情報が得られる．
3. 心臓構造の理解はアブレーションの成否ばかりでなく，処置のリスク軽減にも役立つ．

　近年，3Dマッピングの進歩や優れたデバイスの開発などによりアブレーションの治療成績，安全性は確実に向上している．しかしながら，適応範囲が拡大されることにより処置に難渋し再発を繰り返す症例も少なからず経験する．

　アブレーション前に心臓の立体構造を正確に把握することは，頻拍機序を理解し処置を円滑に施行するためにも，同処置にともなう合併症を回避するためにも有用なことと考えられる．本項では，アブレーションに必須と考えられるにもかかわらず理解がむずかしい心臓構造とその周辺構造を紹介し，そこに潜む落とし穴について概説する．紙面に量的な制約があるため，許される範囲では心房不整脈（心房細動・粗動・頻拍）アブレーションに必要な心臓解剖のみの解説となることをお断りしておきたい．

I 心臓の周辺構造物について

1. ヒト体幹矢状断面にみる心臓およびその周辺構造の特徴

　図1Aは，ヒト体幹をその正中やや左側で（正確にいえば正中より約1.5cm左方の線に沿って）矢状断し，その断面をそれぞれ左から右，右から左方向へ観察したものである（ヒト体幹矢状断面）．これらの断面を観察することによりヒト心臓構造をその周辺構造物とともに理解することが可能となる．図1Aの左，体幹右半側断面は，左から右方向へ観察した矢状断面であり，その拡大が図1Bである．左房前方には大動脈基部（AoR），上方には右肺動脈（RPA）が位置しているのがわかる．左房後方には心膜斜洞（POS）と呼ばれる心膜腔が存在する（図1C）．このPOSの上縁が心膜翻転部（PR）であるが，構造的にみて，このPRは心膜の折り返し点という意味ばかりではなく，この位置で心臓が縦隔に固定されていることを意味している．心膜翻転

AoR：
aortic root
大動脈基部

RPA：
right pulmonary artery
右肺動脈

POS：
pericardial oblique sinus
心膜斜洞

PR：
pericardial reflection
心膜翻転部

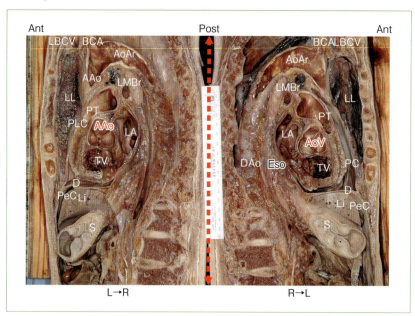

図1A　ヒト体幹矢状断面：ヒト体幹を正中より約1.5cm左方で矢状断し，その断面をそれぞれ左から右（左図），右から左方向（右図）へ観察したもの．心臓と周辺構造との位置関係がよく把握できる．
AoV：aortic valve（大動脈弁）　TV：tricuspid valve（三尖弁）　S：stomach（胃）　Eso：esophagus（食道）　D：diaphragm（横隔膜）　Li：liver（肝臓）　DAo：descending aorta（下行大動脈）　AAo：ascending aorta（上行大動脈）　AoAr：aortic arch（大動脈弓）　LA：left atrium（左房）　PT：pulmonary trunk（肺動脈幹）　LMBr：left main bronchus（左主気管枝）　BCA：brachiocephalic artery（腕頭動脈）　LBCV：left brachiocephalic vein　LL：left lung（左肺）　PLC：pleural cavity（胸膜腔）

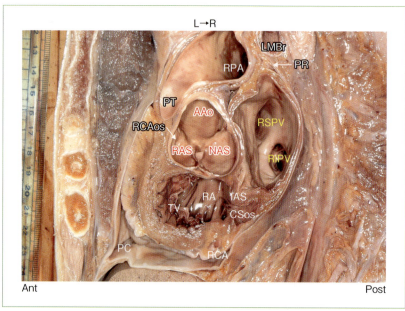

図1B　ヒト体幹矢状断面：左から体幹右半側断面を観察したもの（図1A左図の拡大）
左房の右側内腔（LA），上行大動脈（AAo），三尖弁（TV），右房（RA），および肺動脈幹（PT）から右肺動脈（RPA）が見られる．この断面のレベル，つまり中央よりやや右側では，右肺動脈は左房天井と前方で接しているのが観察される．大動脈基部（AoR）には上前方に右冠尖，後下方に無冠尖が位置し左冠尖が左房に面しているのがわかる．左房内腔には右上，下肺動脈の開口部が確認できる．左房と右房を分けている心房中隔（IAS）は斜めに位置している．

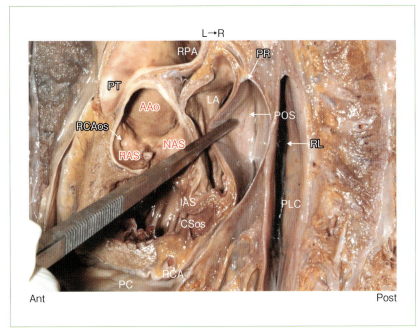

図1C　左房後方の様相：心膜斜洞（POS）と胸膜腔（PLC）
体幹右半側断面において，左房（LA）の直ぐ後方，つまり左房後壁後方は心膜斜洞（POS）とよばれる心膜腔である．心膜翻転部（PR）で心膜が翻転することにより心膜斜洞（POS）が形成されているのがわかる．一部で壁側心膜は壁側胸膜と一体化し心膜腔（PC）と胸膜腔（PLC）の境となっている．
POS：pericardial oblique sinus（心膜斜洞）　PLC：pleural cavity（胸膜腔）　PR：pericardial reflection（心膜翻転部）　RL：right lung（右肺）　NAS：non-coronary aortic sinus（無冠大動脈洞）　RAS：right aortic sinus（右大動脈洞）　RCA：right coronary artery（右冠動脈）　RCAos：RCA ostium（右冠動脈入口部）　LA：left atrium（左房）　AAo：ascending aorta（上行大動脈）

部外には左・右上下肺静脈，左房後壁上部および天蓋，上大静脈・右房後壁のやや左側後面，大動脈弓，左右肺動脈，下大静脈などがある．PR線を辿ってみると，心臓は横方向に左右上下肺静脈および左右肺動脈で，縦方向に上大静脈・右房後壁のやや左側後面で縦隔に固定されている．また，上部は左房後壁上部およびその天蓋，上大静脈，大動脈弓で，下部は下大静脈で固定されていることがわかる．

　図1Aの右，体幹左半側断面は，右から左方向へ観察した矢状断面であり，その拡大が図1Dである．図1Dでは，左房後方に食道が，さらにその後方には下行大動脈が位置しているのがわかる．前方の大動脈基部（AoR）には，図1Bには表現されていなかった3つの大動脈弁尖が認められる．上方に左冠尖（LCC），前方に右冠尖（RCC），後下方に無冠尖（NCC）が見られる．さらに大動脈基部前方には肺動脈幹（PT）が存在し，肺動脈弁（PV）が認められる．肺動脈幹（PT）と前胸壁との間には左肺（LL）が位置している．

　詳述はしないが，大動脈弁左冠尖後半部と無冠尖後半部は僧帽弁前尖（AML）前半部と線維性組織により強固に連続している（この強固な構造的

AoR：
aortic root
大動脈基部

LCC：
left coronary cusp
左冠尖

RCC：
right coronary cusp
右冠尖

NCC：
non-coronary cusp
無冠尖

PT：
pulmonary trunk
肺動脈幹

PV：
pulmonary valve
肺動脈弁

LL：
left lung
左肺

AML：
anterior mitral leaflet
僧帽弁前尖

総論 4

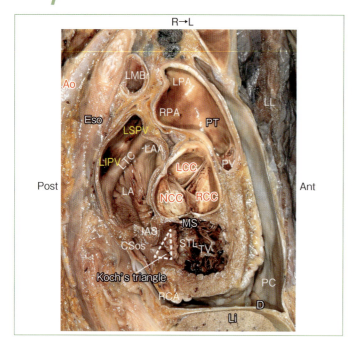

図1D　ヒト体幹矢状断面：右から体幹左半側断面を観察したもの（図1A右図の拡大）この半側断面では，左房後方に食道（Eso）が接し，さらにその後方には下行大動脈（DAo）が位置しているのがわかる．前方の大動脈基部（AoR）には，図1Bには表現されていなかった3つの大動脈弁尖が認められる．上方に左冠尖（left coronary cusp：LCC），前方に右冠尖（right coronary cusp：RCC），後下方に無冠尖（non-coronary cusp：NCC）が見られる．さらに大動脈基部前方には肺動脈幹（pulmonary trunk：PT）が存在し，肺動脈弁（pulmonary valve：PV）も認められる．三尖弁中隔尖（septal tricuspid leaflet：STL）の心房側には"Kochの三角"と認識できる領域を確認できる（図内，三角形領域）．同部位は房室中隔の右房側にあたる部位であり，房室結節が存在する．

連続性をaortomitral fibrous continuity：AMFCとよぶ）．

　この体幹左半側断面では，三尖弁中隔尖（STL），冠状静脈洞開口部（CSos）および膜性中隔（MS）の位置関係から房室結節（AVN）が存在する"Kochの三角"（白破線の三角）領域を明瞭に認識することができる．また，心房（間）中隔（IAS）とCSosの関係もわかり易い．

II　右房・左房構造のイメージ

1．ヒト体幹前額断面にみる右房・左房構造の特徴

　前述したヒト体幹矢状断面からは前後および上下方向の構造情報を得ることができるが，ヒト体幹前額断面では左右および上下方向の構造情報を確認できる．

　図2-1にヒト体幹前額断面①を示す．図2-1右（図2-1B）は，切断面を前方から後方へ観察したものである．つまり，右房（RA）後壁を前方真正面より観察したものであり，図2-1左（図2-1A）は切断面を後方から前方へ観察したもの，つまり，右房前壁を後方真正面より観察したものである．標本の全体像はちょうど右心耳を含めた右房前壁を切り離した様相である．図2-1Bの左，つまり，標本の右側には右房が位置し，中央には大動脈基部（ARo）が認められる．右房は無冠大動脈洞（NAS）に接して位置しているのがわかる．図2-1Aで右房内をみてみると，太い筋肉束（分界稜；TC）により2つの領域に分けられているのが分かる．その前方が袋状陥凹として表現されている右心耳（RAA）である．RAA内面には整然と並ぶ櫛状筋（pertinate muscle：PM）が認められるが，その中央にもう一つの太い筋肉束（SB）見ら

STL：
septal tricuspid leaflet
三尖弁中隔尖

CSos：
coronary sinus ostium
冠状静脈洞開口部

MS：
membranous septum
膜性中隔

AVN：
atrioventricular node
房室結節

IAS：
interatrial septum
心房（間）中隔

ARo：
aortic root
大動脈基部

NAS：
non-coronary aortic sinus
無冠大動脈洞

TC：
terminal crest
分界稜

RAA：
right atrial appendage
右心耳

SB：
sagittal bundle

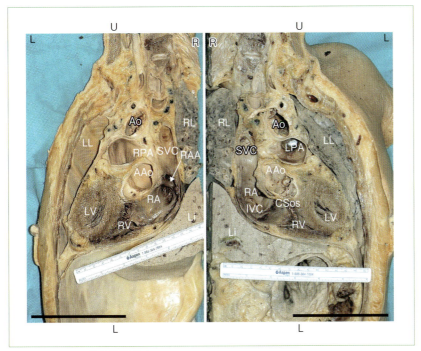

図2-1A, B　ヒト体幹前額断面
左図は、ヒト体幹を前額断後、前半側断面を後方から前方へ（図A）、右図は後半側断面を前方から後方へ観察したもの（図B）である．両切断面には大動脈基部（AoR）、上大静脈（SVC）、右房（RA）、右室（RV）断面を確認することができる．また、左右肺動脈（L/RPA）の位置関係も認識できる．右房に着目するとその後壁は図Bに、前壁は図Aにみることができる．したがって、前方に位置する右心耳（RAA）は図Aで確認可能である．

れ、同構造物によりRAA内部は二分されているのがわかる．

　図2-2にヒト体幹前額断面②を示す．図2-2右（図2-2B）は、切断面を前方から後方へ観察したものである．つまり、左房後壁を前方真正面より観察したものであり、図2-2左（図2-2A）は切断面を後方から前方へ観察したもの、つまり、左房前壁を後方真正面より観察したものである．標本の全体像はちょうど左房前壁を切り離した様相である．左房の右側領域は右上肺静脈（RSPV）を含む面で前額断されている．

　図2-2Bにおいて向かって左、つまり標本の右側には下方より上行し右房に続く下大静脈（IVC）確認され、さらにその走行の先には斜めに位置する心房（間）中隔（IAS）および左房（LA）を認識できる．黒矢印は心房（間）中隔の中心に位置する壁の薄い卵円窩（OF）を示している．これにより下大静脈から右房、さらに卵円窩から左房へと続くなめらかな流線をイメージできる．これは胎生期に下大静脈、右房から卵円孔を介し左房へぬける血流（胎児循環）が存在していたことを示している．この流線構造から考えると、卵円孔（FO）を抜ける血流は前上方を向いていることがわかり、卵円孔開存（PFO）があるとすれば同部位となることを容易に理解することができる．

　さて、図2-2Bを拡大しその左房内腔を観察してみると（図2-2C, D）、右

RSPV：
right superior pulmonary vein
右上肺静脈

IVC：
inferior vena cava
下大静脈

IAS：
interatrial septum
心房（間）中隔

OF：
oval fossa
卵円窩

FO：
foramen ovale
卵円孔

PFO：
patent foramen ovale
卵円孔開存

IAS：
interatrial septum
心房（間）中隔

RS/IPV：
right superior/inferior pulmonary vein
右上／下肺静脈

LS/IPV：
left superior/inferior pulmonary vein
左上／下肺静脈

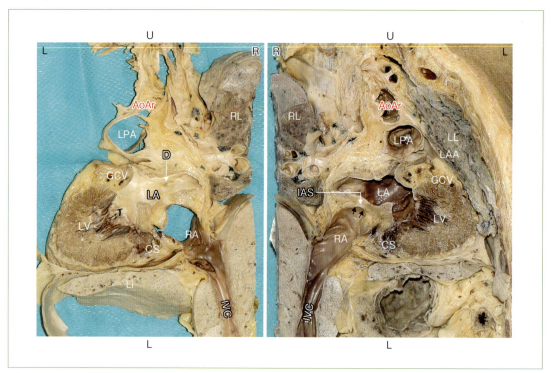

図2-2A, B　ヒト体幹前額断面（体幹を左房を通る面で前額断したもの）
左図では，ヒト体幹を前額断後，前半側断面を後方から前方へ（図A），右図は後半側断面を前方から後方へ観察したもの（図B）である．図Aには左房前壁を，Bには左房後壁を観察できる．図Aの矢印に示す陥凹は左房前壁憩室（D）である．図Bの黒矢印は卵円窩（OF）である．
D：diverticulum（憩室）　OF：oval fossa（卵円窩）

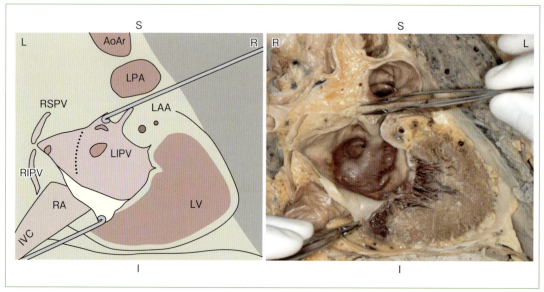

図2-2C, D　正面から観察したヒト体幹前額断面の様相とそのシェーマ
心房中隔（IAS）を引き下げ，左房前壁を引き上げることによって左房内腔全体を観察し易くしたもの．左房中央部が前方にやや突出しているが（破線），椎骨による左房後壁への圧排のためである．
IAS：interatrial septum（心房中隔）　LPA：left pulmonary artery（左肺動脈）　AoAr：aortic arch（大動脈弓）　IVC：inferior vena cava（下大静脈）　LAA：left atrial appendage（左心耳）

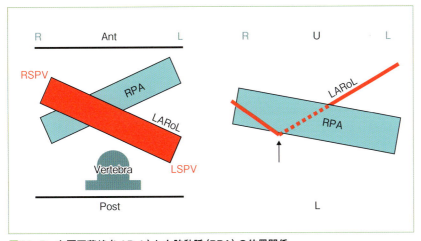

図3A, B　左房天蓋線（LARoL）と右肺動脈（RPA）の位置関係
左模式図は胸部横断面で，右模式図は胸部前額面でLARoLとRPAの位置関係を示している．RPAがLARoLの最下点（矢印）を規定していることがわかる．

側では心房（間）中隔上方にあたる位置に右上，下肺静脈（RS/IPV）開口部が存在する．右側の上，下肺静脈開口部の位置関係は，「上下」というより「前後」に位置しており，右前，後肺静脈と認識すべきものと考えられる．さらにこの断面には表現されていないが，右上，下肺静脈の走行はそれぞれ上前方，下後方へ向っている．一方，左側の左上，下肺静脈（LS/IPV）開口部の位置関係は，右側のそれと異なり名称通り確かに「上下」であるが，その部位は模式図2-2Dのごとく後面に位置している．また，その走行は左上，下肺静脈ともいったん後方に向かった後，それぞれ上前方，下後方へ伸びている．このアブレーションに重要な左右の上，下肺静脈の位置関係は，後述するヒト体幹矢状断面での観察で，さらに明瞭な認識をもつことができる．

　縦隔内での左，右上肺静脈開口部間の位置関係を見てみると，上下関係はLSPV開口部がRSPV開口部より高位に，前後関係はLSPV開口部がRSPV開口部より後方に位置している．つまり，LSPV開口部は左後上方，RSPVのそれはやや右下前方に存在する．したがって，それらをつなぐ左房天蓋（LAR）は決して左から右へ水平に存在するものではなく，脊柱の前方で左後ろやや上方から右斜め前やや下方にかけて傾きをもって存在していることが認識できる．

　さらに，模式図3A, Bで示す通り左房天蓋の真上には右肺動脈（RPA）が位置している．左房天井を形作るラインを「左房天蓋線（LARoL）」と表現するならば，その「左房天蓋線」は右肺動脈（下縁）と交叉している．右肺動脈は左前方から右後方へ比較的水平に走行しており，左後方から右斜め前，やや下方へ走行する左房天蓋線と，RSPV寄りで交叉する（図3A）．左房が拡大したとしても，左房天蓋は右肺動脈が存在するためその接触部位，つまり，両者の交叉点では上方へ拡大することができない．その交叉点の位置は規定されておりこの点が左房天蓋線の最下点となる（図3B黒矢印）．アブレー

RS/IPV：
right superior/inferior
pulmonary vein
右上／下肺静脈

LS/IPV：
left superior/inferior
pulmonary vein
左上／下肺静脈

LSPV：
Left Superior Pulmonary
Vein
左上肺静脈

RSPV：
Right Superior
Pulmonary Vein
右上肺静脈

LAR：
left atrial roof
左房天蓋

RPA：
right pulmonary artery
右肺動脈

LARoL：
left atrial roof line
左房天蓋線

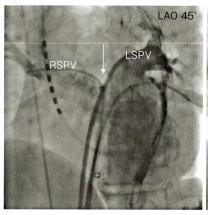 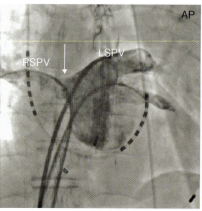

図3C　左房造影検査（右：正面（AP）像．左：左前斜位（LAO）45°像）
矢印に左房天蓋線（LARoL）の最下点を示す．この直上に右肺動脈（RPA）が走行している．

ション施行前に行う左房造影で，左房天井線がやや右側でVの字に屈曲している所見をよくみかけるが（図3C白矢印），この造影所見は右肺動脈が左房天蓋との交叉点で上方より左房天蓋の位置を規定している所見に対応する．この特徴的な左房天井構造を意識することにより，アブレーション治療にともなう右肺動脈への傷害を避けることができるものと考えられる．また，交叉点近傍の左房天井アブレーションでは右肺動脈の血流による冷却効果についての考慮が必要かもしれない．ちなみにこの最下点，つまり左房天蓋線の最下点は，これまでの筆者の構造解析より透視上，気管分岐部より約1.5椎体下方にあることがわかっている．

　左房左側をみてみると，左上・下肺静脈と左心耳の間に左前上方より右後ろ下方に走行する隆起（後述：左側分界稜）が認められる．発生学的にはこの隆起より前方領域の左房が原始心房由来の組織，後方領域のそれが総肺静脈由来の組織である．

2. ヒト体幹矢状断面にみる左房構造の特徴
① 左側分界稜（LCT）

　ヒト体幹矢状断面（図1D）に観察可能な左房左側領域では左上，下肺静脈開口部前方に左心耳（LAA）が位置している．さらに，その左上，下肺静脈開口部と左心耳間には斜めに走行する太い筋肉束が認められる．この筋肉束は稜（left lateral ridge）と呼ばれることが多く，アブレーションを施行する際の1つの目印となっている．この稜状構造物は発生学的に右房の分界稜（TC）に対応するものとして捉えることができ，筆者はこれを左側分界稜（LTC）と呼ぶことを提唱している．この稜状構造物は左房後壁の僧帽弁輪前庭部に始まり左上，下肺静脈開口部－左心耳間を走行しながらしだいに前上方へ向い，左心耳基部で左房前壁を右方向へ走行する筋肉束に連絡する．さらにこの筋肉束は心房中隔前上方で心房間溝をつなぐBachmann束を介

LCT：
left terminal crest
左側分界稜

LAA：
left atrial appendage
左心耳

left lateral ridge：
稜

TC：
terminal crest
分界稜

LTC：
left terminal crest
左側分界稜

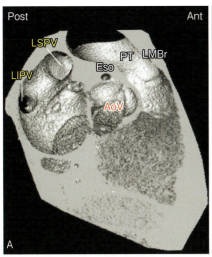 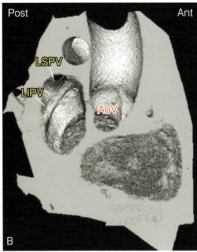

図4A, B　3次元CTによる左房内腔像
A：右側より観察した左房左側内腔像：左上・下肺静脈と左心耳（LAA）との間を走行する隆起状構造物（左側分界稜：left terminal crest（LCT））が確認できるが，それは左下肺静脈（LIPV）近傍で途絶している．
B：右側より観察した左房左側内腔像（Aとは別の症例）：隆起状構造物（LCT）は図4Aのごとく左下肺静脈（LIPV）近傍での途絶は認められず，僧帽弁前庭部までの走行を確認できる．
LS/IPV：left superior / inferior superior pulmonary vein（左上/下肺静脈）　LTC：left terminal crest（左側分界稜）　AoV：aortic valve（大動脈弁）　Eso：esophagus（食道）

して，右房内構造物である分界稜（TC）と右心耳内筋肉束のsagittal bundle（SB）へとつながっていく（後述）．したがって，両房間の稜と稜をつなぐひとつながりの筋肉束の流れをイメージすることができる（後述）．**図1D**をみるとこの稜状構造物と左上，下肺静脈および左心耳の前後の位置関係，その走行および前壁へ移行していく様子がよくわかる．この様相は**図4A**に示す胸部3次元CTにおける左側内腔像と対応し，両方の所見を併せると左房左側領域のイメージがさらに湧いてくるものと思われる．注意すべきは，この稜状構造物の形状に個人差が存在することである．つまり，**図4B**のごとく左上肺静脈から僧帽弁前庭部まで明確に稜として確認できる例から左上，下肺静脈の間までしか確認できない例までさまざまである．この稜の発達には個人差があるが，まれに異常に発達し左房内腔を2つに分離するまでになる例も存在する（**図4C**）．この場合，右房と合わせて3つの心房内腔を呈することとなり三心房心の1つのタイプとされている．

3．その他の左房構造の特徴
① 冠状静脈洞とMarshall静脈/靭帯

この断面では観察できないが，左側分界稜（LTC）の心外膜側には心外膜下脂肪織内をMarshall静脈（VOM）が走行している．冠状静脈洞（CS）より左房方向へ分枝したこのMarshall静脈は，左下肺静脈近傍で靭帯化し

LTC：
Left Terminal Crest
左側分界稜

VOM：
vein of Marshall
Marshall静脈

CS：
coronary sinus
冠状静脈洞

総論 4

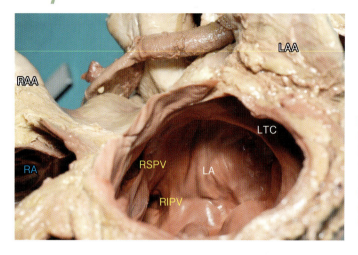

図4C 剖検心において心室側より左房内腔を見上げた像：左側分界稜（LTC）の内腔への突出が顕著な例であるが、さらにそれが発達すれば左房は二分され、心房は3つの内腔となる（三心房心）。
RS/IPV：right superior / inferior pulmonary vein（右上/下肺静脈） R/LAA：right/left atrial appendage（右/左心耳） LA：left atrium（左房）

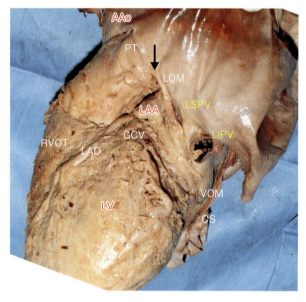

図5A Marshall 静脈・靱帯：標本の壁側心膜を下から上に持ち上げ心臓を観察している．Marshall 静脈は心外膜側脂肪織内を左上・下肺静脈と左心耳の間を走行し左下肺静脈レベルより末梢では靱帯化し，最終的には肺動脈幹に付着する（黒矢印）．
AAo：ascending aorta（上行大動脈） PT：pulmonary trunk（肺動脈幹） LAA：left atrial appendage（左心耳） LV：left ventricle（左室） RVOT：right ventricular outflow tract（右室流出路） LAD：left anterior descending coronary artery（左冠動脈前下行枝） GCV：great cardiac vein（大心静脈） CS：coronary sinus（冠状静脈洞） VOM：vein of Marshall LOM：ligament of Marshall LS/IPV：left superior / inferior pulmonary vein（左上/下肺静脈）

（Marshall 靱帯；LOM），さらに上行し肺動脈幹に付着する（図5A）．ここで靱帯化と表現されているが，実際には不完全閉塞といったほうが適切かもしれない．ちなみに，多くの例で心外膜側における左心耳-左下，上肺静脈間の溝には左回旋枝の分枝の洞房結節動脈（SNA）が走行している．この動脈は左房前壁で前述した心筋束およびBuchmann束の心外膜側脂肪織内を左から右へ走行した後，洞房結節（sinus node）に至り同組織を栄養する．

　CSは，発生学的に静脈洞左角（left horn of sinus venosus）由来の組織である．一方，右房の分界稜より後方領域（大動脈洞；SV）は静脈洞右角（right horn of sinus venosus）由来の組織であることよりCSとSVは同一の組織であることがわかる．したがって，CSは心房筋で構成されていることも容易に想像できる．このCSは右房心筋より移行する心筋組織でありさまざまな部位で左房筋と連絡していることより，両心房間興奮伝導に強く関与してい

LOM：
ligament of Marshall
Marshall 靱帯

SNA：
sinus node artery
洞房結節動脈

SV：
sinus venarum
大静脈洞

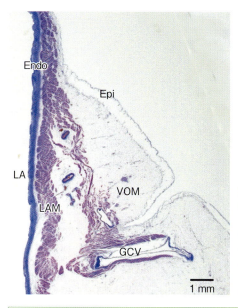

図5B　Marshall静脈を取り囲む心房筋：このVOM周囲の心房筋は左房筋との連絡も認められる．
LA：left atrium（左房）　LAM：LA muscle（左房筋）　GCV：great cardiac vein（大心静脈）　VOM：vein of Marshall　Endo：endocardium（心内膜）　Epi：epicardium（心外膜）

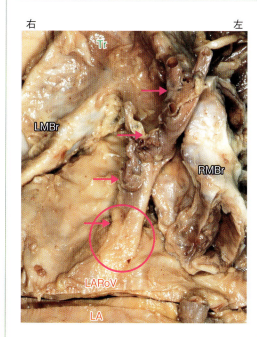

図6A　剖検心において左房（LA）後壁を背側より観察したもの：左房天蓋より上方に伸びる管腔構造物（左房天蓋静脈（LARoV））を認める．
LARoV：left atrial roof vein（左房天蓋静脈）　L/RMBr：left/right main bronchus（左/右主気管支）

る．このCS心筋組織は，心筋鞘としてCSからMarshall静脈・靱帯へ連続・進展していく．注目すべきは，Marshall静脈・靱帯の心筋鞘もさまざまな部位で左房筋と連続しており，同部位での興奮伝導も考慮されるところである（図5B）．

② 左房天井に存在する注意すべき構造物「左房天蓋静脈」

同側肺静脈隔離後，さらに左房天井に対する線状アブレーションが追加されることも多い．左房天井線状アブレーションにあたっては，その解剖学的イメージとともに左房天蓋に接続する静脈の存在を認識しておくことが必要である（図6A）．この構造物には解剖学的な正式名称がなく，筆者は「左房

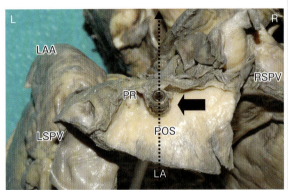
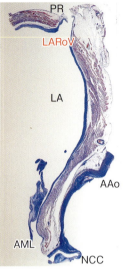

図6B　背部からみた左房天蓋静脈の様相：心膜翻転部で左房へ開口する．
図6C　図6Bの破線，つまり左房天蓋静脈中央を通過する面で標本を切断し，切断面を矢印方向より観察した組織像

LSPV：left superior pulmonary vein（左上肺静脈）　RSPV：right superior pulmonary vein（右上肺静脈）　LAA：left atrial appendage（左心耳）　PR：pericardial reflection（心膜翻転部）　LA：left atrium（左房）　MV：mitral vein（僧帽弁）　LARoV：left atrial roof vein（左房天蓋静脈）　POS：pericardial oblique sinus（心膜斜洞）　AAo：ascending aorta（上行大動脈）　NCC：non-coronary cusp（無冠尖）　AML：anterior mital leaflet（僧帽弁前尖）

天蓋静脈：left atrial roof vein」と呼ぶことを提唱している[1]．この解剖学的特徴としてその頻度は剖検例のほぼ10％程度に存在し，静脈開口部は左房天井のどこにでも存在するが，その存在部位の頻度は多いほうから右側＞中央＞左側の順である．開口部の直径は，われわれの検討で小さいもので1.5mm，大きいものでは5mm，平均値3.3mm程度である．決して小さな構造物ではない．注目すべきはこの静脈は心膜翻転部に位置している，つまり，その静脈開口部近傍下半分は図6Bのごとく心膜翻転部で壁側心膜に覆われ，その上半分は心膜に覆われていないことである．

したがって，カテーテル操作にあたりこの静脈をその開口部の上半分，あるいは開口部より奥の部位で損傷した場合は縦隔内出血となる．一方，開口部の下半分を損傷した場合は心膜腔（心膜斜洞；POS）への出血となり，重症の場合は心タンポナーデとなる．また，この静脈は縦隔より左房に入ってくる場合と肺から左房に接続する場合がある．筆者の組織学的検討では，前者の場合，肺静脈と異なりその周囲に心筋鞘（myocardial sleeve）を有しておらず不整脈の原因となりえないものと考えられる．また，静脈であるにもかかわらず，これは術前3DCT検査でしばしば憩室様に描出されるため，「左房天井憩室」として評価されている場合もある．左房天井ばかりでなく通常の肺静脈隔離アブレーションにあたっても，合併症回避のためにはこの特殊構造物の存在の可能性を念頭におくべきものと考えられる．

POS：
pericardial oblique sinus
心膜斜洞

③ 左房後壁について

アブレーション施行領域を表現するために左房天井，後壁あるいは前壁などの名称がよく用いられる．しかしながら，これらの名称に対する厳密な解剖学的定義はなく，きわめて感覚的に用いられているといっても過言ではない．左房後壁あるいは前壁と天井の境界，左房後壁あるいは前壁と左房左側壁の境界の定義はない．ここでは，左房後壁下縁は僧帽弁輪の後尖存在領域，左房右側壁を心房（間）中隔とし，心房中隔の後方境界を左房後壁辺縁と定義する．混乱を避ける意味で左房後壁について，厳密な定義は行わず話を進める．

左房後壁領域は心房細動アブレーションに関係する領域としてきわめて重要であることはいうまでもない．その左房後壁は(1)冠動脈左房枝からの血流，(2)左房内腔より直接，後壁血流および(3)右気管支動脈の血流により栄養されている．前記した通り，後壁背部には心膜斜洞を介し食道，大動脈が位置している．比較的壁厚は一定しており，3mm以内と考えてよい．この後壁に対しては上下，ときに左右方向に線状アブレーション，異常電位を指標としたアブレーションも行われる．解剖学的に注意すべきことは，この後壁中央部で上下方向に段差がついている例をよく見かけることである．背部に位置している脊柱による左房後壁への圧排である（図2-2C：模式図中の黒点線）．相対的な位置関係で必然的に起こってきた後壁圧排所見といったほうが正確かもしれない．左房内でのカテーテル操作に影響を及ぼす所見かもしれない．

左，右下肺静脈を結ぶ線よりも下で僧帽弁後尖弁輪部までの領域は，心房細動が慢性化するにしたがい拡大する領域である．とりわけ，筆者の組織学的検討では心房細動の慢性化にともない左下肺静脈の下から拡大と壁の菲薄化がはじまる（図7）（臨床心臓構造学）．

まれではあるが，左房後壁にも前記した左房天蓋静脈に相当すると考えられる静脈が見られる．

④ 左房前壁について

上記の通り，左房前壁も厳密な解剖学的基準が設定され定義されているわけではない．ここでは詳細に述べることは控えるが，簡単にいえば「左房前壁は僧帽弁前尖前半部直上の領域」と定義するのが妥当と考えられる．すなわち，左房前壁下縁を僧帽弁輪，左縁を僧房弁前交連から前記したleft terminal crestの左心耳基部までの線，右縁を僧帽弁前尖ほぼ中央からBachmann束と心房中隔前縁の交点までの線，上縁を左心耳基部とBachmann束-心房中隔前縁交点を結ぶ線とし，それらで囲まれる矩形領域を左房前壁と定義するわけである．この左房前壁中央に卵円窩と同程度の大きさで壁が薄く円形の特殊領域が正常構造の一部として存在する（図8A）．この領域を筆者は「translucent area（TA）」と呼ぶことを提唱している[2]．また，この特殊領域の道上には前述した太い筋肉束が左から右へ走行してい

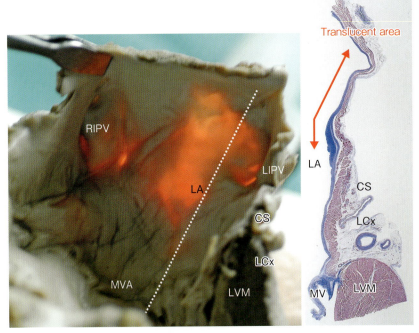

図7A, B　心房細動にともなう左房後壁の構造変化
LIPV下方後壁には，心房細動の慢性化にともない壁の拡大と菲薄化が認められる．図Aでは標本後方より光を照射しているが，光が透見できるほどに壁が菲薄化しているのがわかる．図Bは同部位の組織像である（Masson trichrome 染色）

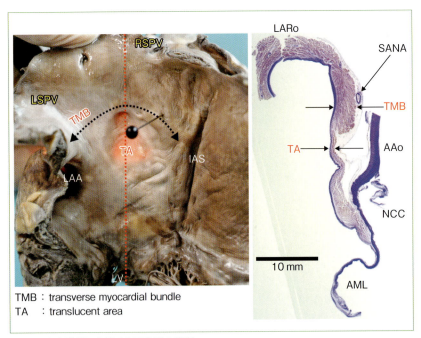

TMB：transverse myocardial bundle
TA　：translucent area

図8A　心内膜側における左房前壁の様相
標本の裏側より光を照射すると前壁中央部に円形の光を透過する領域（TA）を確認することができる．右図は，左図の前壁標本を赤色点線に沿って切断し，その断面をみたものである（Masson trichrome 染色）．TAとその直上に位置する太い筋肉束（TMB）を確認でき，TMBの心外膜側に洞房結節動脈が位置しているのがわかる．
TA：translucent area（左房前壁の光を透過する領域）　TMB：transverse myocardial bundle（左房前壁を横走する筋肉束）

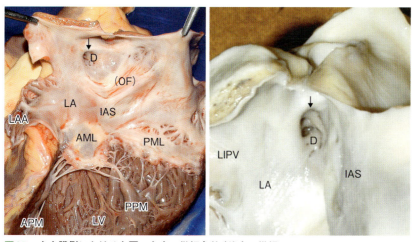

図8B　心内膜側における左房・左室・僧帽弁前/後尖の様相

る．ちなみに，この太い筋肉束が前記したleft terminal crestと接続し，ひとつの心筋の流れを形成している．この太い筋肉束についても解剖学的名称が設定されておらず，筆者は「transverse myocardial bundle」と呼ぶことを提唱している[2]．さらに左房前壁の右上方には通常，小さな憩室が認められる（図8B；黒矢印）[3]．憩室は1個の場合もあれば，複数の例もある．さまざまなサイズが確認できるが，少なくともアブレーションカテーテル先端は確実に入るサイズである．その壁はきわめて薄いことより，憩室壁穿孔は注意すべき合併症と考えられる．これら構造物の存在と特徴については左房前壁アブレーションに際し正確に認識しておくべきものと考えられる．

⑤ 心房（間）中隔について

右房側から心房中隔を観察すると，その中心に明瞭な壁の薄い窪み，卵円窩（OF）が認められる．しかしながら左房側から見ても心房（間）中隔にその窪みは認められず，凹凸のない平面として認識される〔図8B（OF）：右房側のOF対応領域〕．卵円窩の大きさ，厚さには個人差があり，その壁内に含まれる心筋の量もさまざまである．

心房中隔は，発生からみて1次中隔由来の部分と2次中隔由来の部分が合わさった構造として認識できる．両者の隙間から形成される卵円孔は，胎児期，胎児循環を担っていたが，出生後，肺循環の開始にともない1次中隔と2次中隔は付着し卵円孔は閉鎖する．2次中隔が右房側で卵円窩縁（limbus）として認識される．ときに卵円孔が開存している場合があるが，これは組織の欠損ではなくこの1次および2次中隔間の付着が完全でないことによる開存である．この場合，右房側から卵円窩縁から1次および2次中隔の隙間をたどると容易に左房（前壁）に到達する（卵円孔開存）．真の心房中隔は卵円窩周囲のきわめて限られた領域だけである．上方では心房筋が心房中隔に向かって切れ込む様相を呈しているのに対し，下方（大動脈側）では左房と右房が共有する心房中隔心筋を認める．この解剖学的様相はこの部位で両房間

OF：
oval fossa
卵円窩

総論 4

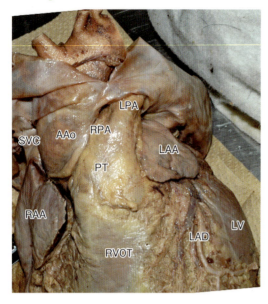

図9A　心耳の観察
左前斜位やや上方より右室流出路・肺動脈幹・大動脈基部を中心に心臓をみたものであるが，前後に並ぶ2つの大血管を後ろから抱え込むように左/右心耳 (L/RAA) が位置している．右心耳と異なり，左心耳は分葉しているのが確認できる．

伝導が存在する可能性を示唆する所見と考えられる．

⑥ 僧帽弁輪-左下肺静脈間峡部 (mitral isthmus) 構造について

　両側肺静脈隔離に成功したとしても僧帽弁前庭部を興奮旋回するリエントリー性心房頻拍がしばしば認められる．この場合，僧帽弁輪-左下肺静脈間峡部（いわゆる mitral isthmus）に対する線状アブレーションが試みられるが，完全伝導途絶を得るのが困難な場合も多い．この mitral isthmus の解剖学的な特徴として，中央を前記した分厚い心筋束の left terminal crest が走行していること，発生学的に left terminal crest 後方は総肺静脈由来，前方は原始心房由来であることより mitral isthmus の僧帽弁輪側は櫛状筋が存在し凹凸があること，さらには僧帽弁輪の心外膜側には大心静脈 (GCV) が走行していることなどである．この大心静脈血流による冷却効果も無視できないものと考えられる．また，大心静脈周囲心筋—左房心筋間伝導を可能とする myocardial connection も想定されるところである．

⑦ 左心耳について

　左心耳は2〜3葉に分葉している．第1分葉がとくに大きく，ときに細長い腔を形成している（図9A, B）．ちなみに右心耳に著明な分様はない（図9A）．

　左心耳は右心耳と同様，原始心房由来の組織であり櫛状筋 (pectinate muscle) が存在するが，右心耳ほどには発達していない．また，右心耳と同様，sagittal bundle に相当する心筋束も存在するが，これも解剖学的名称がなく筆者は「left sagittal bundle」と呼ぶことを提唱している．また，右心耳にもいえることであるが，櫛状筋と隣の櫛状筋との間の壁はきわめて薄く，この左心耳近傍あるいは左心耳内でのカテーテル操作にはとくに注意が必要である．右心耳，左心耳とも2つの面を有しているが，前者は大動脈に面する anteromedial free wall と右肺に面する lateral free wall の2面から構成さ

GCV：
great cardiac vein
大心静脈

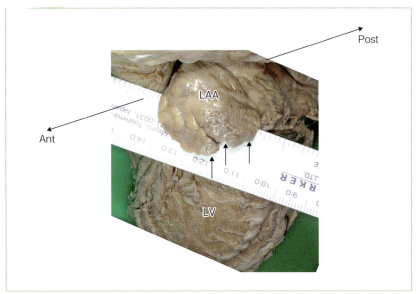

図9B 左心耳の分葉（↑）：図は永続性心房細動症例であるが，図9Aと異なり，やや膨らんだ印象を受ける構造となっている．

れているのに対し，後者は左肺動脈に面する上面と左室流出路に面する下面から構成される．左心耳開口部は図1D左上・下肺静脈開口部と近接し，その間に左側分界稜（left terminal crest）が存在することはすでに述べた．同部位で記録される電位はきわめて大きな左心耳電位と肺静脈電位が認められる．構造的にはleft terminal crestは左心耳基部を含む原始心房由来組織の構造の一部である．

左側肺静脈隔離でleft terminal crest近傍を焼灼する場合，心筋厚の大きい左心耳側ではなく，心筋厚の小さい肺静脈側での焼灼を施行しているのは理論的に正しいものと考えられる．

心房細動進展に対応する構造的リモデリングの進展にともない左心耳がその容積の増加をきたすことはよく知られている．この場合，左心耳心筋の変性は当然，全体に起こりはするが，まだらな線維化が左心耳内あるいは左心耳開口部によく認められる．これは左心耳内あるいは左心耳開口部で記録される異常電位に対応する所見と考えられる．左心耳開口部はしばしば，心房頻拍起源となっており異常興奮をきたし易い部位のようである．

III 右房，上大静脈および下大静脈構造について

1．ヒト体幹矢状断面にみる右房・上大静脈境界部構造の特徴

図10A，Bはヒト体幹矢状断面である．その右半側切断面（図10A）では上前方より下側方へ上下に下行する太い筋肉束の分界稜（TC）およびそれより起始し前下方へ走行する多くの心筋束の櫛状筋（pectinate muscle）が認め

TC：
terminal crest
分界稜

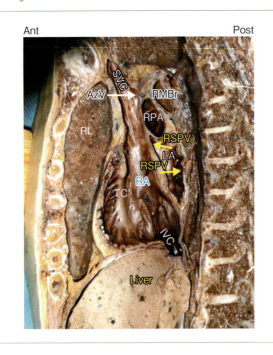

図10A　ヒト体幹右半側矢状断面：ヒト体幹を正中より約1.5cm右方で矢状断し，その断面を左から右へ観察したもの．心臓と周辺構造との位置関係がよく把握できる．

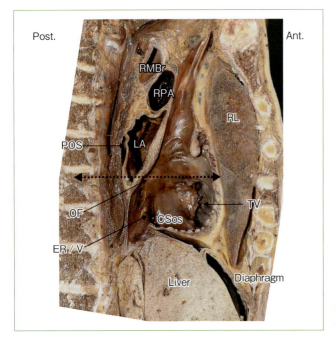

図10B　ヒト体幹左半側矢状断面（図10Aの対側構造）：矢状断面を右から左へ観察したもの．

られる．分界稜は，胎生期洞房口の遺残であり櫛状筋の存在する原始心房由来組織の右心耳（RAA）と表面平滑な静脈洞右角由来組織の大静脈洞（SV）を境する構造物である．この稜状心筋束は下方にいくに従い，その高さを減じつつ幅広になり**図10A**のようにほうき状に広がっていく．肉眼的にも，組織学的にも上大静脈-右房境界は判別できない．ただ，組織学的に右房筋から連続する心筋鞘（myocardial sleeve）が上大静脈へ伸展している様子は

RAA：
right atrial appendage
右心耳

SV：
sinsus venarum
大静脈洞

確認できる．この心筋の伸展範囲は高いもので図中に示す奇静脈(AzV)レベルまである．また，その伸展様式は上大静脈周囲全体を包むものではなく，上大静脈長軸方向でなんらかの幅をもって線状に上方へ伸展している．また，長軸方向といっても上大静脈をらせん状に走行する心筋鞘もある．ここでの異常興奮が心房細動の原因のひとつとして認識される場合，アブレーションにより上大静脈心筋の電気的隔離がなされることも多い．

AzV：
azygos vein
奇静脈

2．ヒト体幹矢状断面にみる右房・下大静脈境界部構造の特徴

右房–上大静脈境界と異なり，右房–下大静脈境界はきわめて明瞭である．下大静脈は右房に真下から接続するのではなく，後側壁より斜めに接続する．この右房後側壁に食い込む下大静脈は三角形領域を呈し，機能的には右房の境界としてふるまう．この部位は，右房造影で右房壁の一部のように映るが，実は下大静脈壁である．したがって，この部位には心筋がなく，興奮がない部位であることより，筆者はこれを解剖学的にはmyocardium free area，電気生理学的にはelectrical silent areaとして報告している[4]．Electroanatomical mapping 施行にあたり必要な解剖学的情報と考えられる．その他，下大静脈から右房内への入り口にEustachian ridge/valveが，冠静脈洞開口部にはThebesian valveが存在している．

3．ヒト体幹斜状断面にみる下大静脈–三尖弁輪間峡部構造の特徴

図11に示す三尖弁後尖前庭部より下大静脈に至る領域は，下大静脈–三尖弁輪間峡部(CTI)とよばれる．通常型心房粗動など同部位を回路の一部に含むリエントリー性頻拍は峡部依存性心房頻拍(isthmus dependent atrial tachydcardia)とよばれ，頻拍治療ではこの部位での線状焼灼が施行される．同領域における伝導ブロックを作製することにより頻拍根治を得るのであるが，ときとしてなかなかブロックが完成しない場合も存在する．この領域に

CTI：
cavo-tricuspid isthmus
下大静脈–三尖弁輪間峡部

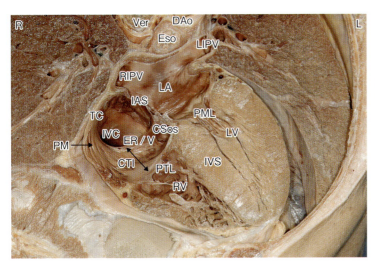

図11　ヒト体幹斜状断面
ヒト体幹を心臓長軸に沿って斜状断し，その斜状断面を上方から観察したもの．心臓4腔断面とその内腔構造物が明瞭に観察可能である．とりわけ，左/右心房と周辺構造との位置関係がよく把握できる．右房では，下大静脈(IVC)，下大静脈弁(IVCV，別名Eustachian ridge/valve (ER/V)エウスタキオ弁/稜)が確認可能である．また，IVC―右房境界と三尖弁輪(TVA)の間の領域(三尖弁輪–下大静脈峡部(CTI))がよくわかる．

総論 4

は，Subeustachian pouchとよばれる陥凹が存在することも多く，同構造物が焼灼の障害となる要因の一つとなっている．注目すべきは，この陥凹内には心房筋が存在し難渋する例もあれば，欠如している例もある．後者の場合，逆にアブレーションが容易となることも経験される．また，約30％の例でこの領域の心房筋内に小心（臓）静脈（SCV）が弁輪方向に走行している．同静脈の冷却効果がアブレーション結果を修飾する可能性も示唆される．また，右冠動脈もCTI近傍を弁輪方向に走行していることはよく知られているが，この動脈の損傷も注意すべきことと考える．意外に語られていないことであるが，CTIアブレーションを施行された症例の剖検心をみると，多くの例で三尖弁後尖および弁下の右室心筋が焼灼されていることは注目すべきことである．同部位での線状アブレーションは，心房細動アブレーション（両側肺静脈隔離）の追加処置として施行されるなど，さまざまな場面で施行されるようになっているが，再度，容易と考えられている同処置を見直すべきときかもしれない．

　以上，アブレーションに必要と考えられる左房・右房・胸郭静脈（thoracic veins）の解剖について概説した．紙面の制約があり伝え切れない部分も多々あるが，構造解析の重要性につき少しでも理解を深めていただければ幸いである．

SCV：
small cardiac vein
小心（臓）静脈

文献

1) Igawa O, et al. The anatomy of the left atrial roof vein：a rare variation of the pulmonary vein. J Cardiovasc Electrophysiol 2008；19：442-443.
2) 井川　修・他：左房前壁に潜在する特殊な解剖学的構造．心電図 2008, 28：574-581.
3) Igawa O, et al. The small diverticulum in the right anterior wall of the left atrium. Europace 2008；10：120.
4) Igawa O, et al. Extension of the inferior vena cava into the posteroinferior right atrium. Heart Rhythm 2006；3：1481-1485.

（井川　修　日本医科大学多摩永山病院 内科・循環器内科）

総論 5　カテーテルアブレーションの準備（シースなど）

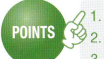

POINTS
1. 円滑にカテーテルアブレーションを進めるために事前の準備が重要である．
2. 疾患別に必要な物品が異なることもあり，患者に応じた準備を行う．
3. 清潔な物品も多く，清潔操作を行い不潔とならないように注意する．

術野（清潔野）の準備

　カテーテルアブレーションをスムーズに行うために事前の準備は非常に重要である．アブレーションをする疾患によって必要となる物品が異なるため，事前にスタッフ間で患者の情報を共有し確認する．カテーテルアブレーションは清潔操作で行われるため，清潔野が不潔とならないように新品の清潔な手袋を用いて準備を行う．可能であれば，清潔な術衣を着て行うほうが不潔になることも少なく安全である．アブレーションに必要な物品としては，図1および表1に示すようなものがある．

シースの準備

　清潔なトレイにヘパリン入りの生理食塩水を満たす．このときに使用するヘパリン量は，生理食塩水1Lにつき，ヘパリン2,000単位程度でよい．カテーテルアブレーション中，血管内にカテーテルを挿入するためには「シース」という筒状の長い管を使用する．シースは血液が逆流しないように逆流防止弁がついている．そのシース内を血管内への空気混入や，シース内の血栓形成を予防するためにヘパリン入りの生理食塩水でフラッシュし満たす．このシース内をヘパリン入り生理食塩水で満たす操作がおろそかになると，血管内や心臓内に空気が混入し空気塞栓症をおこす原因となってしまうため，シース内には空気が残らないように確実に準備することが重要である．とくに左心房や左心室などの左心系に用いるシースは，少量の残存した空気により脳梗塞を惹起する可能性もあるため最大の注意を払う．
　シースにはさまざまなタイプがあり，その大きさや形状も異なる．その種類は，形状，長さ，太さから選択しなくてはならない．すなわち使用するカテーテルが決定しなくては，どのシースを用いるかは決めることはできない．カテーテルアブレーションに用いられる，電極カテーテルやアブレーション治療カテーテルの太さを把握しなくてはならない．シースを選択する際は，そのシースを通すカテーテルよりもワンサイズ太いものを選んでおくことが多い．これは，カテーテルと同じ太さのシースの場合，きつすぎて操作性が落ちてしまうことがしばしばあるためである．カテーテルやシースの太さは，「フレンチ（Fr）」という単位で表されることが多い．1Frは0.33mm

総論 5

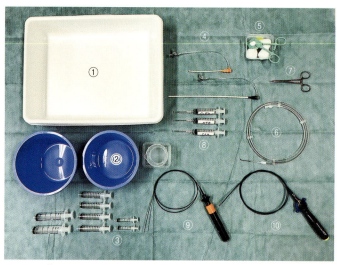

図1 アブレーションに必要な物品
(①〜⑩の番号は表1中の番号と対応)

表1 アブレーションに必要な物品

①	トレイ	シースやワイヤーを入れておくトレイ.
②	カップ	生理食塩水や造影剤などを入れておく. さまざまな大きさがあり, その用途に応じて使い分ける.
③	シリンジ	術中に用いる生理食塩水や薬品(造影剤や麻酔など)に用いる. 2.5mL〜20mLのものをその用途に応じて使い分けるが, 多くは10mLのものを使用することが多い
④	シース	電極カテーテルやアブレーションカテーテルを血管内に挿入するための機器.
⑤	消毒セット	患者の術野(大腿, 鎖骨下や内頸など)を消毒するためのセット. 綿球やスポンジが用いられることが多い.
⑥	ワイヤー	シースやカテーテルを挿入する際に用いられる細い管.
⑦	鉗子	アブレーション中は多くの電極コードを必要とするため, それらが不潔にならないようまとめるために用いる.
⑧	薬品	別項参照. →総論9
⑨	電極カテーテル	別項参照. →総論8A
⑩	アブレーションカテーテル	別項参照. →総論8B

(①〜⑩の番号は図1中の番号と対応)

である. すなわち3Frで1mm, 9Frでは3mmということになる. アブレーションカテーテルは7〜8フレンチ前後のものが多く, 電極カテーテルは5〜6Frのものが多くなっている. どこからどのカテーテルを挿入するかによって, シースのサイズを決定する. 次に, そのシース内を通るカテーテルをどの心臓部位で使用するかで, その形状を決定する. アブレーションに用いられる代表的なシースを図2および表2に示す.

上記のとおり, 電極カテーテルの種類や太さ, もしくはアプローチしたい場所によってシースも使い分けられる. たとえば長く可変式ロングシースはアブレーションカテーテルのアプローチが困難な僧房弁峡部アブレーション治療に有用であり, その

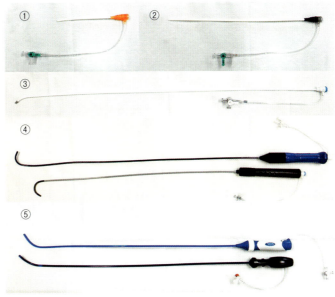

図2　アブレーションに用いられる代表的なシース
(①〜⑤の番号は表2中の番号と対応)

表2　アブレーションに用いられる代表的なシース

①	ショートシース	右房や右室，そしてHis束などの右心系にカテーテルを挿入する際に用いられる．
②	直線型ロングシース	動脈から左心室にアプローチする際や，心臓内超音波プローベを挿入する際に用いられる．
③	湾曲型ロングシース	先端がカーブ形状をしているロングシース．左心房に電極カテーテルを挿入する際や，アブレーションカテーテルのシースとして用いられる．
④	可変式ロングシース	先端のカーブを自由に変えられるロングシース．主にアブレーションカテーテルのシースとして用いられる．
⑤	特殊なシース	クライオバルーンカテーテルなど，そのカテーテル専用のシースもいくつかある．

(①〜⑤の番号は図2中の番号と対応)

アブレーションを施行する場合に用いられる[1]．長い形状のシースは不潔となりやすいため，準備をする際には不潔にならないようとくに注意が必要である．広く清潔野を確保し，周囲に不潔な物がない環境下で準備をすることが望ましい．イリゲーションカテーテルのように使用中に内腔の還流が必要となるカテーテルも存在し，必要に応じて還流用のルートも準備する．アブレーションをする疾患や，治療する部位によって必要なカテーテルが変わってくるため，シースも当然それに応じて必要なものが変わってくる．シースを準備する際には，施行予定のアブレーションを理解したうえで決定することが求められる．

そのほかの物品準備

シースを安全に血管内に留置する際や血管内にカテーテルを進めていく際にはワイヤーを使用する．ワイヤーもシースと同様に不潔となりやすいため，慎重に扱う必要

総論 5

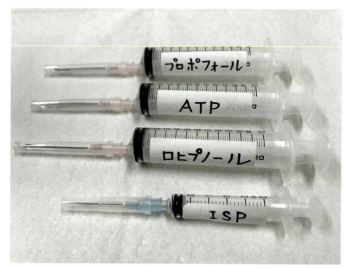

図3　薬品を使用するシリンジ
どのシリンジに何の薬品が入っているか明記する．

がある．ワイヤーは乾燥している状態で血管内に挿入すると操作性が非常に悪くなるため，シース同様生理食塩水にて処置をしておく．また，カテーテルアブレーション時はシリンジ・針を多く用いるため，必要数をあらかじめ清潔野に準備しておくことが大切である．薬品を使用するシリンジは，何が入っているかを明記したり針を付けておいたりすることで，どのシリンジに何の薬品が入っているか分かるようにしておかなければならない（図3）．特に造影剤の種類や必要量は症例によって異なることもあるため，事前に確認し適切な量を準備する．また，カテーテルアブレーション時には多極カテーテルやリング状カテーテルを複数用いることが多く，それをアブレーション機器に接続するためのケーブルも準備しておく必要がある．ケーブルは長いため，先端が不潔とならないように注意する．

患者周囲の準備

カテーテルアブレーション中はモニタリング管理が必須となる．施設や症例によりモニタリングの内容は異なるが，心電図，SpO_2，血圧（マンシェットによる測定，動脈血圧），$EtCO_2$（終末期呼気炭酸ガス濃度），BIS（bispectral index；麻酔の深度を測定する簡易脳波モニター）等のモニタリングを継続して行う．患者入室前に各種モニターに不備がないかを確認する．とくに動脈血圧のモニタリング時には加圧バックが必要となるが，加圧バック作成はヘパリン入りの生理食塩水を用いて，空気の混入がないように準備するため時間を要するため，事前に必要な数を準備しておかなければならない．すなわち，心室頻拍アブレーションなど動脈圧を継続的観血的にモニタリングする必要がある症例であるかを事前に確認しておくことが求められる．

カテーテルアブレーションは心臓内での繊細な操作が必要となり，安全に治療を行うためにカテーテルアブレーション中は患者の体動を最小限とすることが求められる．また，カテーテル台が狭いため，患者の抑制が必要となることがあり，手足の動

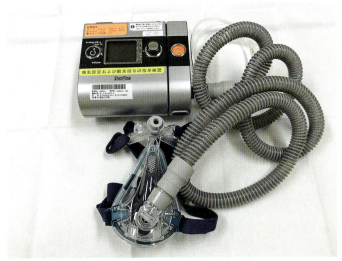

図4　ASV（adaptive servo ventilator；適応補助換気）

きを抑制するための抑制帯の準備をする．カテーテルアブレーションは全身麻酔下で行われることもあり，その際に無理な体勢が長時間続いてしまうことで神経を圧迫し神経障害が出現することもある．良肢位が保てるよう手台などを準備し，カテーテルアブレーション中の神経障害発生を予防することも重要である．

呼吸管理の準備

カテーテルアブレーション中は麻酔薬や鎮静剤を使用することがあり，鎮静剤使用による呼吸抑制や低換気が出現することも少なくない．軽度の呼吸機能低下であれば経鼻やマスクによる酸素投与で呼吸状態を維持することも可能であるが，重度の呼吸不全である場合は呼吸管理が必要となってくる．エアウェイによる気道確保は容易であり，よく用いられる．エアウェイには経鼻・経口タイプが存在し，サイズも複数存在するため事前に各種エアウェイを準備する．気道確保を行っても安定した呼吸状態を維持できない場合はASV（adaptive servo ventilator；適応補助換気）を用いた陽圧換気が有効である（図4）．さらなる呼吸状態悪化時は気管内挿管が必要になることがあり，気管内挿管時に用いる挿管チューブやバッグバルブマスク等に不備がないかを事前に確認しておくことも忘れてはならない．最近ではより侵襲が少ない気道確保のデバイスとして，i-gel™が使用されている．i-gel™を用いると，ジェル状カフが喉頭周囲にしっかりフィットするため，気管内挿管を行わずにより確実な気道確保が可能となる．

患者の術前準備

穿刺部位の毛量が多い場合は剃毛が必要となる．とくにそけい部は剃毛が必要となることが多い．カミソリによる剃毛は創部感染の原因となることがある[2]．電気シェーバー等による除毛が望ましい．患者自身による剃毛を行った場合は，剃毛範囲

が十分であるかを確認し不十分な場合は追加の剃毛を行う．入室前にはアクセサリー，メガネ，義歯等が外されており，化粧・マニキュアが落とされているかを確認する．また，カテーテルアブレーション中に塞栓症が発生することがあるため，足背動脈の触知を触知しマーキングを行う．カテーテルアブレーション中は造影剤や薬剤を使用することがあるため，事前にアレルギーの有無を確認し，アレルギーの原因となる造影剤・薬剤の使用は避ける．また，気管支喘息などの既往によっては使用できない薬剤もあるため，事前に既往歴について十分問診する．手技の時間が長時間となる場合は必要に応じて膀胱バルーンカテーテルを挿入する．カテーテルアブレーション中は抗凝固薬を大量に使用するため，膀胱バルーンカテーテルは愛護的に挿入し，血尿の有無を観察する．カテーテルアブレーション後は穿刺部の圧定のために長時間の安静が必要となる．患者の不安や苦痛を取り除けるように，術前にカテーテルアブレーション施行日の流れを説明しておくとよい．カテーテルアブレーションの前後に抗凝固薬や抗不整脈を中止することがあり，正しく休薬されているかの確認も行う．休薬間違いがあった場合，安全にカテーテルアブレーションを行うことが困難な場合もあり，とくに抗凝固薬の内服間違いは脳梗塞の発症や出血性合併症に影響を及ぼすため，速やかに主治医に報告し相談する．

緊急時に使用する物品の確認

　救急カートの点検や緊急時に使用する薬剤の確認は重要である．カテーテルアブレーションの重篤な合併症である心タンポナーデの発生時は心嚢ドレナージが必要となる．速やかにドレナージを行うために，心嚢ドレーン等の必要物品が保管されている場所は事前に確認する．出血による合併症の出現時は，止血のために硫酸プロタミンによりヘパリンの効果を拮抗させる．薬剤の早期投与が重要であり，薬剤の保管場所を確認し不備がないことをチェックする．

文献

1) Matsuo S, et al. Prospective randomized comparison of a steerable versus a non-steerable sheath for typical atrial flutter ablation. Europace 2010；12：402-409.
2) Seropian R, Reynolds BM. Wound infections after preoperative depilatory versus razor preparation. Am J Surg 1971；121：251-254.

（德竹賢一　東京慈恵会医科大学附属病院 循環器内科）

総論 6 カテーテルアブレーションに必要な機器

POINTS
1. カテーテルアブレーションでは放射線装置をはじめ多くの周辺機器が存在するが，どのような機器か理解することが重要である．
2. 心内電位解析装置，プログラム刺激装置，高周波通電装置などはすべての症例において使用する機器である．
3. 除細動器・心腔内除細動器は不整脈を停止させる機器であるが侵襲も大きいため，使用時には注意を要する．

心内電位解析装置

　心内心電図を記録する装置（図1）．体表面の心電図や電極カテーテルから得られた電位，動脈圧等が同時に描出される．心腔内電極カテーテルから得られた電気信号は接続ケーブルを介して入力され，周波数処理を行い表示される．通常は2面構成で一つはリアルタイムの情報を，もう一つにはreview画面やlog画面を表示させることが多い（図2）．また最近の機種では鎮静の度合い（BIS）や呼気終末二酸化炭素分圧（$EtCO_2$）が表示できるものもある．
　記録は光磁気ディスクやDVD等で保存することができるため，後日詳細な計測や解析を行うことが可能である．

プログラム刺激装置（スティムレーター）

　心房や心室のそれぞれの場所で連続刺激や単発・連発の期外刺激などのプログラム

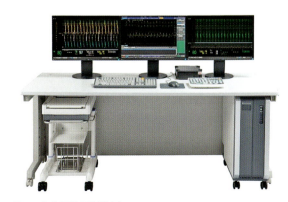

図1　心内電位解析装置

総論 6

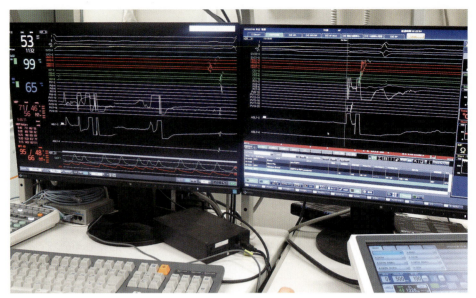

図2 実際の画面構成

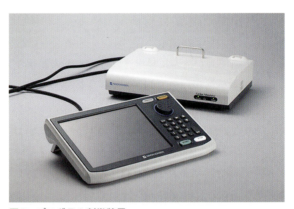

図3 プログラム刺激装置

刺激を行うための装置（図3）．刺激の出力やパルス幅を複数設定できることが用途に応じて必要となる．手動で設定する以外にあらかじめプログラムすることも可能である．刺激間隔を短縮していくと，心房では心房細動が，心室では心室細動が起きる場合もあるので注意が必要である．

高周波通電装置（アブレーター）

高周波電流によるジュール熱を利用してカテーテル先端より組織に熱を加え，頻脈性不整脈の原因となる部分を選択的にアブレーションするための装置（図4）．高周波電流を発生させる．心内電位解析装置や3Dマッピング装置と連動させることで通電の記録や部位などを表示させることが可能である．出力（W），温度（℃），インピーダンス（Ω），時間（秒）等が通常表示される．またそれらが設定された値を超えた場合には自動で停止するような安全機構が備わっている．また機器によっては出力や温

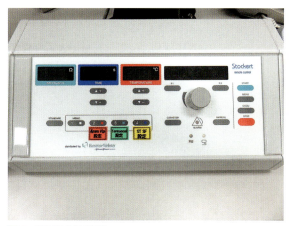

図4　高周波通電装置

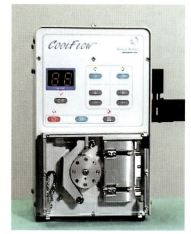

図5　イリゲーションポンプ（COOLFLOW Pump）

度が設定された値を超えた場合に，停止するのではなくイリゲーション（冷却）の量を自動的に変更し安全にアブレーションを続けるような装置もある．

イリゲーションポンプ

　　カテーテルアブレーションでは温度が急激に上昇するとポップ現象等により，穿孔が引き起こされる．そこで過剰な温度上昇を防ぎ効率よく組織に対して熱を加えることや，血栓発生のリスクを低下させる目的で，アブレーションカテーテルの先端から生理食塩水を流す方法が用いられており，この生理食塩水を流すための装置をイリゲーションポンプという（図5）．

　　安全装置として気泡センサが搭載されているが，アブレーションを使用する前に生理食塩水で回路内を満たす（プライミング）際に微小な気泡が入らないように注意しなければならない．

高周波心房中隔穿刺システム

　　カテーテルアブレーションでは心房細動はじめ，左房（左室）起源の不整脈があり，心房中隔を介して左房にカテーテルを到達させる手技，いわゆるBrockenBrough法が頻回に行われる．しかしながら術者の押す力による穿刺のため，術者の熟練度による穿刺成績が異なること，解剖学的に難渋する症例（厚い中隔や過去に穿刺を行ったことによる線維化など）があり，手技が行えないことや合併症として心タンポナーデのリスクが報告されていた．

　　そこで解剖学的に難渋する症例や安全な穿刺ができるようにと，高周波心房中隔穿刺システム（RF GeneratorⅡ；図6，RF Needle；図7）が開発され，現在広く普及し

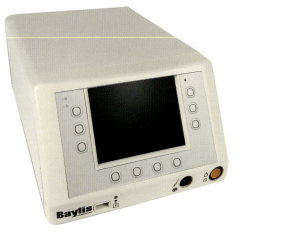

図6 RF Generator　　　　　　　　　図7 RF Needle

表1　メカニカルニードルとRF Needleの比較

	メカニカルニードル	RF Needle
目的	左房アプローチのための中隔穿刺	
使用機材	シースおよびダイレータ	RF Generator, 対極板, 専用ケーブル シースおよびダイレータ
メカニズム	術者のメカニカルフォースによる中隔穿刺	RFエネルギーによる中隔穿刺
開孔原理	メカニカルフォース	組織の蒸発
先端チップ形状	鋭利形状	ラウンド形状
ルーメン	先端オープン式	サイドホール
シャフト材料	ステンレス	ステンレス(先端以外PTFEコーティング)

ている．特徴として針先端の形状がこれまでのように鋭利ではなく，やや丸みを帯びていること，先端から高周波にて電気的に通電を行うことで簡便に穿刺ができることなどがあげられる．

従来のメカニカルニードルとの比較を表1に示す．

除細動器，心腔内除細動システム

心臓電気生理学的検査(EPS)やカテーテルアブレーションでは上室性の不整脈である心房細動や心房粗動，心室性不整脈である心室細動(VF)や心室頻拍(VT)が誘発されることがある．とくにVFが起きた場合には，速やかに不整脈を停止させなければならないため，検査室のなかには常に除細動器を用意しておく必要がある(図8)．これに対し上室性不整脈である心房細動や心房粗動などに対し，カテーテルに電気を流すことで心腔内除細動を行う方法がある(図9, 10)．

体表面除細動よりも低いエネルギーで行うため，単回はもちろん心房細動など繰返し除細動を行う場合に侵襲度が低くできるメリットがあげられる．

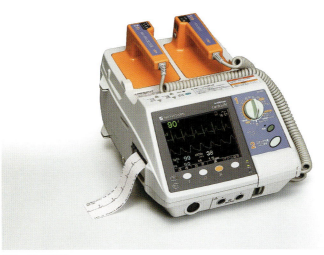

図8 除細動器

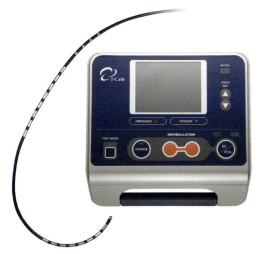

図9 心腔内除細動システム（SHOCKATとBeeAT）

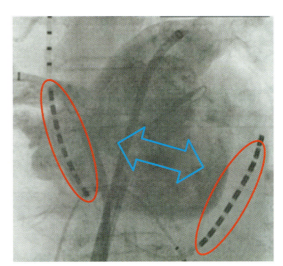

図10 カテーテルの配置と除細動

心腔内エコーシステム（ICE）

　　これまでは心房中隔穿刺を行う際に，血管内超音波診断に用いられる360°のメカニカル走査方式で得られる超音波画像をみながら，心房中隔穿刺を行っていたが，近年はPhased Array方式の超音波プローブを搭載したカテーテルが使用されるようになり，より安全に確実に穿刺を行うことが可能となった（図11）．さらに術中の心タンポナーデの確認も心内から観察できるので，合併症を疑った際にすぐに確認できることや解剖学的な構造異常，心腔内血栓等も直接観察できることも利点としてあげられる．

　　また，3Dマッピング装置の一つであるCARTOシステムと連動させ，心腔内磁気センサ付の超音波カテーテル（CARTOSOUND）を使用すると，超音波画像をもとに

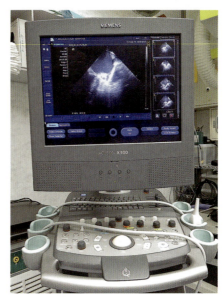

図11 超音波装置

3Dマップを構築することができる．

おわりに

　不整脈検査・治療では単に効率化を求めるだけの機器ではなく，合併症の予防や早期発見につながる機器もある．そのうえでも各機器の特性や使用方法を十分に理解することは非常に重要なことである．今後も新たな機器が導入されるが，まずはここに載せた機器については十分に理解して頂ければ幸いである．

（村澤孝秀　東京大学医学部附属病院　医療機器管理部）

総論 7 カテーテルアブレーションのモニタ類

POINTS

1. アブレーションは鎮静が重要で，手技に影響を与える呼吸を上手にコントロールする管理が求められる.
2. 簡便で安定した鎮静管理に用いられるBISモニタは，使用に際し注意が必要でその特徴をよく理解する.
3. 鎮静中の呼吸管理を安全に行うため呼吸状態の観察は必須で，カプノメータは優れたモニタである.
4. 合併症について理解して各種モニタを用い，安全対策を行って速やかに対応できるよう備えておく.

　本項では，アブレーションを安全に行ううえで必要なモニタ類の機器について取り上げる. アブレーションで使用する電位解析やマッピングのためのラボ装置では，さまざまな生体情報のモニタリング項目がないものやアラーム設定できないものも少なくない. そのため別途個々の生体情報モニタないしベッドサイドモニタなどを用意する必要がある. アブレーションで使用される主なモニタ類は，鎮静管理のための鎮静度を評価するモニタや呼吸管理に必要なモニタ，種々の合併症を予防，発見するためのモニタなどが使用されている. いずれにおいてもトラブル時には患者の生命に危険を及ぼす状態であり，そのモニタの特徴を理解してモニタリングを行い，適正なアラームを設定して監視することで安全なアブレーション環境を提供できると考えられる. アブレーションを行ううえで各施設に合ったモニタ類を使用していると考えられるが，それぞれのモニタ機器の役割について述べる.

鎮静管理に用いられるモニタ

　アブレーションでは，安定したカテーテル操作や心筋焼灼が可能な鎮静は重要で，心筋焼灼による疼痛や痛み刺激による覚醒，不安定な呼吸パターンなどは手技の妨げとなってしまう. 従来のようなオペレーターの経験に基づく鎮静管理では，患者の訴えや反応に対してその都度後手に回った対応となり，薬効が得られるまで手技の中断などを余儀なくされることも少なくない. また，近年普及してきた心臓の立体画像を構築してカテーテルや心筋焼灼部位などの解剖学的な位置情報を表示可能な3Dマッピング法を用いたアブレーションでは，カテーテルをナビゲーションすることによりアブレーションの手技の向上が得られる. ここで，疼痛による体動や呼吸パターンの著しい変化は，その位置情報に影響を与え解剖学的なナビゲーションを困難にするケースがある. そこで，術中の十分な鎮静の確認とその維持を目的としたBIS™

57

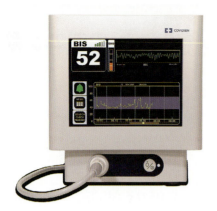
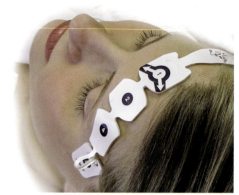

図1 コンプリートモニタリングシステム Vista A-3100C（左）とBISクワトロセンサ（右）

（Bispectral Index）モニタ（図1）を活用した鎮静管理は，アブレーションの安全性の向上，並びに手技時間の短縮や成功率などにも寄与すると考えられる．しかし，鎮静度が深くなるのにともない呼吸抑制や血行動態の変化に注意が必要で，BIS値の変動をモニタリングして適正な鎮静管理を行うことが求められる．

1）BIS™（Bispectral Index）について

BIS™（Bispectral Index）とは，患者の2つの誘導の脳波を独自のアルゴリズムを用いて解析処理することにより患者の意識状態を0～100までの数値で表したものである．測定には専用電極であるBISセンサを使用する必要があり，BISセンサは4つの電極で構成され，患者の前額部の片側に装着する．BISセンサには皮膚との接触抵抗を容易に低下させる加工がされており，脳波検査時のような皮膚の前処置を行わなくても安定した脳波の導出が可能である．BIS値は，60以下であれば患者の意識がある可能性はきわめて低く，良好な鎮静状態を維持するにはBIS値40～60の範囲とされている（図2）．しかし，モニタリングしているBIS値はあくまでも鎮静（意識）の状態をモニタリングしており，鎮痛のコントロールがされていないと疼痛刺激によって容易に覚醒し，意識レベルが大きく変動する．

2）使用上の注意

BIS値は筋電図や電気的なnoise混入などによって変化し，異常に高い値を示すことがある．SQIはBIS値を算出する信号の品質を確認し，信頼できるか評価しておりこの値を参考にすることで異常値の原因を確認することが可能である．SQIは，高いほど信頼度が高く，低くなるにつれ脳波にアーチファクトが混入して信頼度が低下していることを意味しており，必要なら対処する．モニタリング中にBISセンサの接触状態が悪くなると，アーチファクトが混入しやすくなりBIS値に影響する．接触状態の指標として電極のインピーダンス値を確認することは重要で，測定中でも簡単にセンサのインピーダンス値のチェックを行うことができる．SR値は，サプレッション率といって1分間に脳波がフラットになる回数を表示し，通常この値は0で，これが上昇するということは鎮静度が深すぎる可能性が高いので注意が必要である．

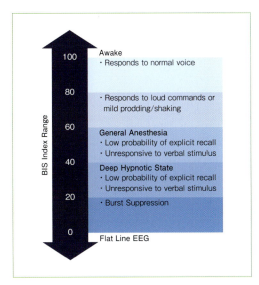

図2　BIS値の指標

呼吸管理に用いられるモニタ

呼吸抑制に対しては，マスクを用いた非侵襲的陽圧換気や気道確保して人工呼吸器を使用するなど積極的な呼吸補助手段が用いられている（図3，4）．気道確保には，最近ではi-gel™（図5）などが用いられ，挿入に際して特別な器具を必要とせず手技も容易であることが特徴であり，さらにtubeわきに胃管挿入ポートがあるので食道温センサの挿入も可能である．呼吸状態のモニタリングとしては，主にパルスオキシメータが用いられているが，カプノメータのほうがより呼吸状態のモニタリングとして優れている．カプノメータは，$EtCO_2$（End-Tidal CO_2：呼気終末炭酸ガス濃度）をモニタリングする機器で，速やかに呼吸トラブルを発見することが可能である（図6）．

使用しているモニタによっては胸郭インピーダンス法による呼吸数のモニタリングが可能である．

1）パルスオキシメータ

パルスオキシメータは，もっとも一般的な呼吸モニタで非侵襲的に動脈血の酸素飽和度を測定でき，酸素と結合したヘモグロビンの赤色光と赤外光との吸光度の違いを用いて酸素飽和度を求めている．動脈血と組織や静脈血での吸光度を分離するために拍動が必要で末梢循環不全になると測定できない．パルスオキシメータの動脈血酸素飽和度はSpO_2と表し，正常値は100％で呼吸不全の状態を表すPaO_2 60mmHgの指標は$SpO_2$90％以下となる．そのため，SpO_2が90％台前半は十分に注意しながら経過を観察する必要があり，必要に応じて処置を行う．また，パルスオキシメータは，肺でガス交換された血液がセンサ装着部位まで到達するまで変化が現れず，心臓からの距離が影響するのでとくに足趾では変化が遅れるので注意が必要である．

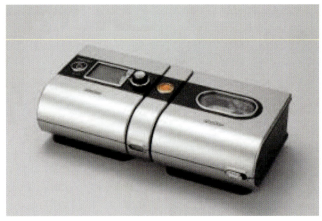
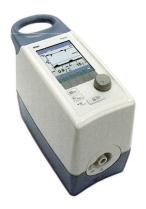

図3 マスク式呼吸器 オートセットCS（左）とCarina（右）

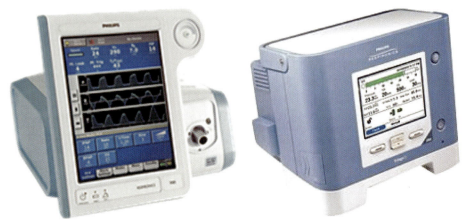

図4 人工呼吸器 V60 ベンチレータAT＋（左）とトリロジーO_2 puls（右）

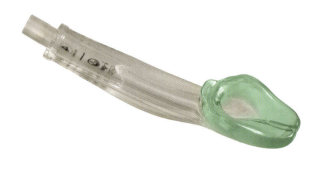

図5 インターサージカル i-gel

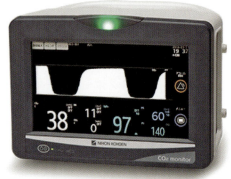

図6 呼気炭酸ガスモニタ OLG-3800

2）カプノメータ

　カプノメータとは，呼気中に含まれるCO_2を計測して呼気終末のCO_2の値$EtCO_2$をモニタする機器で，非侵襲的に測定可能である．$EtCO_2$は，血液中の炭酸ガス分圧（$PaCO_2$）と相関を示し，換気の指標として有用で呼吸状態を監視するのに適したモニ

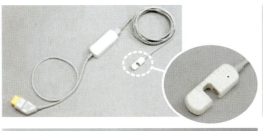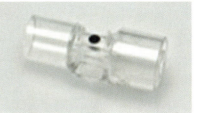
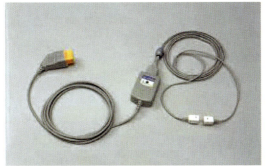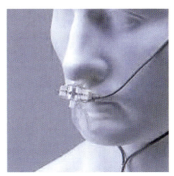

図7 CO_2センサー TG-970P（左上）とエアウェイアダプタ YG-214T（右上）
　　CO_2センサー TG-920P（左下）とネイザルアダプタ YG-122T（右下）

タである．また，連続して測定した値を波形（カプノグラム）を観察することで，波形の変化から呼吸パターンの異常を発見することも可能である．とくに，低換気や呼吸停止すると直後に変化を示して速やかに異常を察知することが可能である．CO_2センサは，気道確保使用したカニューレに接続するタイプと鼻カニューレタイプ（図7）があり，専用のアダプタを使用することで酸素療法やマスクを用いた陽圧補助呼吸下でも使用できる．$EtCO_2$は，呼吸状態が安定していれば通常30〜40mmHgの範囲の値を示し，$EtCO_2$の上昇は低換気など，低下は過換気やリークなどの状態を表す．無呼吸や人工呼吸器の回路が外れた場合に$EtCO_2$は，0mmHgでフラットとなるため波形をモニタリングしていることで容易に認識できる．無呼吸の場合は，波形が0mmHgでフラットな状態が無呼吸時間となるので注意が必要で，迅速な対応が求められる．i-gel™などを用いて気道確保されている患者の場合，人工呼吸器にオプション等でカプノメータのモニタリングを追加できる機器も販売されているので，対応した人工呼吸器を用いたほうがより安全な呼吸管理が可能となる（図8）．

合併症対策のモニタ

アブレーションでの合併症では，心臓壁穿孔と心タンポナーデ，脳血管障害，左房食道瘻などがあり，それぞれモニタを使用して予防や早期発見に努める必要がある．症例数が少ない施設では，合併症の頻度が高い可能性があるので各種モニタを使用して注意する必要がある．

1）血行動態モニタ

アブレーションでは心筋焼灼やカテーテル操作により心臓壁穿孔を起こすことがあ

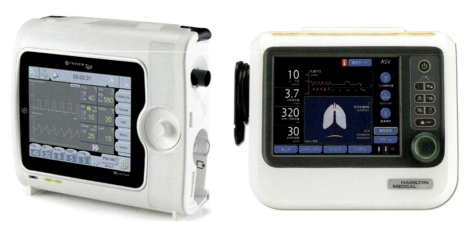

図8　人工呼吸器　Monnal T60（左）とHAMILTON-C1（右）

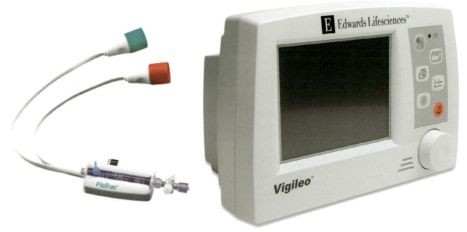

図9　フロートラック センサ（左）とビジレオ モニタ（右）

り，心房細動などに対するアブレーション中は血栓予防のために抗凝固療法が行われているため心タンポナーデを起こす危険性がある．とくに心筋壁の薄い心房筋や血管内でのアブレーションの場合は注意が必要である．そのため血行動態のモニタリングは重要で，非観血式血圧測定以外に必要であれば観血的動脈圧測定を用いる．また，透視時に心陰影の辺縁が拡大することで心囊液貯留を認識できることがあるので注意して観察する．心囊液貯留を確認する方法として経胸壁心エコーを用いることで確実に確認でき，その後のドレナージ手技にも使用できるので有用である．その他，フロートラックセンサを用いた連続的なstroke volumeのモニタリングが心タンポナーデを早期に発見できると報告されている[1]（図9）．

2）食道温モニタ

心房細動のアブレーションに認める合併症で左房食道瘻があり，左房の裏側を走行する食道に近接した部位，左房後壁のアブレーションは注意を要する．食道に近接した左房後壁を心筋焼灼した場合，その熱が食道に伝搬して温度が上昇し食道潰瘍が形

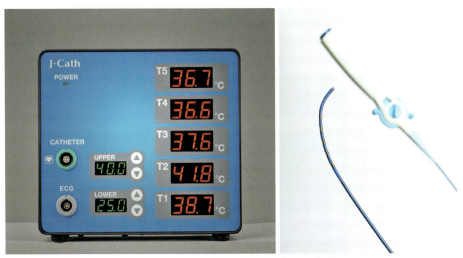

図10 食道温モニタリングシステムEsophastar monitor（左）と食道温カテーテル Esophastar cathter（右）

成されることが知られ，これが左房食道瘻に至ってしまう恐れがある．通常，食道の走行を確認するためにアブレーション前に食道造影などを行って解剖学的な食道の走行を確認することは重要である．心房細動のアブレーションでは，食道に近接した部位を心筋焼灼しなければならないケースがあり，心筋焼灼時の出力や通電時間を変更するなどの対応が必要である．食道温モニタは，食道近傍の左房後壁を焼灼中に食道へ伝搬してきた熱による温度上昇を直接モニタリングでき，細胞組織が変性を起こさない42℃以下で通電を中断することが望ましい．食道の組織温度は通電終了後も上昇することが知られ，安全のため食道温モニタの警報設定は40℃に設定することがよいとされている．食道温をモニタリングする食道温センサは，電極が3つ，5つ，そして7つ付属しているタイプがあり，3電極タイプの場合は必要に応じて心筋焼灼付近へ電極位置を移動させる必要がある．5もしくは7多電極タイプでは，アブレーション範囲をカバーできていれば電極位置を移動する必要はなく，手技を円滑に進めることができる．とくに多電極タイプの食道温センサを食道内に留置することで食道造影を行わなくても食道の走行を透視下で認識することができるので有用である（図10：5電極タイプ）．

3）ACT

心臓内にカテーテルを挿入するため抗凝固療法は必須で，抗凝固薬はヘパリンが使用されている．とくに左心系へカテーテルを挿入するアブレーションの場合は，脳梗塞を合併する可能性が増加するため注意が必要である．抗凝固作用のモニタリングはベッドサイドで簡便に測定できるACT（Activated Clotting Time：活性化凝固時間）が用いられる（図11）．通常，初回投与量はACTを300秒以上になるように100単位/kgを投与する．その後，30分間隔でACTを測定し，300〜400秒でコントロールするよう必要に応じてヘパリン1,000〜2,000単位を適宜追加投与する．右心系のアブ

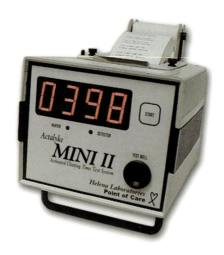

図11 ACTモニタ Actlyke MINI II

レーションの場合は，3,000～5,000単位の単回投与を行ってACT200～300秒を目標とする．手技時間が延長した場合には必要に応じてACTを測定して適宜ヘパリンの追加投与を行う．ヘパリンは，血液中のアンチトロンビンIII（AT III）と結合することで強力な抗凝固作用が発現するので，AT IIIが低下している症例ではACTの延長が得られないので注意する必要がある．また，まれにヘパリン起因性血小板減少症（HIT：heparin-induced thrombocytopenia）を起こすことが知られ，血小板減少や血栓塞栓症を起こすことがある．

文献

1) Murasawa T, et al. Continuous Cardiac Stroke Volume Monitoring Leads to Early Detection of Cardiac Tamponade in the Percutaneous Intracardiac Intervention. Journal of Hypertension 2013；2：12.

（塚本　毅　関東中央病院 医療機器管理室）

総論 カテーテルアブレーションに用いるカテーテルとその使用方法

8A さまざまな電極カテーテル
（多極カテーテルからリング状カテーテルまで）

POINTS

1. 電極カテーテルには，直線状やリング状，先端が分枝したもの，バスケット状のものなど様々な形態があり，さらに先端が固定式のタイプから可動式のタイプと，その目的に応じて使い分ける．
2. カテーテルについた電極から電気的除細動（心腔内除細動）を施行することができるタイプや，磁気センサーがついており三次元マッピングシステムに表示できるタイプ，多点同時マッピングが可能なタイプと機能的にも進化している．
3. 特殊構造多極カテーテルでは，通常の頻拍のアクチベーションマッピングに加え，ボルテージマッピングも可能であり，心房・心室ともに低電位瘢痕領域の抽出に有用である．

電極カテーテル

　カテーテル（catheter）とは，医療に用いられるプラスチック，ゴム，金属などで作られた細い管のことで，電気生理学的検査やアブレーションには，カテーテルの先端にいくつかの電極がついている電極カテーテルを用いる．その電極から記録された電位を電位増幅装置（アンプ）を通して心内電図としてパソコン上に表示する．電位記録には，隣り合う電極2つの電位差を記録する双極（bipolar）電位と1つの電極と不感電極から記録される単極（unipolar）電位がある．双極電位はノイズが少なく，電極間の局所の電位を観察するのに適している．電極数は，カテーテルにより2極〜20極まであり，電極間隔も2mm〜10mmまである．電極間隔が広い方が広範囲の電位を拾いやすいが，局所の電位情報を反映しにくくなる．一方，単極電位は広範囲の電位を拾うことができ，また電位の形状から最早期興奮部位を同定するのに役立つ反面，ノイズの影響を大きく受ける．

　電極カテーテルは，電極から電位を記録するだけでなく，電気刺激（ペーシング）することも可能であり，これらを組み合わせることによってさまざまな不整脈を正確に診断できるようになった．

　これらの電極カテーテルには，太さが4Fr〜7Fr，先端が可動式のものや固定のもの，可動する屈曲カーブが大きいものから小さいもの，特殊な形状になっているものなどがある．

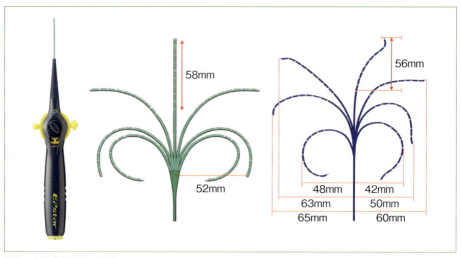

図1　直線多極カテーテル
（日本ライフライン株式会社より提供）

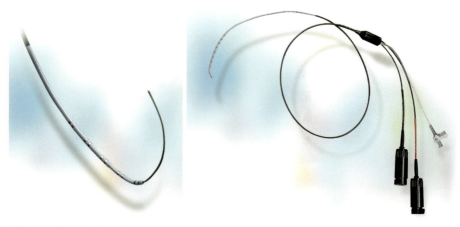

図2　冠静脈洞用カテーテル
（日本光電工業株式会社より提供）

1）直線多極カテーテル（図1）

　もっとも一般的な電極カテーテルには直線状で先端を手元で曲げることができる可動式（deflectable）のものや，もともと先端が屈曲している固定式のものがある．一般的な電気生理学的検査に用いられることが多く，主に右心耳（HRA）やHis束電位記録部位，右心室心尖部（RVA）そして左心室内などに留置する．さまざまな電極数や電極間隔をもったカテーテルがあり，用途に応じて使い分けることができる．

2）特殊電極カテーテル

a）冠静脈洞用カテーテル（図2）

　先端が大きなカーブ状となっており，冠静脈洞に挿入しやすい形状をしている．先端が可動式で調節しやすくなっているカテーテルや，造影用のルーメンのついたカ

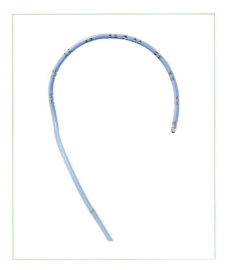

図3 三尖弁輪用多極カテーテル（Haloカテーテル）
（ジョンソン・エンド・ジョンソン株式会社　バイオセンスウェブスター事業部社より提供）

テーテル（図2）などがある．ルーメン付きカテーテルは，ルーメン内にガイドワイヤーを挿入し冠静脈洞内へ先行させることで，冠静脈洞内にカテーテルの挿入が困難な場合でも対処できる．また，さらに径の小さい電極カテーテルをルーメンから挿入し，冠静脈洞遠位部にある大心静脈や前室間静脈のマッピングを行うのにも有用である．

さらに，カテーテルについた電極から電気的除細動（心腔内除細動）を施行することができるカテーテルもあり，低出力で除細動することができ，心房細動のアブレーションなどに使用される．

b）三尖弁輪用多極カテーテル（図3：Haloカテーテル）

カテーテルの先端が大きな円を描くようなカーブ状となっており，三尖弁輪に沿って留置するようにできている．三尖弁輪を全周性にペーシングできるように10もしくは20個の電極がついており，通常型の心房粗動の診断や，下大静脈三尖弁間解剖学的狭部に対するアブレーション後，ブロックラインの確認をするのに有用である．また，WPW症候群症例において右側の副伝導路を特定する場合にも役立つ．

c）肺静脈用リング状多極カテーテル

（図4A：Lassoカテーテル，B：Optimaカテーテル，C：Liberoカテーテル）

先端が小さいリング状の形態をしており，肺静脈へ留置するのに使用される．リング径が15～32.5mmまで多様であり，付随している電極数も10, 20極とがあり，肺静脈の径に合わせてサイズを選択することができる．また肺静脈径に合わせて先端のリングの大きさを変えることのできる可変式タイプのカテーテルもある．リング状カテーテルは主に心房細動のアブレーション（肺静脈隔離）に使用され，肺静脈の隔離の確認に使用するほか，隔離に難渋した場合，残存伝導部位をマッピングするのにも有用である．また3次元マッピングシステム上にカテーテルを表示することができ，これにより心房細動のアブレーションの質の向上だけでなく，このリング状カテーテルを用いて心房頻拍に対して多点同時マッピングを施行することが可能である．この方法により，通常のアブレーションカテーテルでのみマッピングを行うのに比べてよ

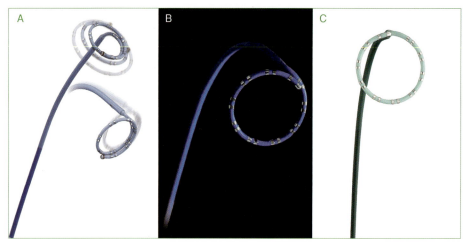

図4 肺静脈用リング状多極カテーテル（A：Lassoカテーテル，B：Optimaカテーテル，C：Liberoカテーテル）
（A：ジョンソン・エンド・ジョンソン株式会社 バイオセンスウェブスター事業部より提供）
（B：アボット（セントジュード・メディカル株式会社）より提供）
（C：日本ライフライン株式会社より提供）

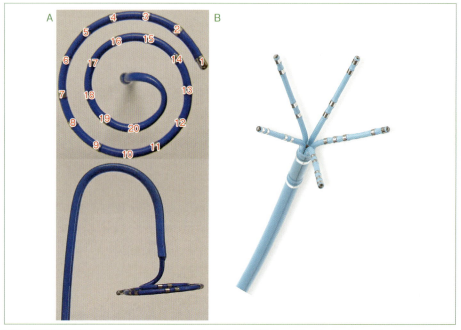

図5 特殊構造多極カテーテル（A：AFOCUS Ⅱ ダブルループカテーテル，B：Pentaray Navカテーテル）
（A：アボット（セントジュード・メディカル株式会社）より提供）
（B：ジョンソン・エンド・ジョンソン株式会社 バイオセンスウェブスター事業部より提供）

り短時間で詳細な評価が可能となり，頻拍回路や起源の同定に大きく貢献している．

d）特殊構造多極カテーテル

　現在，主に3次元マッピングシステムにおける多点同時マッピング時に使用される．先端が特殊な形状をした電極カテーテルが2種類存在する．一つは肺静脈用のリングカテーテルの先端が図のように2重のループ構造になっている多極カテーテルである（**図5A**：AFOCUS Ⅱ ダブルループカテーテル）．外径は20mmとなっており，

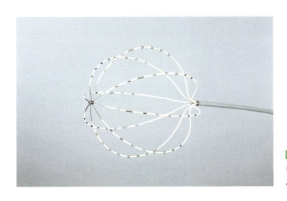

図6 バスケットカテーテル
(ボストンサイエンティフィックジャパン社より提供)

NAVXシステムでのマッピング時に主に使用される．このカテーテルを多点マッピングに使用することで1度に20個所の電位情報を獲得することが可能である．もうひとつは，先端部が5本の枝状に分かれており，それぞれの枝に4つの電極がついている20個の電極から広範囲にわたるデータを同時に記録できることが可能な先端分枝型多極カテーテル (図5B：Pentaray Navカテーテル) である．本カテーテルは磁気センサーを備えており，CARTOシステムでもNAVXシステムでも多点同時マッピングが可能なカテーテルである．先端をこの形状にすることで，すべての枝が組織にコンタクトしやすくなり，Lassoと比較して心腔内ではより正確な多点同時マッピングが可能となった．また，Lassoはリング状であるため，房室弁の腱索にひっかかると損傷および断裂してしまう可能性があり，心室内マッピングには不向きであったが，Pentarayはその危険性も少ないため，心房内マッピングのみならず，心室内で心室頻拍の回路同定や瘢痕領域のマッピングに対しても有用である．

e）バスケットカテーテル (図6)

本カテーテルは直径38〜64 mmの8本のスプラインからなる球状のカテーテルで，各スプラインに8極，合計64極の電極がついている．双極電位であれば最大56部位から同時に電位記録が可能であり，詳細な興奮伝播を観察することができる．これにより心房頻拍や心室頻拍の回路および起源の同定，また心房細動中のローターの観察など広範囲の電気的情報を必要とするマッピングに有用である．

f）ノンコンタクトマッピングカテーテル (図7：Arrayカテーテル)

通常の電極カテーテルは，静脈や心筋組織などに接触させて，その部位の電気的興奮をとらえている．Arrayカテーテルは，バルーンの周囲にメッシュ状に電極が付随しており，特殊な技術により直接接していない部位の電気的興奮をとらえることが可能である．そのマッピング範囲には限界があるが，ひとつの心房，もしくは心室全体の電気的興奮がカテーテルを動かすことなく記録される．本システムは一度に3,000ポイント以上の部位の電気的興奮を補足することが可能であり，出現頻度の少ない不整脈 (心房性もしくは心室性期外収縮など) に対する有効性が高い．しかしながら，バルーンから遠ければ遠いほどその位置情報の正確性は下がることもあり，注意を要する．

g）食道温度センサー付きカテーテル (図8)

本カテーテルは，食道の温度をモニターするために使用するカテーテルで，心腔内

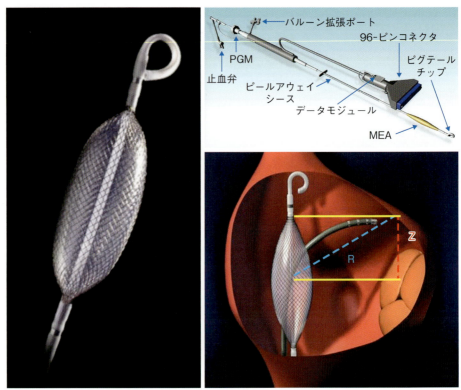

図7 ノンコンタクトマッピングカテーテル（Arrayカテーテル）
（アボット（セントジュード・メディカル株式会社）より提供）

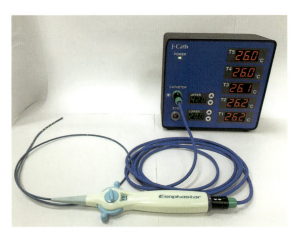

図8 食道温度センサー付きカテーテル
（日本ライフライン株式会社より提供）

に留置するのではなく，経鼻的に食道へ挿入する．肺静脈隔離には左房後壁への通電が必須であるが，左房後壁は食道と接しているため，通電により食道潰瘍や左房食道瘻など，食道損傷を起こす可能性がある．この合併症を避けるため，通電中は留置したカテーテルで食道の温度をモニターし，40℃を超えないようにすることが重要である．

（永嶋孝一　日本大学医学部附属板橋病院内科系 循環器内科学分野）

カテーテルアブレーションに用いるカテーテルとその使用方法

総論 8B アブレーションカテーテルの種類と選択

1. 近年は3次元マッピングシステムの開発やデバイスの進化に伴い，カテーテルアブレーションの適応は拡大し，複雑な頻脈性不整脈の根治が可能な時代となっている．
2. アブレーションカテーテルの形状や種類も多岐にわたり，不整脈毎に最適なアブレーションカテーテルを選択することは，的確かつ安全な焼灼を行う上で重要な鍵となる．
3. 本項では，各アブレーションカテーテルの種類と特徴に関して述べる．

通常型高周波（radiofrequency：RF）カテーテルアブレーション

　高周波カテーテルアブレーションで現在主に使用されているものは，4mmチップの電極カテーテルである．4mmチップアブレーションカテーテルは，電位がより明瞭に記録できるため，電位の評価が重要とされる上室性頻拍の治療で汎用されている．また，流出路起源心室性期外収縮・頻拍に対するアブレーションでは，同部位は血流が豊富で十分な出力が確保できるため，通常型高周波アブレーションカテーテルが使用されることもある．電極長を8mmのラージチップにすると，血流による冷却効果が増すため，4mmより大きな出力が可能であり，広範囲な焼灼を行うことができる．

　8mmラージチップカテーテルは右房系（通常型心房粗動に対する三尖弁−下大静脈間への線状アブレーションなど）に焼灼ラインを作成する際に使用される．カーブは一方向性あるいは両方向性に可変するタイプに分けられるが，一般に両方向性のカテーテルが多く使用される．一方，一方向性可変タイプは構造がシンプルでありシャフトが柔らかくなっているため，逆方向性経大動脈的に左心系にアプローチする際に組織損傷を予防する観点から使用される場合がある．以下に現在わが国で使用可能となっている代表的な高周波アブレーションカテーテルおよびその特徴を示す．

① 4mm tip Therapy^{TM} BD（両方向可変性：アボット社）：もちやすいウイングハンドル構造であり，ハンドルの方向とカーブが連動しているため操作性がよい（図1A）．
② 8mm tip Dual 8^{TM} one（両方向可変性：アボット社）：温度センサーが先端電極の遠位側だけでなく近位側にも内蔵されているため，正確な温度を反映する（図1B）．
③ 4 or 8mm tip Ablaze/Ablaze Plus（一方向可変性：日本ライフライン社）：Ablazeはつまみを手元に引くことによって先端が屈曲し，Ablaze Plusは逆に押すことによって先端が屈曲する．わが国では前者が一般的に使用されている（図1C）．

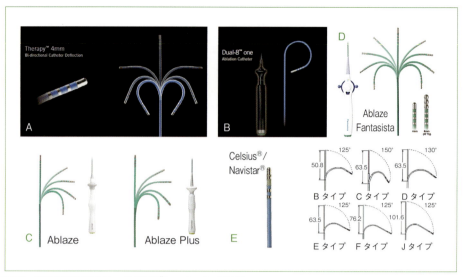

図1 通常型高周波カテーテルアブレーションの種類

④ 4 or 5 or 8 mm Ablaze Fantasista（両方向可変性：日本ライフライン社）：5 mm Ablazeカテーテルはシャフトが5.5Frとなっており，主に小児科領域で使用されている．8 mm tip Ablaze Fantasistaは，カテーテル先端がダンベルチップとなっているため，高い冷却効果と広い焼灼領域の作成が可能であり，三尖弁-下大静脈間の線状アブレーションに好んで使用される（図1D）．

⑤ 4 mm tip Celsius®（一方向可変性：Johnson & Johnson社）：CARTOを経由せずに通常のカテーテルと同様に使用できるため，汎用性が高い．カーブのラインアップが非常に多い（図1E）．

⑥ 4 mm tip Navistar®（Johnson & Johnson社）：CARTOシステムの際に使用する磁気センサー付きカテーテルである．CARTOシステムを経由して電位情報とともに位置情報を取得することが可能である．構造はCelsiusと同様である（図1E）．

イリゲーションカテーテルアブレーション

イリゲーションカテーテルアブレーションは十分な出力を得るためにカテーテルチップの先端から生理食塩水を灌流し冷却することで，血栓形成のリスクを低減するために開発された高周波アブレーションカテーテルである．したがって，周辺組織や血流が乏しく通常のカテーテルでは十分な出力がでない冠静脈洞末梢側，冠静脈憩室内や心筋腱索内や，血流のない心外膜側アブレーションに用いられる．また，血栓形成のリスク予防の観点から心房細動や器質的心疾患における心室頻拍などの左心系アブレーションでは現在では必須であるといえる．

① 4 mm tip Cool Flex™（一方向可変性：アボット社），4 mm tip FlexAbility™（両方向可変性：アボット社）：カテーテル先端のイリゲーション灌流部位がメッシュ構造（フレックスチップ）になっており，他のイリゲーションカテーテルに比較し冷却効果が期待できる．さらに通常のチップより組織との接触面が拡大するため，

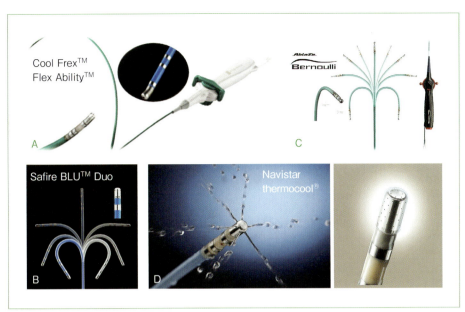

図2　イリゲーションカテーテルアブレーションの種類

広範な焼灼が可能となる．また，カテーテル先端−組織接触部位のフレックスチップの歪みにより，透視上でコンタクトが確認できる（**図2A**）．

② 4mm tip Safire BLU™ Duo（両方向可変性：アボット社）：先端電極の遠位側と近位側にそれぞれ6個，計12個のイリゲーションホールがあり，理論的にはNavistar thermocoolより冷却効果は優れる（**図2B**）．

③ 4mm tip Ablaze Bernoulli（両方向可変性：日本ライフライン社）：電極部手前側から生理食塩水を灌流させることで一定の温度レスポンスを得ることができ，また電極全体を冷却することで高い血栓抑制効果を得ることができる（**図2C**）．

④ 3.5mm tip Navistar thermocool®（両方向可変性：Johnson & Johnson社）：イリゲーションカテーテルとしてわが国ではじめて発売された．先端に6穴のイリゲーションホールが付いている．後にイリゲーションホールが56穴のSF（サラウンドフロー）タイプも発売され，通電時，mapping中の流量が制限され患者への負担が軽減された（**図2D**）．

コンタクトフォース（CF）アブレーション

イリゲーションカテーテルでは，接触圧が不十分なことによる組織焼灼不良や過大に接触することによる心タンポナーデ，ポップスチーム，血栓形成が課題となっていた．そこで近年開発されたのが接触圧の測定が可能となったコンタクトフォースセンサー内蔵イリゲーションカテーテルである．このカテーテルの使用により安全で安定した焼灼が可能となった．臨床データからはコンタクトフォース値は約15〜20gが推奨されている[1,2]．イリゲーション機能も内蔵されているため，すべての不整脈で適応可能であり，現在，高周波アブレーションカテーテルで主流になりつつある．とくに，複雑な解剖学的情報が要求される心房細動や心室頻拍アブレーションでは，カ

総論 8B

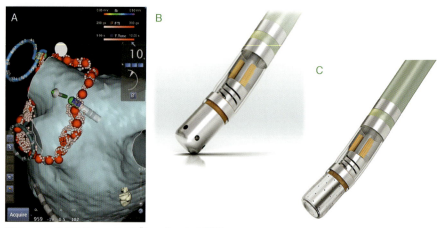

図3 コンタクトフォースアブレーションの種類

テーテルコンタクトの推定が困難であるため，コンタクトフォースガイドアブレーションが一般的である．また，右副伝導路，左室乳頭筋や左室心筋への焼灼，僧帽弁輪−下肺静脈間の線状焼灼などは，カテーテルコンタクトが不安定であるため，コンタクトフォースガイドのアブレーションがよい．

①3.5mm tip Navistar Thermocool® Smarttouch™（二方向可変性：Johnson & Johnson社）：CARTOを使用することで，リアルタイムにカテーテルのコンタクトフォースをモニタリングできるようになった．先端のトランスミッターから磁場を発生させて，カテーテル内のレシーバーが常に磁場をモニタリングしており，コンタクトフォースの値のみならずその方向（ベクトル）を矢印で表示も可能である（図3A）．コンタクトフォースアブレーションカテーテルもイリゲーション機能が付随しており，先端に6穴（図3B）もしくは56穴（図3C）のイリゲーションホールをもつものがある．

②3.5mm tip TactiCath™ Quartz（一方向可変性：アボット社）：2017年よりわが国でも使用可能となった新しいコンタクトフォース計測システムが搭載されたイリゲーション機能付きアブレーションカテーテルである（図4A, B）．コンタクトフォースの計測方法が3.5mm tip Navistar Thermocool® Smarttouch™とは異なり，光学システムを用いてコンタクトフォースが計測される．EFFICAS-ⅠやEFFICAS-Ⅱ試験でその臨床的有用性は報告されている．

冷凍アブレーションカテーテル

房室結節リエントリー性頻拍と発作性心房細動に対するクライオバルーンアブレーションで必要な症例のみわが国では使用可能である．

①8mm tip Freezor® Max（Medtronic社）（図5A）：クライオバルーンアブレーションにて肺静脈隔離が得られない場合，追加アブレーションが必要な症例でのみ使用可能である．その際の追加アブレーションで，non PV fociへの冷凍アブレーション，下大静脈および三尖弁間における線状の冷却アブレーションも症例に応

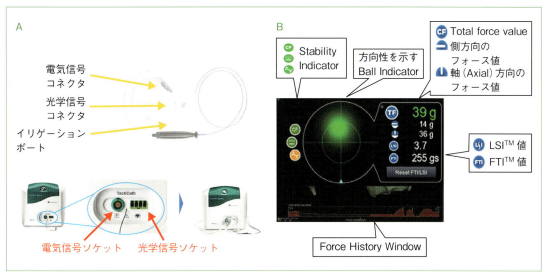

図4 光工学システムを用いたコンタクトフォースアブレーション
〔アボット（セントジュード・メディカル株式会社）より提供〕

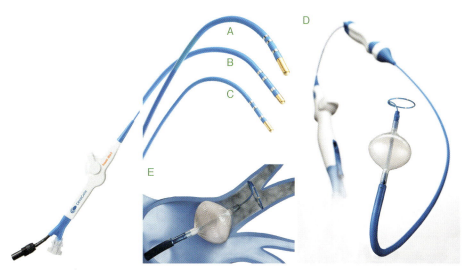

図5 冷凍アブレーションカテーテルの種類

じて使用できる．

② 4.3mm tip Freezor®（Medtronic社）（**図5B**）と6mm tipのFreezor® Xtra（Medtronic社）（**図5C**）：小児の房室結節とslow pathway領域は近接しているため，その安全性から小児科領域での房室結節リエントリー性頻拍で使用される．安全性に寄与したcryomapping機能と呼ばれるモードが搭載されている．これはcryomappingでは−75℃以下に設定する通常のcryoablationモードと異なり，カテーテル先端温度を−30℃程度として，ハイポサーミア領域を広くし，組織温度を穏やかに変化させる機能である．これにより，房室結節リエントリー性頻拍時に冷凍アブレーションを施行することで，頻拍停止した場合は有効と判断しcryoablationモードに変更し4分間冷却を行い，房室ブロックが発生した場合は，急速に停止し不可逆的

総論 8B

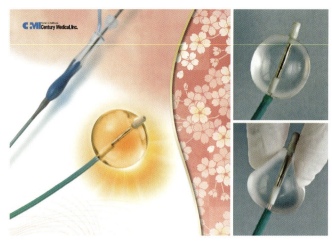

図6 ホットバルーンアブレーション

な障害を予防することができる．

クライオバルーンカテーテル

　　クライオバルーンアブレーション（Arctic Front Advance®：Medtronic社）は第一世代が欧州で2005年から認可され，現在臨床へ適応されているものは2012年に改良された第二世代となっている．わが国では2014年から使用可能となっている．クライオバルーンカテーテルのバルーンサイズには23mmと28mmがあるが，肺静脈直径が20mm未満のかなり小さい症例でない限り28mmのバルーンを使用する．RFアブレーションの点状焼灼を重ねる肺静脈隔離術とは異なり，クライオアブレーションではバルーンと接した組織表面を円周状に冷凍凝固するため，安定した，標的部位への確実な冷凍凝固が可能であり，手技が簡便で手術時間の短縮も期待できる．クライオバルーンカテーテルは肺静脈を閉塞し血流を途絶させることで，肺静脈入口部を一気に－50℃まで下げてバルーンに接触した心筋組織を冷凍凝固させ，その際に最大の効果が得ることができる[3]．したがって，バルーンを組織表面にコンタクトしているだけでは効果は得られないため，左房天蓋部，左房後壁など左房本体への冷凍バルーンアブレーションの効果は期待できない（図5D．E）．

ホットバルーンアブレーション

　　ホットバルーン（SATAKE・HotBalloon カテーテル：Century Medical社）は発作性心房細動に対する治療目的に必要な症例でわが国では使用可能である[4]．ホットバルーンは1サイズのみで高周波電流により加熱された充填液の量によりさまざまな大きさや形状に変化できる．バルーン径は10mL注入で26mm，20mL注入で33mmとなっており，この範囲内が推奨使用範囲となっている．充填液がバルーン全体に広がることで接触する心筋組織に熱伝導されることで焼灼される．熱伝導による心筋組織への焼灼深達度は接触部の温度と通電時間に比例し，バルーン温度が60℃のときに2分で約2mm，3分で約3mmとなっている．ホットバルーンはクライオバルーンと異

なり，組織表面へのコンタクトで焼灼効果が得られるため，左房天蓋部，左房後壁など左房本体へもアブレーションが可能となっている．しかし左房後壁へのアブレーションの際には食道潰瘍の予防のため食道冷却が必須となっている（**図6**）．

文献 ··

1）Neuzil P, et al. Electrical reconnection after pulmonary vein isolation is contingent on contact force during initial treatment：results from the EFFICAS I study. Circ Arrhythm Electrophysiol 2013；6：327-333.
2）Kautzner J, et al. EFFICAS II：optimization of catheter contact force improves outcome of pulmonary vein isolation for paroxysmal atrial fibrillation. Europace 2015；17：1229-1235.
3）Jourda F, et al. Contact-force guided radiofrequency vs. second-generation balloon cryotherapy for pulmonary vein isolation in patients with paroxysmal atrial fibrillation-a prospective evaluation. Europace 2015；17：225-231.
4）Satake S, et al. Usefulness of a new radiofrequency thermal balloon catheter for pulmonary vein isolation：a new device for treatment of atrial fibrillation. J Cardiovasc Electrophysiol 2003；14：609-615.

（園田和正　東京臨海病院循環器内科）

（奥村恭男　日本大学医学部内科学系 循環器内科学分野）

カテーテルアブレーション中に使用する薬剤

総論 *9*

POINTS

1. 鎮痛剤の種類と特徴を理解し，カテーテルアブレーション中の患者の苦痛の軽減に努めることが重要である．
2. 鎮痛剤はその効果と副作用を十分に理解したうえで使用されるべきである．
3. 術中の抗凝固薬投与は脳梗塞予防の観点から非常に重要であり，その使用方法は適切に行われるべきである．

　心房細動や上室性頻拍および心室頻拍のカテーテルアブレーション中に薬剤を使用する理由として，患者の鎮静・鎮痛を保つ，脳梗塞予防を行う，治療の対象となる頻拍を誘発するなどがある．以下にカテーテル治療中に使用する薬剤を示す．

鎮痛・鎮静薬

　カテーテルアブレーションは長時間にわたり，身動きが取れない状況になることもあるため鎮静下で行うことがある．しかしながら，鎮静をかけることで治療すべき不整脈が出現しなくなる可能性があるため，不整脈の種類によっては鎮静をかけずに施行することも少なくない．心房細動アブレーションにおける肺静脈など，解剖学的に治療部位が事前に決定している場合は，患者の苦痛除去を優先し鎮静をかけることが多い．また，3次元マッピングシステムの精度向上のため，不安定な呼吸による心臓の位置の動きを最小限にとどめることを目的として完全に鎮静をかけ人工呼吸器による管理を行うこともある．鎮静薬と鎮痛薬とは機序も目的も異なるため，状況に合わせて使用することが重要である．たとえば，ある程度鎮静が効いていても痛みにより体が動いてしまうことがあるが，そのような状況では鎮静薬ではなく鎮痛薬を用いる．それぞれの薬剤の効能を熟知したうえで投与することが基本である．

1）プロポフォール（プロポフォール®）（図1）

　中枢神経におけるGABA-A受容体の抑制作用の増強によって鎮静が発現される．主に心房細動や長時間のカテーテルアブレーションが想定される際に術中に単回静脈内投与および持続点滴で使用される．プロポフォールには呼吸抑制作用があるため，当院では呼吸のサポートとしてASV（adaptive servo-ventilation）を主に使用しているが，深鎮静をかける際にはASVによる呼吸補助や人工呼吸器を用いることが望ましい．また，術中に電気的除細動を行う際の鎮静としても使用されることも多い．半減期が短いため，調整が行いやすいが鎮静が不足して単回静注した際には持続投与量の変更も考慮する．

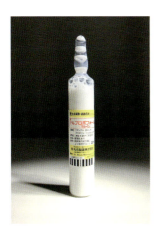

図1 プロポフォール（プロポフォール®）
【使用方法】
〈導入時〉プロポフォールとして0.3mg/kg/hrで開始し5〜10分間投与する．
〈維持投与〉
持続：プロポフォールとして0.3〜3.0mg/kg/hrの速さで点滴静注する．
間欠投与：プロポフォールとして10〜30mgずつ単回静注する．

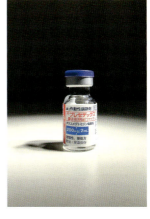

図2 デクスメデトミジン（プレセデックス®）
【使用方法】
〈導入時〉デクスメデトミジンとして6μg/kg/hrで10分間投与する．
〈維持投与〉
持続：デクスメデトミジンとして0.2〜0.7μg/kg/hrの速さで点滴静注する．

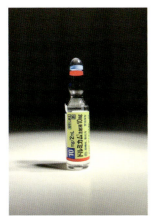

図3 ミダゾラム（ドルミカム®）
【使用方法】
〈導入時〉ミダゾラムとして0.03〜0.06mg/kgを緩徐（1分以上かけて）に単回静脈内投与する．
〈維持投与〉
持続：ミダゾラムとして0.03〜0.18mg/kg/hrの速さで点滴静注する．

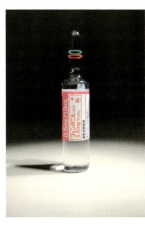

図4 フェンタニルクエン酸塩（フェンタニル®）
【使用方法】
〈導入時〉フェンタニルとして1.5〜8μg/kgを緩徐に単回静脈内投与する．
〈維持投与〉
持続：フェンタニルとして0.5〜5μg/kg/hrの速さで点滴静注する．
間欠投与：フェンタニルとして25〜50μgずつ静注する．

2）デクスメデトミジン（プレセデックス®）（図2）

　交感神経終末からのノルアドレナリン分泌抑制による睡眠状態，α2受容体を介した抗不安作用，鎮静・鎮痛作用をもつ．プロポフォールと同様，心房細動カテーテルアブレーションなどの術中に鎮静薬として持続点滴で使用されプロポフォールと同様呼吸抑制をきたすことがあるためASVなどの呼吸サポートが必要となる．

3）ミダゾラム（ドルミカム®；図3）およびフルニトラゼパム（ロヒプノール®）

　中枢神経系で抑制性神経伝達物質であるGABAの作用を増強させることで鎮静作用が発現される．フルニトラゼパムは単回点滴で使用されるため，プロポフォールなど鎮静導入の効果が十分に得られない際に追加投与を行うことがある．緑内障（急性狭隅角緑内障）や重症筋無力症の患者には投与禁忌であることに注意が必要である．ミダゾラムの半減期は2時間ほどで決して長いとは言えないが，プロポフォールなどさらに半減期が短く調整しやすい鎮静薬で維持することが多く，主に補助的に使用されることが多い．

4）フェンタニルクエン酸塩（フェンタニル®）（図4）

　麻酔時の鎮痛に使用される合成オピオイドである．その鎮痛効果は絶大であるが，

総論 9

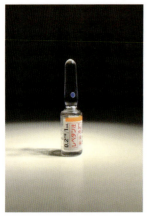
図5 ブプレノルフィン（レペタン®）

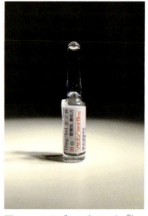
図6 ペンタゾシン（ソセゴン®）

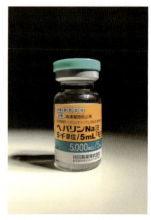
図7 ヘパリンナトリウム（ヘパリン®）

呼吸抑制作用もあるため，呼吸補助下（ASVなど）での投与が望ましい．大量に投与しない限り，意識レベルへの影響は少ないとされる．

5) ブプレノルフィン（レペタン®）（図5）

μオピオイド受容体に作用して鎮痛作用を発現する．点滴静注または静注で使用され，カテーテルアブレーション開始直前に0.2〜0.3mg（4〜6μg/kg）投与される．持続投与することはない．呼吸抑制をきたすことはまれなため使用の際に呼吸のサポートが必要になることは少ない．副作用として術後に便秘，嘔気，嘔吐を認めることがあるが頻度は低い．

6) ペンタゾシン（ソセゴン®）（図6）

κオピオイド受容体に作用して鎮痛作用を発現する．点滴静注または静注で使用され，カテーテルアブレーション開始前に投与される．持続投与されることはなく，15〜30mg筋注・皮下もしくは単回静注する．

抗凝固薬

1) ヘパリンナトリウム（ヘパリン®）（図7）

アブレーション治療だけではなく，血管内にカテーテルを挿入して操作を行う場合は必ず抗凝固薬（主にヘパリンが用いられる）の投与を行う．これは，血管内の異物（カテーテル）に血液が凝固し付着することを防ぐためである．カテーテルアブレーション中に生じる脳梗塞の発症は非常に重篤な合併症であり，ヘパリン投与による予防が必須である．ヘパリンによる抗凝固作用は，患者の体重などで大きく変わってくるため随時モニタリングして適切な量を選択する必要がある．ヘパリンによる抗凝固効果のモニタリングは，活性化全血凝固時間（activated whole blood clotting time：ACT）によって行う．基準値は100〜130秒であるが，心房細動アブレーション中で

はヘパリンの持続点滴を行い，300〜350秒にコントロールする．ACTの計測は20分おきに行い，随時ヘパリンの投与量を調整する．ACTの値が低い場合は，ヘパリンを追加投与し，350秒を超えるようであれば持続点滴の速度を減らすなどする．実際の心房細動アブレーションにおけるヘパリンの投与方法の一例を示す．

【アブレーション当日朝の内服抗凝固を中止した症例】

① すべてのシースが挿入された直後に，体重（kg）×100単位を単回静注．

② ①と同時に1,400単位/hrのヘパリン持続投与を開始する．

③ ①および②の20分後にACTを計測後，ヘパリン投与量を調整する．

なお，ワーファリン®やプラザキサ®などを術前に中止せず継続している場合は，入室時にACTを計測し，随時調整する必要がある．現在は，心房中隔穿刺を施行する前にACTを300以上に保つことが多くなっている．ここでは，心房細動アブレーションでの一例を示したが，基本的に左心系（左室の心室頻拍など）のアブレーションを行う際には，ACTを300以上に保ち，脳梗塞予防に努めることが望まれる．その他，右心系不整脈に対するアブレーションではヘパリンをアブレーション開始直前に3,000〜5,000単位投与し，定期的にACTを測定する．

2）プロタミン硫酸塩（プロタミン®）（図8）

ヘパリンにて抗凝固療法を行っているアブレーション中に，心タンポナーデなどの出血性合併症をきたした場合や，アブレーション後の止血時に用いられるヘパリンの中和剤である．ヘパリン1,000単位に対して，プロタミン硫酸塩として10〜15mg（1.0〜1.5mL）を投与する．アナフィラキシーの報告もあり，開始時は緩徐に投与し，またプロタミン含有インスリン製剤（ノボラピッド®30ミックスなど）の投与歴のある症例ではプロタミンに感作されている可能性もあるため，しっかりと問診を行い投与には十分注意をする．

その他の薬剤

1）イソプロテレノール（プロタノール®）（図9）

β受容体に作用して心拍数上昇，心拍出量増加，血管拡張作用を示す．アブレーション中に使用する目的は治療対象となる頻拍の誘発，もしくは焼灼後に治療効果を判定するために使用されることが多い．使用方法は静注もしくは持続点滴で使用される．心拍数上昇にともなって動悸症状を認めることがあるので，意識のある患者には投与前に説明しておく．投与量は症例によってさまざまであるが，投与量が多くなると血圧低下をきたすこともあるので注意を要する．

2）ATP（トリノシン®）（図10）

洞房結節の自動能と房室伝導を抑制する．臨床の現場でも，発作性上室性頻拍症の停止を目的に投与される．房室結節の伝導を抑制することで，房室結節を回路に含む頻拍ではその停止が得られる．その特性を生かしてカテーテルアブレーション中で

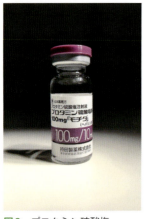
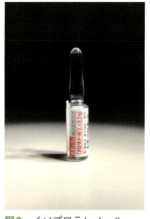
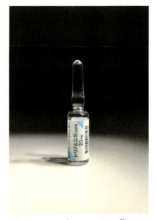

図8 プロタミン硫酸塩（プロタミン®）　　図9 イソプロテレノール（プロタノール®）　　図10 ATP（トリノシン®）

表1　当院でのカテーテルアブレーション中の薬剤投与の具体例（心房細動アブレーション）

術中の鎮静	プロポフォール（持続静注）
術中の鎮静	フルニトラゼパム（適宜静注）
鎮痛	ブプレノルフィン（レペタン®）
抗凝固薬（心房細動アブレーション時）	ヘパリンナトリウム
Dormant conductionの確認	ATP（トリノシン®）
治療対象となる不整脈の誘発	イソプロテレノール（プロタノール®）

も，頻拍の機序を検討するために用いられる．また，心房細動アブレーションで肺静脈隔離術を行ったのち，Dormant conduction（生焼けの心筋をあぶり出す）を確認するために使用されることがある．

おわりに

　カテーテルアブレーション中に使用する薬剤は各施設で使用する薬剤の種類が異なることがある．心房細動アブレーション時に使用されるヘパリンナトリウムの投与量などは施設ごとに基準があり，ATPによるDormant conductionの確認などは必ず行っているわけではない．当院でのアブレーション中の使用薬剤（表1）を例示したが参考としていただければ幸いである．

（横山賢一　東京慈恵会医科大学付属病院 循環器内科）

カテーテルアブレーションにおける麻酔管理

総論 *10*

POINTS

1. 全身麻酔によるアブレーションは苦痛を軽減でき，呼吸も安定するためカテーテルのコンタクトや安定性が向上し，結果として再発率低減につながる.
2. Igelを用いることで気道確保がスムーズに行え，食道温度センサーの挿入，位置移動も容易になる.
3. 全身麻酔を行うにあたり，麻酔深度をみるBisモニタ，換気の具合をみるカプノメーターは必須である.
4. Igelは声門上デバイスであるため通電による痛みから声門痙攣が起こり，換気ができなくなることがしばしばある. あわてずにpropofolをフラッシュすることで声門痙攣はすみやかに解除される.

　近年，さまざまな不整脈に対するカテーテルアブレーションが広く普及してきている. 意識下鎮静でできるアブレーションがある一方，全身麻酔で行ったほうがよいアブレーションもある. とくに，心房細動アブレーションは痛みをともなうため，全身麻酔によるアブレーションが有効である. 全身麻酔によるアブレーションは，苦痛を軽減でき，呼吸も安定するためカテーテルのコンタクトや安定性が向上する. 結果として，再発率低減にもつながり，手技がスムーズになるため術時間も短くすることが可能である[1]. 心外膜穿刺時にも呼吸を安定させることは右室穿刺を避けるうえで重要である. このようにアブレーションにおいて麻酔管理は必須であり，薬剤に関する知識，モニタリング，適切な呼吸管理が求められる.

　麻酔管理を行うために，鎮痛および鎮静剤が用いられる. 日本循環器学会のガイドラインでは，鎮痛には以下が推奨されている.

①pentazocin（ソセゴン，ペンタジン），15〜30mg筋注・皮下・静注

②buprenorphin（レペタン），0.2〜0.3mg静注（4〜6μg/kg）

③塩酸モルヒネ，1回10mg静注，2〜3回まで追加

④Fentanyl（フェンタニル），0.5〜3μg/kgを静注

　また，鎮静に用いられる薬剤としては以下が勧められている.

①propofol（ディプリバン），導入0.3mg/kg/時で開始（5〜10分間）. その後0.3〜3.0mg/kg/時で維持.

②midazolam（ドルミカム），導入0.03〜0.06mg/kgを1分以上かけて静注. 0.03〜0.18mg/kg/時で維持.

③dexmedetomidine（プレセデックス），導入6μg/kg/時で開始（10分間）. その後0.2〜0.7μg/kg/時で維持.

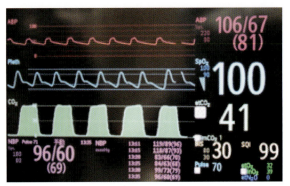

図1 モニタ例

propofolは半減期が短いため，麻酔深度の調節が容易であり，dexmedetomidineは呼吸抑制が少なく使用しやすい．

現在，i-gelを用いた全身麻酔管理を行う施設も増加してきており，本項ではi-gelを用いた実際の当院での麻酔管理の方法を提示する．

術前準備

全身麻酔を行うと，血圧が下がりやすくなる．そのため，降圧薬の服用は術当日中止とし，心不全のない症例においてはアブレーション開始2時間前より200 mL/時で輸液する．

モニタ類

全身麻酔管理においては，症例の症状が全くなくなるため種々のモニタによる全身状態評価が重要となる（図1）．主な観察項目は，血圧，動脈圧，脈拍数，SpO_2，$etCO_2$，BISである．急変時に迅速に対応するため，すべてにアラームを設定する．

使用する薬剤，使用する機器

鎮痛，鎮静に用いる薬剤：プロポフォール1 g 100 mL/V，ペンタゾシン15 mg，デクスメデトミジン200 µg/2 mL（生理食塩水48 mLを加え希釈して使用），1%リドカイン（局所麻酔用）

昇圧薬：0.3%ドパミンキット，ノルアドレナリン1 mg/1 mL（生理食塩水100 mLを加え希釈して使用）

喘息発作，造影剤アレルギー時：ネオフィリン250 mgを整理食塩駅に希釈してゆっくり注入，アドレナリン0.1%を0.1 mL皮下注，サクシゾン200 mg〜500 mgを生理食塩水50 mLに加え使用

気道確保に用いる器具：i-gel（体重30〜60 kg 3号，50〜90 kg 4号，90 kg以上 5号）

呼吸器：Carina®（ドレーゲル社製）

鎮静の方法

1）入室〜鎮静

症例の体動やカテーテル台からの落下を防ぐため両手，両足を抑制する．鎮静薬の使用方法を図2に示す．ペンタゾシン15 mgボーラス投与し，初期投与としてデクスメデトミジン6 μg/kg/時間を5分間投与する（プロポフォールとの併用するため，初期投与時間は添付文書の半分にすることが望ましい）．さらに，血圧，SpO_2，BISがでていることを確認したうえで，プロポフォール0.25 mL/kgをボーラス投与する．プロポフォール使用にあたっては，麻酔技術に熟練した専任医師が全身状態を管理することが勧められる．声かけに反応しないことを確認した後，i-gel（図3）を挿入し，呼吸器（Carina® 図4）につなぐ．目の乾燥を防ぐため，目パッチを貼付する．心房細動アブレーション時は，i-gelの側管より食道温度センサーを挿入する．呼吸器のフロー波形を確認しながらi-gelの位置を調節し，抜けないようにテープで固定し，呼吸回路が垂れ下がらないように固定器（図4）にのせる．デクスメデトミジンの維持投与量は0.7 μg/kg/時間程度，プロポフォールの維持投与量は0.4 mL/kg/時間とし，

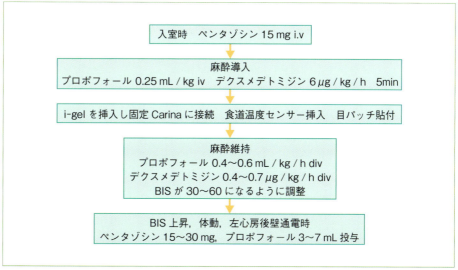

図2　鎮静方法

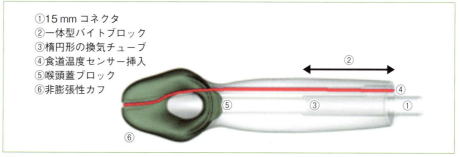

図3　i-gelの構造

BISの値をみながら適宜プロポフォールの投与量を調整する．左房後壁通電前やBIS上昇時にはペンタジン15〜30 mg，プロポフォール3〜7 mLをボーラス投与する．通電中やATP投与時に気道内圧があがることがあるが，これは刺激で声門が閉鎖（声門痙攣）しているためであると考えられているが，プロポフォール5〜7 mLボーラス投与することで速やかに改善される．

i-gelを用いた呼吸管理のメリット

i-gel（図3）は進化したラリンゲルマスクである．喉頭のミラー形状をしており，ラリンゲルマスクよりもしっかり喉頭にフィットする．ほとんどの症例で5秒以内に挿入可能であり，睡眠時無呼吸があるような症例でも確実な気道確保ができるが，十分な鎮静が得られてから挿入しないと，咳嗽反射が起こってしまうので注意が必要である．経鼻で温度センサーを挿入すると鼻出血の危険性があったり，また飲み込みがうまくできなかったりすることがあるが，i-gel側管から挿入するとスムーズに挿入できる．また，温度センサーを通電部位にあわせて上下に移動させる際，経鼻で挿入しているとおおきくずれることがある．これは鼻腔でたわんでいるせいであるが，i-gel側管から温度センサーをいれると上下の移動や固定もスムーズである．まれに術後咽頭痛の訴えがでるが，数日で軽快することが多い．

BIS（bispectral index）モニタをつけるメリット

BISは独自のアルゴリズムで脳波を自動解析し麻酔の鎮静度を評価する指標である．覚醒時は90以上となる．手技中は30〜60になるようにプロポフォールの投与量を調整する．SQI（signal quality index）が低いとき（50以下）のBIS値は信用できないため注意が必要である．麻酔下であると不随意運動により足を動かす症例が数％おこり，BISモニタをつけていないと誤って鎮静薬を追加投与してしまうことになりかねない．BISモニタをつけることにより術中覚醒が82％少なかったとする報告や，麻酔薬の使用量を21〜39％減らせたとする報告もある．BISモニタをつけることによりちょうどよい深度の麻酔をすることができる．

etCO₂をつけるメリット

etCO₂（endo-tidal carbon dioxide 呼気終末二酸化炭素分圧　正常値35〜45 mmHg）カプノメータで測定するetCO₂は呼気中のCO₂濃度を表しており，血液ガスでとる

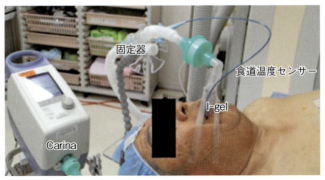

図4 呼吸器（Carina®）へつないだ状態

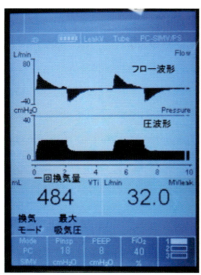
図5　Carina® 設定画面1

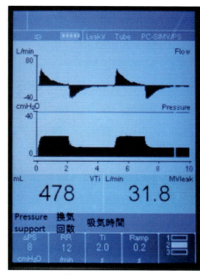
図6　Carina® 設定画面2

PaCO₂とよく相関する．アブレーション中SpO₂は99～100のことが多く，低換気なのか過換気なのかはetCO₂をみないと判断できない．アブレーション中にetCO₂高値の場合は，低換気を，etCO₂低値の場合は過換気，回路の不具合，低心拍出量，肺塞栓を考慮し対処する．通電による痛みでBISが上昇する前に，自発呼吸がでてくることがある．etCO₂をモニタに表示させることで早期に呼吸の乱れに気づくことができ対処することができる．

2）呼吸器の設定

　術中のcarina®の設定を図5，6に示す．高濃度酸素の長時間吸入は肺障害をきたすためFiO₂ 0.5以下とし，SpO₂ 97％以上になるようにコントロールしている．換気の指標としてはetCO₂を用いる．

　換気モード：PC SIMV（pressure control SIMV）を用いている．PC SIMVでは設定された換気回数はPinspまでサポートする（サポートする時間はTiで設定）．設定された換気回数を超えた自発呼吸はΔPSでサポートする（図7）．

　Pinsp（最高気道内圧）：10～20cmH₂Oの間で調節している．etCO₂が低値の場合は過換気を考慮し下げ，etCO₂高値の場合は，低換気を考慮しあげる．

　FiO₂（fraction of inspiratory oxygen 吸入酸素濃度）：40％を基本とする．

　PEEP（positive end expiratory pressure 呼気終末陽圧）：5cmH₂Oで開始し，SpO₂をみながら5～10cmH₂Oの間で調節する．

　一番右のボタンをおすと2ページ目になる（図6）．

　ΔPS（pressure support）：自発呼吸時にPEEPに加えてかける圧麻酔下ではほとんどが強制換気である．概ね8cmH₂Oとする．

　RR（換気回数）：初期値は12回とする．

　Ti（吸気時間）：吸気フロー波形が基線に戻るように1～2秒で調整する．喘息，

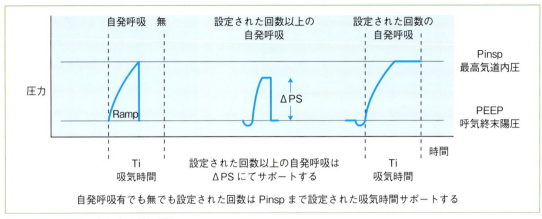

図7　PC SIMV モードによる換気補助

COPDなど呼気抵抗が強い場合は1.0秒以下まで調整し，呼気フロー波形が基線に戻るようにする．

Ramp（最高気道内圧に達するまでの時間）：概ね0.2秒にする．

3）呼吸器からの離脱

鎮静薬を停止し，自発呼吸が確認できたら，i-gelを抜去する．通常，BIS70まで上昇するとi-gelを抜くことができる．多くは鎮静薬中止から10分程度でi-gelを抜去できるが，75歳以上の高齢者，脳梗塞既往のある症例では覚醒までに時間がかかりやすい．

4）帰室後安静中の鎮痛

止血目的に翌朝まで仰向けで安静にさせるため腰痛を訴える患者が多いが，帰室後アセトアミノフェン静注薬500～1,000 mgを6時間おきに翌日まで点滴静注することで軽減することができる．嘔気を訴える患者が多いため，輸液にメトクロプラミドを混注するとよい．

当院では浅鎮静から深鎮静にすることで発作性心房細動アブレーション後の洞調律維持率が78％から91％に改善しており，麻酔によるカテーテルコンタクトの安定性向上は，再発率低減に有効であると考えている．

文献

1) Murakami T, et al. Adaptive-servo ventilation combined with deep sedation is an effective strategy during pulmonary vein isolation. Europace 2013；15：951-956.

（濱　義之　君津中央病院循環器内科）

総論 *11* **カテーテルアブレーション周術期の検査**

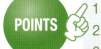

POINTS
1. 治療対象の不整脈の種類や心電図波形を確認し，治療戦略を練る．
2. アブレーション前に，基礎心疾患の有無を精査し，心臓の解剖を把握する．
3. アブレーション後の合併症の中には無症状のものもあり，術後検査の確認が重要である．

　カテーテルアブレーション治療は，頻脈性不整脈の治療の選択肢のひとつとして，現在幅広く行われている．しかし，侵襲的治療であり，治療成績も心室頻拍や持続性心房細動など不整脈の種類によってはいまだに低いものもある．侵襲的治療であるため，合併症も少なからず存在する．アブレーションの合併症としては，出血性合併症，血栓塞栓症，不整脈，心筋梗塞，房室ブロック，心筋穿孔，心タンポナーデ，血気胸，心房食道瘻，肺静脈狭窄，嚥下性肺炎，神経損傷などがあげられる．また，アブレーション治療を施行する前に，不整脈の原因となる基礎心疾患を診断しておくこと，症例の心臓の解剖を把握しておくこと，不整脈の起源を推定しておくことは，アブレーションの治療戦略に有用である．不整脈の原因となりうる基礎心疾患は，さまざまなものがあり，とくにアブレーション前に診断評価をしておくことはアブレーション方法や成功率などにも大きく関連しているため，その検索は必須であるといってよい（表1）．これらの基礎心疾患の診断に，心臓超音波検査，心臓造影CT検査，心臓造影MRI検査，PET検査が有用である．カテーテルアブレーションをより安全で効果的に行うためには，術前の症例の状態を把握することが重要であり周術期（とくに術前）にはさまざまな検査が用いられる．

心電図検査

1）12誘導体表面心電図

　アブレーション前には必須の検査となる．アブレーション前に12誘導心電図を施

表1　不整脈の原因となりうる基礎心疾患

虚血性心疾患	非虚血性心疾患
・狭心症 ・心筋梗塞	・心臓弁膜症 ・拡張型心筋症 ・肥大型心筋症 ・心サルコイドーシス ・不整脈源性右室心筋症 ・心アミロイドーシス ・先天性心疾患（手術後含む） ・心筋炎

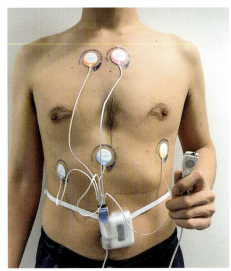

図1 24時間ホルター心電図検査の様子
最近では防水のものも出てきている.

行し，大まかに基礎心疾患の有無を把握することができる．また，簡易に行える検査でありアブレーション後の心電図と比較することで，合併症を早期に発見することも可能である．そして，発作時の12誘導心電図を記録しておくことがアブレーションをより円滑に効果的に行うためには重要となる．発作性上室性頻拍症では，12誘導心電図から頻拍の予想診断が可能であり，心室性不整脈（心室性期外収縮や心室頻拍）においては，12誘導心電図のQRS波形からその発生部位を予測することもできる．

2) 長時間記録型心電図

頻脈発作が少なく12誘導心電図にて発作時の心電図が記録できない症例では，24時間連続心電図検査（ホルター心電図）やイベントモニターなどで患者の症状の原因となる不整脈を確認することができる場合がある．一般的に多く使用されているホルター心電図は，2方向の誘導で24時間の心電図記録を行う（図1）．症状が本当に不整脈であるかどうか，また術後の効果判定のためにも治療前に不整脈診断をしておくことは必須であり，これらの長時間連続心電図検査はなくてはならない検査法である．また，不整脈の頻度，たとえば心室性期外収縮の1日出現回数も評価することが可能であり，その数に応じてアブレーションを施行するかどうかの判断に用いられる．近年，飛躍的に増加している心房細動のアブレーションにおいては，心房細動の種類（発作性か持続性か）や持続性であった場合，その持続時間により治療戦略や治療成績が異なるため，ホルター心電図による評価を施行することが望ましい．

血液検査

血液検査では，血球数や生化学検査を中心に血液検査を行う．とくにアブレーション中には，麻酔薬，抗凝固薬および造影剤など，数多くの薬剤を使用するために，その主な代謝部位である肝臓や腎臓の機能を把握しておく必要がある．また，電解質

（とくにカリウム）は不整脈に密接にかかわっているため，事前に確認しておくほうが好ましい．糖尿病，脂質異常症などは狭心症や心筋梗塞などの虚血性心疾患と密接に関連しているため，カテーテルアブレーション前には必ず確認しておく．

アブレーション治療前日にも，貧血の有無，肝機能，腎機能，電解質，炎症反応などは必ず確認し，安全にカテーテル治療が行えることを確認する．とくに心房粗細動症例や低左心機能症例，冠動脈疾患などの動脈硬化性疾患を有する症例では，抗凝固薬や抗血小板薬を常用していることが多く，凝固能異常や貧血の有無の確認が重要である．心房細動アブレーション中には，20〜30分間隔での定期的な活性化凝固時間（activated clotting time：ACT）の測定を行い，ACT値を300〜400秒に維持することで，術中脳梗塞の発症を予防することが推奨されている．

胸部レントゲン検査

術前の胸部レントゲン検査は，大まかな心疾患および肺疾患の有無の評価に使用されるだけでなく，アブレーション前後での所見を比較し，合併症の発見に有用である．心胸郭比の拡大や胸水貯留の有無によって心不全兆候の有無が確認できる．心房細動アブレーションでは通電回数が100回を超えることもあり，また多くは生理食塩水を用いた還流型アブレーションカテーテル（イリゲーションカテーテル）を用いて治療が施行されるため，アブレーション術中に過剰な水分負荷がかかることも少なくない．とくに，器質的心疾患が併存している症例では，還流型アブレーションカテーテルを用いた治療中の水分負荷の評価は必ずレントゲン写真を用いて行い，心不全兆候がある場合は，利尿薬の投与など適切な処置を行うことが重要である．また，冠状静脈洞カテーテル挿入などに鎖骨下静脈を用いる場合は気胸や血胸などの合併症が起こりうる．軽症の場合は無症状であることも多く，術後の胸部レントゲン検査ではこれらの合併症の有無も確認する．最後に，心房細動に対するアブレーション，とくにクライオバルーンなどバルーンテクニックを用いた心房細動アブレーション時には，横隔神経麻痺がおこりやすい．横隔膜神経麻痺も症状がはっきりしないことが多く，術後の胸部レントゲン写真により横隔膜挙上の有無を確認する．

心臓超音波検査

1）経胸壁心臓超音波検査（transthoracic echocardiogram：TTE）

心臓の構造および機能を検査するもっとも基本となる検査であり，カテーテルアブレーション前に行われる必須の検査のひとつである．胸部から心臓を観察する非侵襲的な検査であるが，心房径，心室径，心機能だけでなく弁膜症の有無を含めた基礎心疾患を評価することが可能である（図2）．

2）経食道超音波検査（transesophageal echocardiogram）

心房細動に対するアブレーション前に行われることが多い．経胸壁心臓超音波検査と同様に，構造評価（大きさなど），弁膜症そして心機能の評価も行えるが，多くは左心耳の血流評価や左房内血栓の有無を評価することに用いられる（図3）．しかしな

総論 11

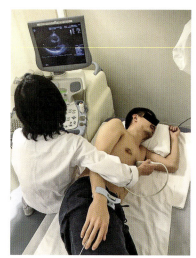

図2 経胸壁心臓超音波検査の様子
経胸壁心臓超音波検査の図胸部からプローブ端子を当て，心臓を描出する．左側臥位で行うと心臓を描出しやすくなる．

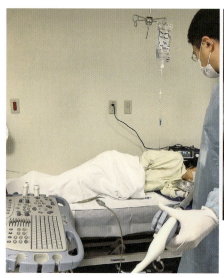

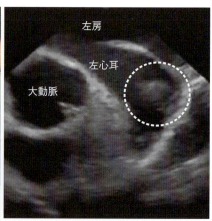

図3 経食道超音波検査の様子
患者は胃カメラ検査と同じ体勢（左側臥位）をとる．右の写真では左心耳に血栓が描出されているのがわかる（白点線）．

がら，経胸壁心臓超音波検査と違い，誤嚥性肺炎や喉頭・食道損傷などの合併症もあることから，心臓CTで血栓がないことが確認できた場合や脳梗塞の危険性が低い症例では行われないこともある．また患者の苦痛を伴う検査でもあるため，鎮静薬投与下で施行する施設も多い．

心臓造影CT検査

心房細動や心室頻拍などの複雑な不整脈に対するアブレーション前に施行されることが多い心臓造影CTであるが，多くの情報を術前に得ることが可能である．アブレーションを行う場所の形態評価（心房細動症例では左心房など）だけでなく，肺静脈形態の確認を行う．とくに肺静脈には共通幹などの構造上の変化も少なくないた

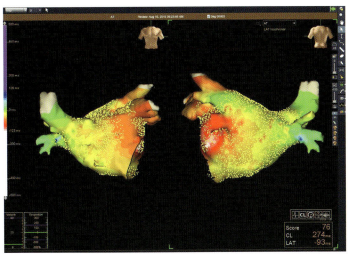

図4　心臓CTを用いたアブレーション
左房のCT画像をアブレーションのマッピングに用いることによって，より正確な解剖学的情報を得ることが可能となる．

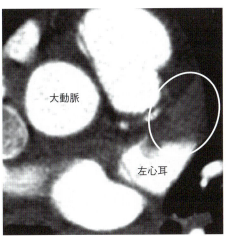

図5　心臓造影CT検査で左心耳の造影欠損を認める（白円）

め，事前にCTでその構造を把握しておくことは非常に有用である．たとえば，左共通幹など肺静脈の形態異常を有する場合には，クライオバルーンアブレーションによる肺静脈隔離よりも通常のカテーテルを使用した高周波アブレーションが適しており，アブレーション方法を選択する際にも有益である．そのほか食道，冠動脈，冠洞静脈，横隔神経など心臓周囲の解剖および基礎心疾患の評価にも有用である．また，事前に3次元（3D）構築しておくことで，3Dマッピングとの統合が可能であり，手技中のマッピングやアブレーションのポイントを反映することが可能となる（図4）．アブレーションを施行する部位が食道や横隔神経，冠動脈に近接している場合には，アブレーション部位の変更やバルーンで対象となる構造物との距離をとるなどの工夫を必要とする．また，心臓造影CT検査で左心耳内に造影欠損を認める場合には（図5），左心耳内血栓を強く疑う所見であり事前の経食道超音波検査が必須となる．一方，CHA_2DS_2-VAScスコアが低く，術前に心臓造影CT検査で左心耳に造影欠損がない

症例においては，経食道超音波検査を省略できる可能性があるが，現時点ではガイドライン上経食道超音波検査がgold standardとされている．心臓CTではヨード造影剤を使用することとなるため，腎機能低下症例やアレルギーの既往のある症例では，注意が必要である．とくに，糖尿病に対してビグアナイド系糖尿病薬内服をしている症例では，ヨード造影剤による乳酸アシドーシスを呈したという報告があるため，腎機能に応じて検査前後にビグアナイド系薬剤を中止する必要がある．

MRI検査

MRI検査は，体内に電子機器部品がある場合には禁忌となるため注意が必要であるが，放射線の被曝なしに施行可能な画像検査である．近年では，条件付きでMRIを施行できるペースメーカーや植え込み型除細動器が使用されており，個々の機器がMRI対応のものかどうかの確認を要する．

透析患者や末期腎不全患者へのガドリニウム造影剤の投与により腎性全身性線維症の発症が報告されており，これらの患者への投与は禁忌となる．ガドリニウム造影剤を使用する場合には，腎機能を確認する必要がある．

1) 頭部MRI検査

アブレーション後の脳梗塞の評価に有用である．心房細動アブレーション後に頭部MRI検査を施行した結果，症状が出現しなくても11％（6/53例）〜38％（33/86例）に脳梗塞を認めたことも報告されており，注意が必要である．実際では，もちろん画像所見だけではなく，身体所見と合わせて診断することが重要である．

2) 心臓MRI検査

心房細動アブレーションでは，肺静脈の解剖の評価に造影CTの代わりに使用される．CTとの大きな違いとしてはシネMRIにより左室機能や局所壁運動の評価も可能である．また，造影剤を使用することにより，遅延造影（late gadolinium enhancement：LGE）所見を得られ，その分布様式により基礎心疾患の診断や瘢痕関連リエントリー性心室頻拍の瘢痕の同定にも有用である．

文献

1) 日本循環器学会・他．カテーテルアブレーションの適応と手技に関するガイドライン（2012年改訂版）．
   （http://www.j-circ.or.jp/guideline/pdf/JCS2012_okumura_h.pdf）
2) Hioki M, et al. Filling defects of the left atrial appendage on multidetector computed tomography：their disappearance following catheter ablation of atrial fibrillation and the detection of LAA thrombi by MDCT. Heart Vessel 2016；31：2014-2024.
3) Schrickel JW, et al. Incidence and predictors of silent cerebral embolism during pulmonary vein catheter ablation for atrial fibrillation. Europace 2010；12：52-57.
4) Deneke T, et al. Postablation asymptomatic cerebral lesions：long-term follow-up using magnetic resonance imaging. Heart Rhythm 2011；8：1705-1711.

（谷川真一　東京慈恵会医科大学付属病院 循環器内科）

総論 *12* カテーテルアブレーションの実際の流れ

POINTS
1. 治療前には内服薬の確認を！
2. 入室からカテーテル挿入までのスムーズな準備が，スムーズな診断・治療に繋がる．
3. アブレーション治療の流れは，不整脈の種類により異なる部分もあるが，基本的な流れやポイントは同じである．

治療前

①治療数日前に，抗不整脈薬の内服をしている症例では，その内服を中止することが多い．これは，抗不整脈薬によって治療すべき不整脈が術中に誘発できなくなる可能性があるからである．アミオダロンなどのように中止してもしばらく効果が続く薬剤もあり，中止する期間は薬剤によって変えなくてはいけない．しかしながら，心室頻拍など薬剤の中止によって病状が悪化する危険のある場合は，継続した状態でアブレーションを行うこともある．また，心房細動アブレーションが増加しており，多くの症例で抗凝固療法が施行されている．抗凝固薬には，ワーファリンをはじめ現在では5種類の薬剤が存在する．これらの抗凝固薬は当日のみ中止する場合や内服したままでアブレーションを行うこともあるので，術前に確認が必要である．

②治療前日には，穿刺部の剃毛を行い，シャワーで穿刺部を清潔にする．

検査・治療の当日

1）患者入室モニター類装着

①当日は治療前絶食とする．

②患者の確認，同意書の確認をし，カテーテル検査室に入室したのち，カテーテル台に座ってもらい，各種モニターの装着・心臓電気生理検査のための心電図や3D mapping systemのパッチを装着する（図1）．心室頻拍のアブレーション時には術中に持続性心室頻拍が起こる可能性があるため，除細動器のパッチも貼るようにするとよい．

③仰臥位になり，検査中に体が動かないようにカテーテル台に四肢を結び付けて固定する．とくに3D mapping system（CARTO，EnSite）使用時には手技中に体が動いてしまうと位置情報が変わってしまうため，しっかりと体の固定を行うことが重要である．固定時には無理な圧迫による循環障害や神経障害のないように注意が必要となる．

④その他，観血的動脈圧モニターはアブレーション時の血圧変化や心タンポナーデによる血圧低下を早期発見するために有用であるため，心室頻拍アブレーションやブ

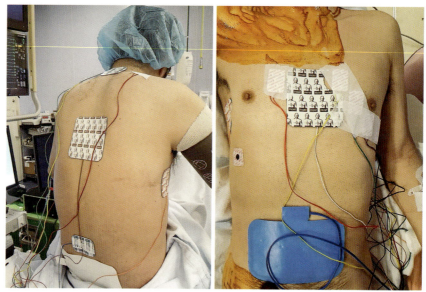

図1　3次元マッピングに用いるパッチと高周波通電に用いる対極板を装着する．

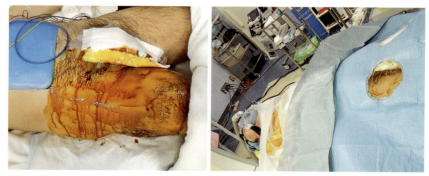

図2　右そけい部と右鎖骨周囲を消毒し，清潔な布（ドレープ）で体全体を覆う．

ロッケンブローをともなうような手技の場合は右大腿動脈や左橈骨静脈から動脈ラインを確保するとよい．術中，頻回に全血凝固時間（ACT）のチェックを行う際にも動脈ラインがあると血液採取に便利である．

⑤心房細動に対するアブレーションの場合には，鼻もしくはアイジェルマスクの側管から温度センサー付きの食道カテーテルを挿入し，治療中の食道温度モニタリングを行う．このカテーテル挿入の際は，先端が固く鼻粘膜を傷つけることもあり，無理に挿入をすることは避ける．またアブレーション開始前に胸壁心臓超音波にて，心囊水を含めた心臓の確認をしておくと術中にタンポナーデなど異変が生じたときに有用である．

2）消毒

無菌的に検査・治療を行うため，穿刺部位（右そけい部・右鎖骨下静脈や右内頸静脈）の消毒を行い，清潔なドレープを体に被せる（図2）．

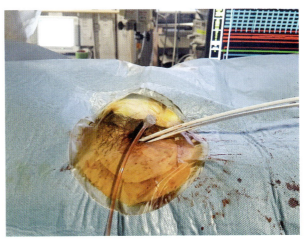

図3 右大腿静脈から心臓にカテーテルを挿入するためのシースを必要な数（ここでは3本）を留置する．

3）穿刺

穿刺部位は治療対象疾患や検査の目的により変わってくるが，右大腿静脈を中心にカテーテルを挿入していくことが多い（図3）．狭心症などの冠動脈に対して行うカテーテル治療では，手首の橈骨動脈などを用いることも可能となっているが，アブレーションカテーテルは太く，より複雑な操作が必要になることが多いため，大腿静脈から行うことがほとんどであり橈骨動脈を用いることはない．冠状静脈洞にカテーテルを挿入するにあたり，いくつかの穿刺部位が存在するが，多くは右鎖骨下静脈もしくは内頸静脈を用いることが多い．穿刺する血管が閉塞しているなど，予定していたアクセスがうまくいかない場合は臨機応変に穿刺部位の変更を検討する．また，ごくまれではあるが，下大静脈閉塞などの奇形も存在するため術前にCTを撮像している症例の場合は，できるだけ血管異常がないかも確認することが重要である．

カテーテル挿入部位にはキシロカインなどを用いて十分に局所麻酔を行う（図4）．アブレーションのなかで穿刺は疼痛が強い手技の一つであり，痛みが残存する場合には局所麻酔を十分に追加する．十分に除痛がされている場合でも押される感覚（深部感覚）は残存するため，シースを挿入する際は患者に適宜声掛けをしながら行うことが望ましい．患者の意識がある状態で穿刺を行うので，クライオバルーンアブレーションなど太いシースを使用する際は疼痛の有無をよく確認しながら挿入する．また痛みによる迷走神経反射の出現にも注意を払う．シース挿入が終了した時点で，ヘパリンを静注し静脈麻酔薬で全身麻酔を行う．

4）カテーテル挿入

右鎖骨下もしくは右内頸部，右そけい部に留置したシースを介して電極カテーテルおよびアブレーションカテーテルを心臓に挿入していく（図5）．治療する不整脈によって電極カテーテルの本数や配置する位置はさまざまであるが，一般的には3〜5本のカテーテルを心臓のなかに進め，肺静脈，洞結節付近，房室結節付近，右心室，

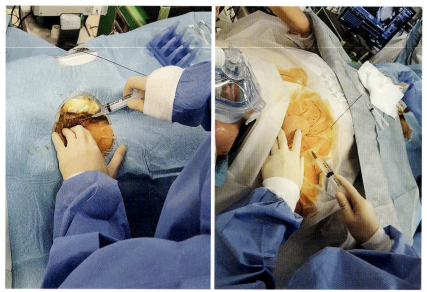

図4 右そけい部および鎖骨下部に細い針(21〜23ゲージ)を用いて十分麻酔をする．大腿静脈は大腿動脈の内側を走行しているため，右大腿動脈の位置を左手で確認しながらその内側を中心に麻酔を行う．

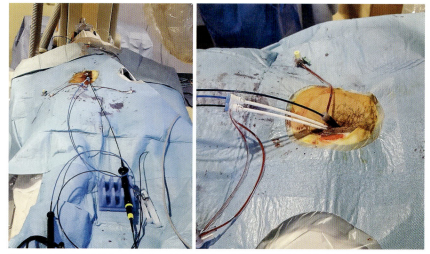

図5 右大腿静脈に挿入されたシースから3本，右鎖骨下静脈に挿入されたシースから1本の電極カテーテルが心臓内留置されている．

冠状静脈洞内部などに配置する(図6)．当院では心房細動アブレーション時には右大腿静脈に3本のシースを留置しリング状カテーテルを2本とアブレーションカテーテルを1本，そして右鎖骨下静脈のシースから冠状静脈洞カテーテルを挿入している．

5) 心房中隔穿刺

　大腿静脈や鎖骨下静脈はそのまま右心房へ到達する．右心房や右心室でのアブレーションにおいては，このまま手技を進めていくことが可能であるが，広く行われてい

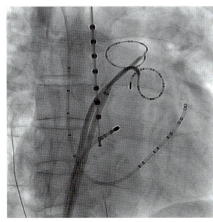 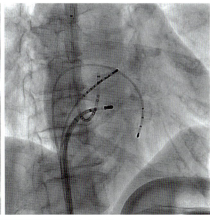

図6　左：カテーテルが左上，左下肺静脈と冠状静脈洞に挿入されている．右：カテーテルが右心室，房室結節（His束）および冠状静脈洞に挿入されている．

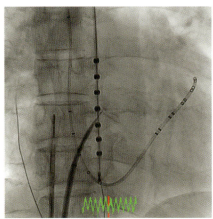 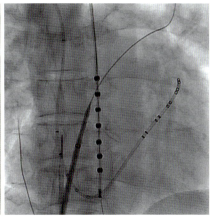

図7　左：針が右房から左房を穿刺している．右：左房に挿入された針を抜き，シースを進めるためワイヤーを左房の奥（左上肺静脈）まで進める．

る心房細動に対するアブレーションの場合には，肺静脈・左心房に対する治療が中心となる．しかしながら，左心房は心臓のもっとも奥にあるため，大腿静脈や鎖骨下静脈からは直接カテーテルを挿入することはできない．したがって，左心房やこれにつながる肺静脈を治療する場合は，右心房と左心房の間の壁（心房中隔）に穴を開ける手技が必要となり，この手技を経心房中隔穿刺法（ブロッケンブロー法）と呼ぶ．

　現在では，心腔内超音波で穿刺部（卵円孔の部分を狙うことが多い）を確認しながら，ブロッケンブロー針が挿入されたシース先端を押しつけていくと，卵円孔がテント上に伸びていくのがエコー上で確認できる．その状態でブロッケンブロー針をシースより押し進め貫通させ穴を開ける（図7）．以前は，ステンレス製の針が使用されていたが，現在では高周波エネルギーを針先端から通電してブロッケンブローを行う方法が用いられている．この手技の際は心臓の不適切な部位に穴を開けないように，X線透視や超音波などの画像を確認するほか，針の先端の圧力モニターをチェックしながら慎重に行う．

正確な位置でブロッケンブローが行われないと，心臓外や上行大動脈を穿刺してしまうこともあり，重症な合併症につながることもあるため最大限の注意を払う必要がある．心房中隔に痛みを感じる神経はないので，穿刺が正確に行われた場合は患者に苦痛はなく，万が一痛みなど訴えた場合は心外膜穿刺など誤穿刺の可能性を考える必要がある．心房中隔穿刺時に起こる合併症の一つに心タンポナーデがあり，ブロッケンブロー針で誤った部分を穿刺してしまうことで起こりうるので，動脈圧モニターをしている場合は，その血圧変化にも注意を払う．左心房にカテーテルが挿入されたのち，肺静脈に造影剤を注射して，左心房・肺静脈の造影写真を撮影することもある．

6）診断（電気生理学的検査；EPS）

心房細動アブレーションでは肺静脈・左心房，心房粗動では下大静脈三尖弁輪間峡部というように，解剖学的に治療する部位が決まっている不整脈もあるが，発作性上室性頻拍症や心房頻拍・心室性期外収縮・心室頻拍などでは，その機序を解明してから，治療部位を決定する必要がある．ここで行われるのが電気生理学的検査（EPS）と呼ばれるものである．

EPSは，挿入した電極カテーテルからのペーシングや薬物負荷により頻拍の誘発を行い，原因部位の特定を行う．頻拍出現時には患者の不快感が出現するので，誘発する際は必ず患者に説明や声かけをする．頻脈による血圧低下などバイタルサインが変動する可能性もあるため，血圧など各種バイタルサインを注意深く観察しながら進めていくことが重要である．

7）治療（アブレーション）

不整脈の診断が終了し治療すべき場所を特定した後は，その部位に通電（アブレーション）を行う．通電中は場所によっては痛みをともなうこともあるので，鎮痛薬や鎮静剤の投与を適宜行い，通電前に必ず患者に状況を伝える必要がある．体動や深呼吸によりカテーテルが動きアブレーションするポイントがずれてしまう危険があるため，通電前の声掛けの際，大きな呼吸はなるべくしないよう伝えることも忘れてはならない．

8）シース抜去・止血

治療が終了したらカテーテルおよびシースを抜去する．心房細動治療時などヘパリンを持続的に投与し抗凝固を行っていた場合には，プロタミン硫酸塩投与でヘパリンを拮抗してから，シース抜去を行うと出血・血腫などの合併症の軽減を図ることができる．シースの太さにもよるが，10～15分程度用手圧迫止血を行い（**図8**），止血確認後，穿刺部をテープや瓶などで圧迫固定する（**図9**）．止血部の固定が強すぎると，下肢の循環障害を起こしてしまうことも懸念されるため，固定が終了した際には必ず足背動脈が触知できるかの確認が必要となる．

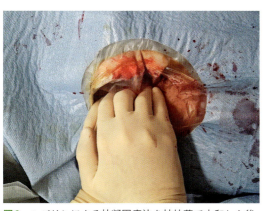 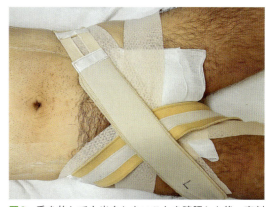

図8　ヘパリンによる抗凝固療法を拮抗薬で中和した後，手で穿刺部をしっかりと塞ぎ，止血を図る．

図9　手を放しても出血しないことを確認した後，穿刺部に瓶などを置き完全に止血するまで固定する．

9）患者退出

　検査・治療後は穿刺部位やシースの太さ，術後の抗凝固療法の有無により安静時間が変わってくる．アブレーション後は最低でも6時間，長ければ翌朝までのベッド上安静が必要となる．圧定を外す際に，医師がカテーテル挿入部を確認し，止血されていることが確認されたら，その後は歩行可能となるが，歩行後に再出血する可能性もあるため，患者にはその旨を必ず伝え，再出血をきたした際には再度用手圧迫止血を行う．

〈加藤美香　東京慈恵会医科大学付属病院 循環器内科〉

総論 13 カテーテルアブレーションの合併症とその対策

POINTS

1. カテーテルアブレーションでは致命的な合併症が起きうる.
2. 合併症の予防と対応には医療者のチームワークが不可欠.
3. 医療者全員が予防策を熟知すれば，細かい所まで目が届き合併症発生リスクを軽減できる.
4. 医療者全員が対応策を熟知すれば，万が一の時にも慌てず無駄なく迅速に対応できる.

　カテーテルアブレーションによる合併症は多岐にわたりアブレーション部位によって注意する合併症も異なってくる. 2008年から2010年のカテーテルアブレーション治療症例を対象とし日本不整脈学会が集計した各疾患のアブレーション治療の合併症の発生頻度を**表1**に示す[1]. ほとんどのアブレーションにおいて合併症発生率は1〜2%であるが，器質的心疾患を有することの多い持続性心室頻拍において合併症発生率は3.3%とやや高くなっている.

　近年，心房細動アブレーションの施行件数が年々増加傾向であり，特有の合併症も報告されるようになった. 合併症対策としてさまざまな工夫がされているが，焼灼範囲が広範に及ぶことがあり死亡例の報告もある. それぞれの合併症の原因と対策をよく理解することが，アブレーションを安全に行う第一歩である.

心タンポナーデ

　心タンポナーデとはなんらかの原因で心臓を包む2枚の心膜の間（心嚢）に液体貯留が生じ，心嚢内圧が上昇し心臓を圧迫することによって心臓が十分拡張できない状態

表1　各アブレーションの急性期合併症発生率

疾患名	施行数	急性期合併症数	合併症発生率（%）
WPW症候群（有症候性）	614	8	1.3
潜在性副伝導路	401	6	1.5
房室結節回帰性頻拍	1,412	24	1.7
心房粗動	1,966	26	1.3
心房頻拍	538	12	2.2
心房細動	2,260	41	1.8
心室性期外収縮	309	3	1.0
非持続性心室頻拍	280	1	0.3
持続性心室頻拍	362	12	3.3

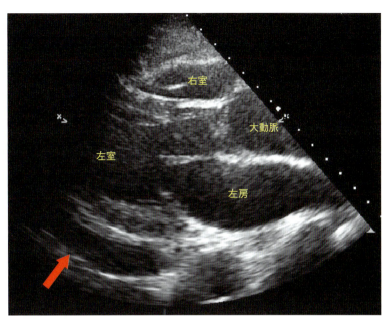

図1 心房細動アブレーション中に発生した心タンポナーデの経胸壁心エコー所見（胸骨左縁左室長軸像）
左室後壁に心囊液貯留を認める（矢印）．

のことをいう．心タンポナーデはカテーテルアブレーションにおいてもっとも重要かつ緊急性の高い合併症のひとつで，死亡につながる可能性もあり，実際カテーテルアブレーションの死亡合併症の数としてはもっとも多いものとなっている．電極カテーテルの留置や焼灼による心筋損傷，心房中隔誤穿刺などに起因し，多くは心囊内に血液が貯留することで発生する（図1）．アブレーション術中に認められることがほとんどであるが，術後に認められるケースもある．全体での発生頻度は約1%であり，決してまれな合併症ではない．

対策：早期に心囊液貯留を発見し，心囊穿刺にて貯留液をドレナージすることで重篤化するのを回避できる．心囊液が増加してくると血圧低下が認められるため，術中，術後は常に血圧の変動に注意を払う必要がある．特に心タンポナーデでは，心臓の拡張障害がメインとなるため最高血圧と最低血圧の差，すなわち脈圧が低下することが特徴的である．また，透視でも心囊液貯留を確認することができ，とくに左前斜位（LAO）での心陰影の動きの観察が有効である．心陰影の動きは症例によってまちまちであるため，アブレーション開始時に症例ごとにどの程度心陰影が動いているか確認しておくことが重要である．正常な状態では，心拍に応じて心陰影が動いているのを確認できるが，出血などにより心囊に液体が貯留するとその動きが少なくなるもしくは消失する．心陰影の動きが少なくなったり，血圧が低下したりした際には心タンポナーデを疑い必ず心エコーで確認し，心囊液貯留があった場合には心エコーガイド下で心囊穿刺を行う．当院ではアブレーション入室時と退室時に心エコーを行うことで心囊液の増加がないか確認している．

　また，日頃から速やかに心囊穿刺キットを用意できるようシュミレーションしてお

くことも重要である．

心タンポナーデが生じた場合，急速に血圧が低下し心停止に至る危険性がある．心タンポナーデ発生の際にはある程度血圧が落ち着いていたとしてもスタッフを集め，補液や昇圧薬にて血圧を維持する準備も必要となる．心嚢穿刺で血液が引けた際には出血が原因であるため，ヘパリンなどの抗凝固薬を使用している場合は速やかに硫酸プロタミンなどの拮抗製剤を使用する．また，止血が困難な場合は，Cell Saverと呼ばれる自己血回収システムを使用することもある[2]．Cell Saverは出血した血液を安全に体内に戻すシステムであり，中等度から大量の出血が予想される外科手術で使用されることが多い．抗凝固療法中和にても止血が得られない場合は，外科的に出血部位を止血することも考えなくてはならない．血液が吸引できなくなり，止血が確認されたとしても，再出血の危険性があるため心嚢内にはドレーンを残して集中治療室に帰室する．そして翌日，出血が完全になくなったことを確認し，ドレーンを抜去する．心タンポナーデ後には，心膜炎を発症することも少なくなく，ドレーン留置中もしくは抜去後でも胸痛を訴える症例も多い．そのため，心タンポナーデを発症した際には抗炎症剤を用いた疼痛管理もあらかじめ施行しておくことが推奨される．

脳梗塞

主に心房細動や左室起源心室性不整脈などの左心系へのアブレーションで生じる可能性がある（図2）．原因としては左心系に留置されたシースやカテーテルに付着した血栓や焼灼巣表面に焦げなどが心内に生じ，それらが血流にのって脳血管を閉塞させると考えられている．また，カテーテルの入れ替えの際に空気が心内に入り込むことによる空気塞栓やカテーテルによる動脈の壁在血栓の剝離なども原因として考慮され

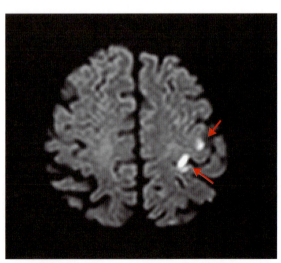

図2　心房細動アブレーション翌日に施行した頭部MRI拡散強調像
この断面では，2カ所の高信号を示す病変が認められる（矢印）．このようにアブレーションに合併する脳梗塞は複数カ所に起こる可能性がある．

る．空気塞栓は，心臓カテーテル中に冠動脈で起こる合併症でもあるが，通常冠動脈へ空気が混入した場合は，そのまま吸収されることも多い．しかしながら，頭蓋内の血管に混入した空気は吸収されないことが多く，永続的な脳梗塞を発症する原因となるため十分な注意が必要である．特に，バルーンテクニックによる心房細動アブレーションにおいては，バルーンに付着した空気を十分に除去してから心内に挿入する必要がある．有症候性脳梗塞（一過性脳虚血発作を含む）の発生頻度は原疾患により異なるが，とくに多いとされる心房細動アブレーションでは0.1〜0.6％と報告されている[3,4]．

対策：心房細動アブレーションにおいては，心房細動自体が心内血栓の原因になりうるため，術前に抗凝固薬の内服が必要となる．また，術前に造影CTや経食道超音波検査にて心内血栓がないことを確認してアブレーションを行う．術中は心房中隔穿刺前にヘパリンを投与し，活性凝固時間（ACT）を300秒以上に延長させ，維持することが望ましい．また，円滑にアブレーションを進めることによって術時間を短縮させ，左心内へのシースやカテーテル留置時間を短く済ませるチームワークも重要である．さらに，生理食塩水で電極および組織表面を冷却することで焼灼巣の血栓形成を減少させるイリゲーションカテーテルなど，使用機器の改良も進んでいる．

アブレーション中は鎮静をかけていることが多く，術中に意識レベルを評価することが困難なこともあるが，定期的な患者への声掛けや術後の覚醒，四肢の動きの確認などは脳梗塞早期発見に必要である．

肺静脈狭窄

心房細動に対して肺静脈隔離術を施行した際に生じる可能性がある（図3）．心房細動アブレーションが始まった当初は肺静脈内における焼灼が中心であったため，本合併症が高頻度に認められたが拡大肺静脈隔離が考案され，肺静脈前庭部における肺静脈隔離が広く行われるようになったため発生頻度は減少している．しかしながら，肺静脈隔離術におけるバルーンテクニックの登場により肺静脈入口部を広範囲に治療することが多くなった．肺静脈狭窄のリスクは高周波アブレーションと比較してクライオバルーンアブレーションのほうが低いとされていたが，クライオバルーンアブレーション後に認められた肺静脈狭窄の報告も散見され，実臨床上では肺静脈狭窄の頻度が増加することも考えられる．肺静脈狭窄の多くは無症候性であるが，術後に息切

A：アブレーション前

B：アブレーション3カ月後

C：アブレーション9カ月後

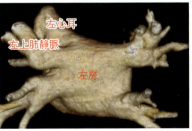
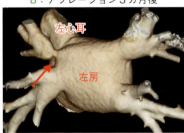
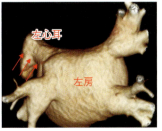

図3　クライオバルーンによる肺静脈隔離術後に認められた左上肺静脈狭窄
アブレーション3カ月後に左上肺静脈起始部に明らかな狭窄を認め，9カ月後には描出されなくなっている（矢印）．

れ，胸痛，喀血などの症状を呈し発見されることがある．高周波カテーテルにおける血管形成術を要した肺静脈狭窄の発生頻度は約0.3％と報告されている[5]．バルーンテクニックを用いた肺静脈隔離を施行した症例などでは，無症候性の肺静脈狭窄も存在するため，当院ではアブレーション3カ月後に造影CTを施行し，肺静脈狭窄の有無を確認している．

対策：肺静脈内や肺静脈入口部での通電を極力避け，肺静脈前庭部における肺静脈隔離を行う．現在は透視だけでなく3Dマッピングシステムを併用することにより焼灼部位を常に確認しながらアブレーションを行えるようになっている．また，可能な限り不要な焼灼を避けることも肺静脈狭窄の予防につながると思われる．バルーンテクニックにおいては，さらに肺静脈内での冷却または焼灼を行わないよう注意が必要であり，バルーンで隔離困難な肺静脈に対しては無理な治療は行わず高周波カテーテルによる治療に切り替えることも考えなくてはならない．

食道関連合併症

食道は左房後壁もしくは肺静脈と解剖学的に近接しており，左房後壁の心筋は非常に薄いため肺静脈隔離や左房後壁への高周波通電により食道組織や食道神経叢が障害され食道関連合併症が発生しうる．発生頻度はまれであるが左房食道瘻（左房と食道の間に瘻孔が形成されること）は致命的（致死率70～80％）な合併症であるため，予防がきわめて重要である．また，食道神経叢が障害されると胃の蠕動運動不全による急性胃拡張が発生する可能性がある．左共通管肺静脈は隔離部位が食道直上に一致することが多く，とくに注意が必要である（**図4**）．

左房食道瘻の診断は基本的にはCTで行う．心臓内に空気が認められれば，その可能性は非常に高くなる．上部内視鏡検査で確認する際には，通常の空気を用いた内視鏡検査では空気塞栓を促進させてしまうことになるため，必ず送気には二酸化炭素ガスを用いて内視鏡検査を行うことが求められる．

対策：食道は可動性があるため術中の走行部位を把握しておく必要がある．術中にバリウムによる食道造影を行う方法もあるが，現在は食道温度計を経鼻的に挿入し食道内に留置することで食道の走行の把握と食道温の測定を行っている施設が多い．経鼻的に食道温度計を挿入する際には，鼻腔内損傷に十分注意し愛護的に挿入する．鼻出血が発生すると術中のヘパリン使用もあり出血が続き誤嚥や窒息の可能性もありうる．

また，食道近接部への通電を避ける工夫も重要である．やむを得ず食道近接部への通電が必要な場合は食道温度をモニターしつつ低出力，短時間で済ませる．当院では高周波アブレーションの場合は食道温が40℃以上になった時点で通電を中止し，クライオバルーンアブレーションの場合は食道温が20℃以下になった時点で冷却を中止している．正確な食道温の評価には，温度計が正しい位置に留置されていなければならない．左房，肺静脈にもっとも近接する部位に留置されていることを透視で確認し自然に抜けてこないよう固定する．

いったん左房食道瘻が発症した場合には，可及的速やかに外科的閉鎖処置を講ずる必要がある．左房食道瘻が長く生じれば生じるほど，空気塞栓による脳梗塞や敗血症

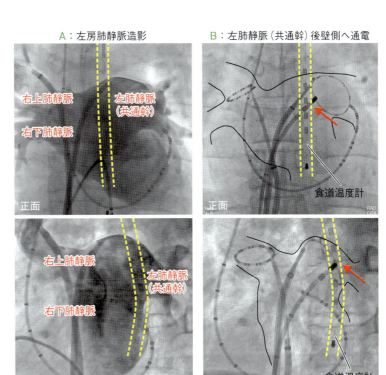

図4 共通幹を呈する左肺静脈の造影所見(A)と左肺静脈隔離中の透視画像(B)
左肺静脈前庭部はほぼ食道上に位置し，左肺静脈後壁側への通電は食道にきわめて近接している（矢印）．通電開始後，約30秒で食道温が40℃となり通電を中止した．
黒線：左房・肺静脈の外縁
黄色点線：食道の走行

を発症する確率が高くなるため，疑われた時点で速やかな行動が求められる．

横隔神経麻痺

　解剖学的に右の横隔神経は上大静脈と右上肺静脈の間を走行しており，左の横隔神経は左心耳付近を走行している．カテーテルアブレーションによる横隔神経麻痺はアブレーションにより，横隔神経が障害を受けることによって発生する．右側がほとんどであり，心房細動アブレーション時の右上肺静脈隔離中や上大静脈隔離中に発生しやすい（図5A）．左側の横隔神経麻痺は左心耳への通電や心外膜アブレーションで発生することがある（図5B）．発生頻度は約0.5％で多くは一過性で自然回復するが，回復までに数カ月かかることもある．

対策：横隔神経付近への通電時にはアブレーションカテーテルにてペーシングを行い，横隔神経が捕捉されないか確認することが重要である．捕捉されると横隔膜が収縮するため触診にて容易に確認できる．また，透視でも横隔膜の動きは確認できる．当然，捕捉されたポイントでの通電は避けるか出力を抑える．右上肺静脈前庭部における肺静脈隔離であれば，横隔神経が障害されることはきわめてまれであるが，右上肺静脈内で通電を行う場合は注意が必要である．クライオバルーンアブレーション時

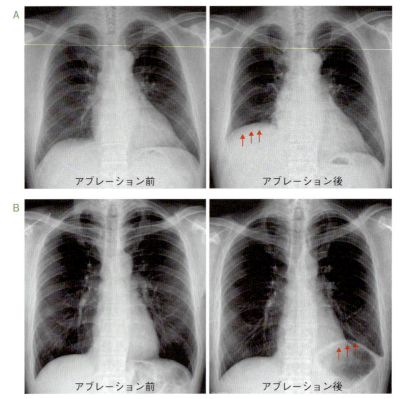

図5　アブレーション後に横隔神経麻痺が認められた症例の胸部単純レントゲン像
A：心房細動に対するクライオバルーンアブレーション後に右横隔神経麻痺を認めた．アブレーション前と比較して右横隔膜が挙上している（矢印）．
B：心室頻拍に対する心外膜アブレーション後に左横隔神経麻痺を認めた．こちらは左横隔膜の挙上が認められる（矢印）．

には，横隔神経麻痺は高頻度に発生しうる合併症のひとつであるため，右肺静脈隔離中はthe diaphragmatic compound motor action potentials（C-MAP）をリアルタイムに計測することがその発症予防に有効である[6]．C-MAPとは横隔膜の筋電図で，心電図モニターの電極位置を右横隔膜付近にすることで計測できる．横隔神経が障害されるとC-MAPの波高が低下してくるため，C-MAPが30％減少した時点で冷却を中止する．

洞不全症候群

　上大静脈と右心房の境界に存在する洞結節がアブレーションにより障害されることで発生する．心房細動アブレーションにおける上大静脈隔離中や右心房焼灼中に発生する可能性がある．また，合併症ではないが，徐脈頻脈症候群に対して心房細動アブレーションを施行した場合，術直後はアブレーションによる炎症反応で早期再発を繰り返す場合がある．その際に頻回に洞停止が発生し失神を繰り返す症例も存在する．さらに，長期持続性心房性不整脈（心房細動や心房粗動）の場合，洞機能が正常であることの確認ができないため，アブレーションにより不整脈を停止させた後に洞不全症候群が露見する可能性も考慮に入れておく．

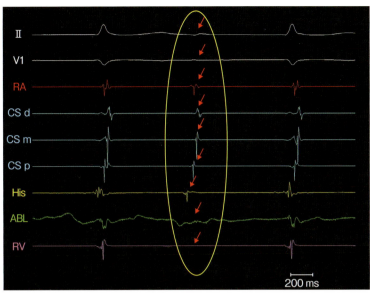

図6 房室ブロックをきたした症例
房室結節回帰性頻拍に対して遅伝導路焼灼中に接合部調律が認められたが，2拍目の電位は心房電位のみで心室電位が欠落している（矢印）．房室ブロックと判断し通電を中止した．
RA：右心房　CS d：冠静脈洞遠位部　CS m：冠静脈洞中位　CS p：冠静脈洞近位部　His：ヒス束　ABL：アブレーションカテーテル　RV：右室

対策：洞結節付近の焼灼は洞調律中に行い，徐脈に注意しながら通電を行う．3Dマッピングシステムを用いて洞結節の位置をマッピングし視覚化する方法もある．また，上大静脈に対する隔離術は，必ず洞調律下で行うことが重要である．これは心房細動中などに上大静脈付近，すなわち洞結節付近を焼灼すると，焼灼による徐脈傾向などの所見がまったくわからなくなり，気付かないうちに洞結節を傷害してしまうことがあるためである．徐脈頻脈症候群に対しては頻脈（心房細動）に対するアブレーションにより洞不全も認められなくなる可能性があるが，アブレーション後に有症候性の洞停止を繰り返すようであれば，ペースメーカ植え込みが必要になる可能性についても患者に前もって話しておく．

房室ブロック

　房室結節がアブレーションにより障害されることで発生する．房室結節は右心房の冠静脈洞入口部付近に存在する．房室結節回帰性頻拍に対するアブレーションでは完全房室ブロックが1〜2%に発生するといわれている．その他，後中隔の副伝導路を有するWPW症候群でも房室結節近傍への通電が必要となることがあり，通常型心房粗動においても下大静脈三尖弁輪間解剖学的峡部への焼灼ラインが中隔側だと房室結節近傍を通過する場合があるため注意を要する．

対策：房室結節近傍を通電する際にはヒス束電位が記録される部位を必ず確認しておく．焼灼中は房室伝導に注目し1拍でも房室ブロックが生じた際には直ちに通電を中止する（図6）．万が一完全房室ブロックに至り補充収縮が認められない場合は心停止

となるので房室ブロックが発生した場合に備えてすぐに心室ペーシングが行える準備をしておくことも重要である.

仮性動脈瘤・動静脈瘻

　主にそけい部における大腿静脈や大腿動脈穿刺の際に発生する. カテーテルアブレーションでは, 大腿静脈に複数本のシースを挿入することがほとんどであり, 比較的太いシースを挿入することもあるため発生しやすい. 大腿動脈や大腿動脈から分岐した枝を損傷することで仮性動脈瘤あるいは動脈を貫通し大腿静脈内にカテーテルが挿入されることによりシース抜去後に発生する.

対策：適切な穿刺部位と確実な圧迫止血によりある程度は予防できる. 大腿静脈, 大腿動脈の走行には個人差があり, 穿刺困難な症例にはエコーにて走行の確認が望ましい. 通常, 静脈穿刺のみの場合はワイヤーを挿入・留置した際に穿刺孔からの出血はほぼないが, 動脈を損傷した場合穿刺孔から出血が多く認められる. 疑わしいときはワイヤーを抜去し止血後に穿刺し直したほうがよい. また, 術中に血腫が形成されていることがあるため, その際はシース抜去後に血腫が消失するまで用手圧迫を確実に行う.

　圧定解除後に必ず血管雑音がしないか聴診することも重要で, 圧迫を継続することで保存的に消失することもある. 動脈瘤や瘻孔のサイズによっては外科的治療を要する場合がある.

気胸・血胸

　鎖骨下静脈や内頸静脈への穿刺の際に発生する可能性がある. とくに鎖骨下静脈は肺尖部の直上を走行するため肺を損傷しやすい. 肺が損傷され空気が胸腔内に漏れ出て肺実質が虚脱した状態のことを気胸といい, 肺から出血が起き胸腔内に血液が貯留した状態のことを血胸という.

対策：発生頻度は1％未満であるが肺気腫や肺囊胞を有する患者ではとくに注意が必要で, 事前にレントゲンやCTなどで肺の状態を確認しておく. 時に無症状の症例もあるため, 術後のレントゲンで気胸の有無は必ず確認する. 鎖骨下静脈穿刺に難渋する場合は, 無理をせず大腿静脈から挿入したワイヤーを鎖骨下静脈まで伸ばし, ワイヤーを目標に穿刺する方法やエコーガイド下での穿刺, 内頸静脈穿刺への変更など次の手を検討する. 気胸・血胸が出現した際には胸腔ドレナージが必要になる場合がある.

血栓塞栓症・肺塞栓症

　アブレーション後は止血目的でそけい部への圧迫や安静臥床が必要となる. それにより, 下肢の静脈血流が悪くなり血栓が生じ, 圧迫解除後の立位時や歩行時に血栓が肺動脈へ飛んでいき肺塞栓症を起こすことがある. さらにアブレーション時に心房中隔穿刺をした場合, 心房中隔を通じて血栓が左房内へ運ばれ, 脳塞栓を含む全身塞栓症を起こす可能性がある.

対策：アブレーション後にヘパリンなどの抗凝固薬を使用することで予防できる．心房細動アブレーションなどでは，ほぼ全症例で術中から術後にかけて抗凝固薬を使用するため血栓塞栓症のリスクはきわめて低いと思われる．ただし，なにかしらの理由（術中心タンポナーデの発生など）で抗凝固薬が使用できない場合は弾性ストッキングやフットポンプなどによる予防を検討する．

心膜炎

　焼灼による炎症が心外膜側にまで波及することで発生する．心房細動など焼灼範囲が広範であったアブレーション後に発生しやすく，心外膜アブレーションではほとんどの症例で認められる．吸気時の胸痛などを訴えることが多い．

対策：炎症の消退にともない症状も消失するため特別な処置は必要としない．症状が強い場合は非ステロイド性抗炎鎮痛薬を数日使用し，時間とともに改善していく旨を説明する．

文献

1) 日本循環器学会・他. カテーテルアブレーションの適応と手技に関するガイドライン（2012年改訂版）
2) Venkatachalam KL et al. Use of an autologous blood recovery system during emergency pericardiocentesis in the electrophysiology laboratory. J Cardiovasc Electrophysiol 2009；20：280-283.
3) Hussein AA et al. Radiofrequency ablation of atrial fibrillation under therapeutic international normalized ratio：a safe and efficacious periprocedural anticoagulation strategy. Heart Rhythm 2009；6：1425-1429.
4) Di Biase L et al. Periprocedural stroke and management of major bleeding complications in patients undergoing catheter ablation of atrial fibrillation：the impact of periprocedural therapeutic international normalized ratio. Circulation 2010；121：2550-2556.
5) Cappato R, et al. Updated worldwide survey on the methods, efficacy, and safety of catheter ablation for human atrial fibrillation. Circ Arrhythm Electrophysiol 2010；3：32-38.
6) Mondésert B et al. Clinical experience with a novel electromyographic approach to preventing phrenic nerve injury during cryoballoon ablation in atrial fibrillation. Circ Arrhythm Electrophysiol 2014；7：605-611.

（鳴井亮介　東京慈恵会医科大付属病院 循環器内科）

総論14 カテーテルアブレーション術後の看護管理

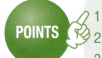

POINTS
1. 心タンポナーデの徴候（血圧・脈拍低下，頻脈，尿量低下）に注意！
2. 創部の出血・腫脹に注意（抗凝固薬を投与している患者は特に）！
3. 安静時間に患者ができるだけ安楽に過ごせるよう工夫を！

カテーテルアブレーション終了後

①カテーテルアブレーション後は，合併症のモニターや穿刺部の止血そして退院までの評価が行われる（図1）．合併症は，アブレーションが終了して帰室後に認められることも少なくなく，注意深い観察が必要となる．また，アブレーション後の止血もベッド上となるため苦痛を除去する努力をすることが重要である．

②医師の指示にて，術後は心電図モニター・SPO$_2$モニターを装着し12誘導心電図を施行する．また，心房細動に対するアブレーション後はハイドレーションの点滴を開始し，ヘパリンの持続投与を施行する．点滴によるハイドレーションは術中に造影剤を使用しているため，その排泄を促すことを目的としており，ヘパリンは術当日に直接経

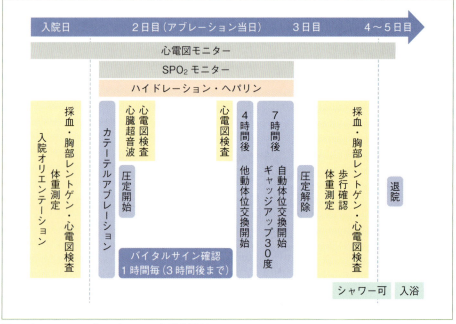

図1　カテーテルアブレーションの入院中経過
基本的に，入院中は心電図モニター管理を行う．

口抗凝固薬（DOAC）やワーファリン等の抗凝固薬を中止している症例では血栓予防のため使用する（抗凝固薬を中止しない症例では術後のヘパリン持続投与は必要ない）．

③そけい部を圧定しているため足背動脈が触れるか左右差がないかを確認し下肢の末梢まで血流があるかどうかを確認する．圧定側の下肢にしびれや冷感がある場合は圧定が強すぎる可能性もあるため，再度圧定をやりなおす．術直後に圧定がずれたりすると，止血がうまくいかず，再出血の危険性が増加するため直後から3時間まではなるべく動かないように患者を促すことが重要である．とくに心房細動アブレーションなど，術後にヘパリンなどによる抗凝固療法が施行されている症例では，再出血の危険性がさらに高まるため注意が必要である．

④術中に鎮静剤による全身麻酔を施行した症例では，なにか異変があっても症状として患者が訴えることが少なくなるため，当院ではバイタルサインズは術直後から3時間後まで1時間毎に測定する．術後3時間の時点で担当医師に12誘導心電図波形・バイタルサインズ・尿量を報告し術後合併症の早期発見に努めている．たとえば，血圧が低かったり脈圧がなかったり尿量が少なかったりすれば心タンポナーデを起こしている可能性があるため，心エコーを施行する．アブレーション術中に心タンポナーデが発症することはよく知られているが，術後病室に帰室してから発症することもあるため注意が必要である．

圧定について

カテーテルアブレーションでは，右内頸静脈，右鎖骨下静脈および右大腿静脈を穿刺することが多い．シース抜去後は用手圧迫し，その後，内頸静脈穿刺後はテープのみで，鎖骨下静脈穿刺部は俵状のロールとテープ，そしてそけい部はアンギオロールとテープそして圧定ベルトで固定する（図2）．心房細動に対するカテーテルアブレーション後は抗凝固薬を投与しながらの止血になるため，その圧定時間が長くなる．当院では基本的にアブレーションの終了時間にかかわらず，術翌日の8時まで圧定している．そのため基本的には術翌日の圧解時間まで床上安静が要求される．実際には翌

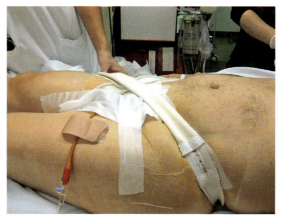

図2　右そけい部の圧定の様子
右大腿静脈には，太く多くのシースが挿入されることが多いため入念な止血処置が必要となる．

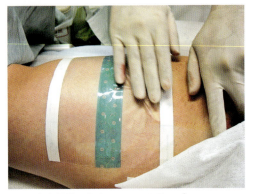
図3　皮膚保護のためのフィルムテープ

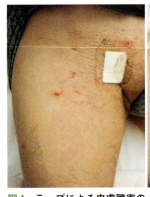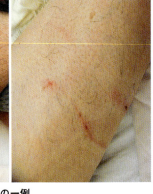
図4　テープによる皮膚障害の一例

朝まで絶対安静というわけではなく，医師の判断のもと，術後4時間で看護師介助にて体位交換可，術後7時間の時点では患者自身で体位交換・ギャッジアップ30度可としている．患者には，もっとも太く多くのシースが挿入されていた穿刺側の下肢を曲げないよう説明し，適宜創部の出血・腫脹がないかを確認する．心房細動症例では，血栓予防のため術後もヘパリン化しているので出血リスクが高くなるため注意深い観察が求められる．出血・腫脹があれば，直ちに医師に報告し用手圧迫し，再圧定が必要となる．安静時間が長いため腰背部痛等の苦痛がともなうことが多く，制限された体位のなかで患者ができるだけ安楽となるよう介助する工夫を要する．

圧定解除について

圧定解除は医師にて固定ベルト・テープを剥がし，出血・腫脹がないかを確認する．そけい部は聴診にてシャント音の有無も確認する．シャント音があれば動静脈瘻ができている可能性があり処置が必要になる．もし圧定解除時出血があれば再圧定し医師の指示時間に再度圧定解除となる．圧定解除後，歩行等によりそけい部が出血・腫脹することがあるため，最初の歩行時などには注意をするように促すことも重要である．とくに心房細動の患者では抗凝固薬を内服しているため出血のリスクが高く，患者にも出血のリスクについて説明し，注意して穿刺部を観察する．

皮膚剝離について

圧定時に使用するテープにより皮膚剝離する場合があり，患者の苦痛となることがしばしば見受けられる（図3）．皮膚剝離をした場合には医師に報告し，医師の指示にて軟膏塗付を行う．現在，当院では皮膚保護のため皮膚・排泄ケア（WOC）認定看護師と相談し，テープ貼付部にフィルムドレッシングを使用している（図4）．この処置の導入により，圧定時の皮膚障害が激減した．

圧定解除後

圧定解除後は朝食前に体重測定を行い，術前の体重より増加していないかを確認する．アブレーション中はイリゲーション等，補液量が多くプラスバランスになることが多く，また，術後も造影剤排泄のためにハイドレーションをするため体重増加する

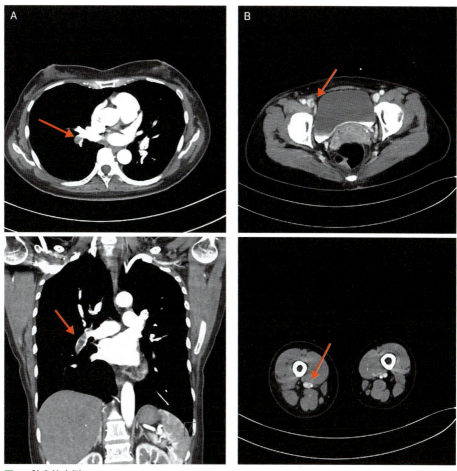

図5 肺塞栓症例
A：カテーテルアブレーション後の圧定解除後に発症した肺塞栓.
B：圧定をした右下肢に血栓が形成されているのがわかる.

症例が多い．患者によっては2kg以上体重増加する場合もあり，圧定解除後午前中には胸部レントゲン撮影を行い医師とともに確認する．胸部レントゲンにて心拡大や胸水貯留が認められた場合は医師の指示のもと心機能を確認した後，利尿薬の投与などが行われる．そして，翌日再度体重測定を行い体重が減少しているか，レントゲン所見が改善しているかを確認する．

帰室後合併症

　カテーテルアブレーション後にはさまざまな合併症が起こる可能性があり，心タンポナーデや脳梗塞そして房室ブロック等に注意してモニタリングする必要がある．心房細動やWPW症候群のなかでも左側副伝導路，そして心室頻拍等の左房・左室側のアブレーションでは心房中隔穿刺を行うため心タンポナーデを合併する可能性が高くなる．心タンポナーデを発症した場合は血圧低下・心拍数の上昇・脈圧の狭小化・尿量の減少等の所見が認められる．これらのサインが認められた場合は心タンポナーデを起こしている可能性があるため直ちに医師に報告し，心エコーなどの検査を行う．

また，左心側のアブレーションでは血栓が飛ぶことにより脳梗塞を発症する可能性もあるため神経徴候にも注意する必要がある．逆に血栓予防のためヘパリンなどで抗凝固療法を行っている症例では創部をはじめ，出血にも注意する．

また，腎機能低下がある患者では，造影剤使用によりさらなる腎機能低下が起こる可能性があるため注意が必要となる．尿道バルーンカテーテルを留置している症例では，尿量が随時計測できるため尿量を評価しやすいが，尿道カテーテルが留置されていない症例で術後に排尿が認められない症例では，その時点で導尿など尿量を確認する．そして鎖骨下静脈穿刺を行った症例では，気胸を合併する可能性もあるためSPO_2の低下や呼吸困難感，胸部症状等に注意する．さまざまな合併症の早期発見に努めることも重要であるが，術後は麻酔薬による嘔気や床上安静による腰背部痛が出現することがあるため患者の症状モニタリングとともに頓用薬使用にて軽減を図ることも必要である．

なお，まれではあるが，圧定中に下肢に形成された血栓が肺塞栓症を惹起することもあるため，突然の胸痛などに注意する（図5）．本症例は，発作性上室性頻拍症のアブレーション後であり，圧定6時間後の圧定解除の際に再出血したためさらに再圧定となった．圧定が長時間になったがヘパリンの投与が行われず，下肢静脈血栓が形成され肺塞栓となってしまった．一般的に心房細動アブレーション後にはヘパリン投与なので抗凝固療法が行われるが，発作性上室性頻拍症のアブレーション後には行われないことも少なくない．本症例のように，再圧定が必要になり圧定時間が長くなってしまう症例では抗凝固療法を併用することも考慮すべきである．

術後不整脈について

入院時から退院まで患者に心電図モニターを装着してもらい，心電図波形を持続的にモニタリングする．心房細動をはじめ，不整脈出現時にはバイタルサインズや患者の自覚症状を確認し，12誘導心電図を施行する．ここで注意したいのは，心房細動カテーテルアブレーション直後早期は，心臓内の焼灼した部位が不安定な状態であり，その焼灼後の変化により不整脈が発生することがある．しかし，このような術後早期に発生した心房細動は一時的なことも多く，焼灼の影響が治まると不整脈を認めなくなることが少なくない．アブレーション直後に心房細動が発症してしまうと，カテーテルアブレーションをしたのになぜ不整脈が出るのかと心配する患者も多いため，カテーテルアブレーション後から3カ月ぐらいの術後早期は治療の影響により不整脈が出現しやすい状況であることを説明することが重要である．術後早期の一過性のものであるとはいえ心房細動が持続することは症状が出現し，また心臓にも負担をかけることも考えられるため，入院中であれば抗不整脈薬の点滴や電気的除細動などを施行し，洞調律の状態で退院することが多い．

退院後について

カテーテルアブレーションは，不整脈の原因を根本的に取り除くことのできる治療なので，再発しなければ原則的には健康なときと同じように生活することができる．退院後10日ほど経ち，穿刺部に出血・腫脹等問題がなければ，とくに運動の制限は

ない．シャワー・入浴は穿刺部に問題がなければ圧定解除後から可能となる．アルコールは不整脈再発の誘因になるため術後最低3カ月は禁酒をするよう指導する．

また，心房細動の患者の場合術後早期は心臓内の焼灼した部位に血栓が発生しやすく，早期再発も起こりやすいので，3カ月～1年間は抗凝固薬の内服が必要となる．上記のように，心房細動が持続することは心臓にとってよくないため，持続性心房細動など場合によっては抗不整脈薬の内服をしてもらうこともあり，医師の指示があるまでは内服を継続するよう指導する．動悸等不整脈の再発を自覚しても緊急性はないため，まずは安静にして様子をみてもらい，辛い症状が続くようなら連絡し医師の指示を仰ぐよう伝える．

（田中佑美　東京慈恵会医科大学付属病院 看護部）

総論 15 カテーテルアブレーション退院後の管理

POINTS
1. 退院後も定期的な診察と検査のため，病院へ行く必要性を伝え理解をえる．
2. 再発や身体の不調・違和感があった場合は受診をするよう促す．
3. 手術後3カ月，飲酒は控えるよう伝える．
4. 自己検脈を指導する．

退院後の定期診察

1）診察頻度

退院後の外来における定期診察は，アブレーション治療をした不整脈の種類により異なる．根治率が高い発作性上室性頻拍症や術後の状態がはっきりと把握できる心室性期外収縮は，退院直後（1週間～1カ月）の外来で問題がなければ終診とすることが多い．しかしながら，現在もっとも多く行われている心房細動に対するアブレーション後は再発が少なくはないため，術後に定期的な診察が必要となる．

2）退院直後の穿刺部位

アブレーション直後は，手術時にカテーテルの穿刺部となる右内頸・鎖骨下および右そけい部の性状を観察する必要がある．手術は血液をさらさらにした状態で行うため，手術後の圧定をしっかりと行っていても，血腫の形成や内出血を起こす場合がある．退院後の最初の外来では，穿刺部を直接観察し，仮性動脈瘤やシャントなどの合併症が生じていないか聴診を含め評価する．改善傾向にあればそのことを伝え，患者が安心できるよう説明する．また，手術後の圧定時に使用したテープによるかぶれや水泡が生じることもあるため，穿刺部だけでなく圧定に関連した部分も観察する．皮膚障害が生じた場合は，入院中に軟膏の処方をされていることが多いが，完治までに数週間かかることもあるため，引き続きフォローしなくてはならない．

3）抗凝固薬の内服

心房細動へのアブレーションに対して，「術後の抗凝固療法は少なくとも3カ月間継続することが望ましい．3カ月以降の抗凝固療法に関しては，アブレーション後の長期経過観察期間中の心房細動の再発を考慮し，$CHADS_2$スコア≧2の患者では，継続することが望ましい」[1]とあり，アブレーション後も一定期間抗凝固薬の内服を継続することになる．この「3カ月」という期間は，アブレーション治療後に心臓への焼灼自体で引き起こされる炎症反応で，一時的に心房細動が出現しやすい時期でもあ

る．そのため，心房焼灼後に障害された心房筋に血栓が形成されるリスクとも合わせて3カ月は抗凝固が推奨されているのである．

抗凝固薬内服中は易出血傾向にあるため，出血性合併症への注意が必要となる．鼻出血や歯磨き時の歯肉出血がよく認められる症状であるが，大腸ポリープや痔核から出血し下血をすることもある．万が一，出血をした際には止血まで通常よりも時間がかかるが，10分以上押さえると止まることが多い旨を伝えておく．手術が終わると抗凝固薬が必要ないと考え，内服を自己中断する患者もいるため，アブレーション後の内服はより一層注意深く説明し，理解をえることが重要である．

4）抗不整脈薬の内服

抗不整脈薬は，患者の不整脈の状態や再発のリスクにより処方される．重篤な副作用が生じる可能性もあるため，各薬剤の副作用を理解した上で内服してもらえるよう説明をする．また，薬剤の増減・中止時は，心電図や脈拍数，自覚症状の変化に注意する．

5）不整脈の再発

心房細動アブレーションは，術後どの時点でも再発する可能性が存在する．その多くは1年以内に再発するが，5年以上経過した後に再び出現することもある．心房細動に対してアブレーションを施行した場合，1年間再発を認めなくても，その後1年に1～2回の定期的な心電図検査，可能であれば24時間心電図検査を行うことが望ましい．心房細動が消失し抗凝固薬の内服が中止となると，通院を止めてしまう患者もいるため，通院や定期的な検査の必要性を説明しておく．

退院後の検査

1）十二誘導心電図検査

十二誘導心電図は，アブレーション治療効果の判定・再発の早期発見のために定期的に行う．術後に動悸や胸痛などの症状がある場合，症状時の心電図によって治療した不整脈の再発か否か評価ができる．症例によっては，症状の原因が不整脈の再発でないこともあり，治療方針を決める上でも重要な検査となる．

心房細動アブレーションの場合，術後3カ月以内は心房細動や心房頻拍の再発が起こりやすいことが知られている．また，無症候性心房細動の再発もありうるため，外来受診時にはできる限り十二誘導心電図検査を施行することが望ましい．再発の時期としては，術後1年以内が多い．その一方で，遅発性の再発（>1年）も，5～10％の患者に発生すると報告されている．

2）24時間心電図（ホルター心電図）

十二誘導心電図検査に加え24時間心電図も再発評価のため定期的に行う．24時間の心電図により，時間帯や行動にともなう不整脈の評価ができる．たとえば，就寝中のみ不整脈を認める症例では，睡眠時無呼吸症候群の合併を考慮して治療を進めていく．また，洞調律かどうかだけでなく，治療した不整脈の再発はないか，他の種類の

不整脈の有無，期外収縮の合計回数を評価することが可能である．治療した不整脈の再発がなくとも，期外収縮による動悸が出現することもあるため，再発の判定には24時間心電図が有用である．

心房細動の場合，治療後に上室性期外収縮が多い症例では再発の危険性が高くなることも知られている．さらに，アブレーション後には心房細動だけでなく心房頻拍や心房粗動も出現する可能性があり，24時間心電図にてどのような不整脈が認められているかどうかは，再アブレーションの治療方針を決める上でも重要である．

3）心臓造影CT検査

退院から3〜4カ月後に，心臓造影CT検査を施行する．心房細動アブレーション後には，肺静脈狭窄など特有の合併症がある．症状が出ないことも多いため，焼灼が広範囲に及んだ症例では施行することが望ましい．本検査は造影剤を用いるため，腎臓の機能低下やアレルギー既往のある患者では十分に注意をして施行の有無を決定する．

4）心臓超音波検査

退院から3〜4カ月後に，心臓超音波検査を施行する．退院後に検査をすることで，手術後一定期間を経た心臓の動き・各部位の大きさ・弁の動き・血栓の有無を評価し，心臓自体に異常がないかを確認する．アブレーションにより，拡大した心臓が正常の大きさに戻る場合や，手術後に洞調律が維持されることで低下した心機能が正常化することがある．そのため，アブレーション術前術後の心臓超音波検査の比較は有用である．心房細動による心臓の変化を「リモデリング」と呼び，回復することは「リバースリモデリング」と呼ぶ．

再発時の対応

アブレーション手術後に，治療した不整脈が再発することがある．心電図や24時間心電図にて不整脈が記録された場合，まずは内服の再開を検討する．心房細動再発の場合は，抗凝固薬を中止していれば，脳梗塞予防のために速やかに内服を再開する．次に，真の再発か否かを診断する．心房細動アブレーション後3カ月間は再発が起こりやすい時期である．その原因は不完全な焼灼部位の伝導再開，焼灼していない既存あるいは新たな起源によるもの，焼灼にともなう炎症や自律神経系への影響も考えられている．そのため，3カ月以内は再発とは断定せず経過観察とする．術後3カ月以降に24時間心電図検査を行い不整脈の有無を確認する．不整脈が認められた場合は再発とし，その頻度や持続時間を評価した上で，再度アブレーションを行うか検討する．

また，不整脈時に動悸や自覚症状がある患者に対しては，退院後同様の症状があった際の受診を指示しておく．術後の自覚症状が不整脈によるかは，心電図でのみ判定が可能である．また，発作の時間が短い，頻度が少ない，不整脈再発時に症状がない患者では，心電図検査で捉えられないこともある．そのような場合，患者へ検脈の方法を指導しておくことも1つの方法である．心房細動をはじめとする脈のリズム不整に対して，自己検脈は有用である（**図1**）．

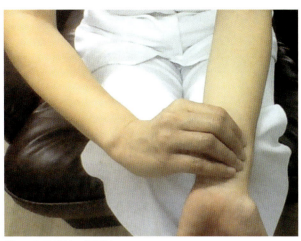

図1 自己検脈の指導例

退院後の病識

　　カテーテルアブレーションは，基本的に根治療法であるため，退院後の病識が薄くなる患者がいる．手術が終わると完治したと考え，外来受診をしない，内服を自己中断するケースもある．「治った」という患者の安心感・達成感は尊重しつつ，退院後の通院の必要性を理解してもらうことが重要である．アブレーション後一定期間（多くは半年から1年），再発がないことを確認した上で薬剤の減量や中止が決まること，万が一再発があった場合は早期に発見し抗凝固療法の再開が必要なことを患者の理解を確認しながら説明する．

　　前述とは逆に，病識が過度に強い患者もいる．退院後も必要以上に生活を制限する患者も存在する．抱えている不安や制限を聴くと，間違った知識をもっている場合もある．そういった患者に対しては正しい知識のもとに生活が送れるように支援していく．過度な心配はストレスにもつながるため，患者の内面にも目を向けなくてはならない．

「手術をした!!」という経験

　　カテーテルアブレーション治療は，心室頻拍など致死的な病態や自覚症状をともなう不整脈に対し，必要に迫られて手術を行うことがある．それに対し，持続性心房細動のような症状がわかりにくい不整脈においては，内服での治療や脳梗塞の予防の抗凝固療法の継続という，他の治療選択があるなかで，患者自身が手術を受けるという決断をしなくてはならない．数日の入院，数時間の手術だと思って挑んでみたところ，実際は手術だけでなく，術前の尿道カテーテルの痛みや，術後の圧定による身体的制限や腰痛など，心身ともに予想しえなかった苦痛をともなう場合も少なくない．このような手術の経験を「辛くたいへんだった」とネガティブに捉える患者と，「たいへんだったけれどあの手術を乗り越えられたから，これからもがんばっていこう」とポジティブの捉える患者とでは，その後の健康への向き合い方が異なってくる．手術を成功体験と感じている患者は，「せっかく不整脈を治したのだから，生活習慣を正し健康に気を付けよう」「不整脈以外にも気になっていた病気を調べてみよう」と不整脈以外の健康に目が

総論15

アブレーション術後連携パス（患者様用）

氏名：
アブレーション手術日：　　年　　月　　日
かかりつけ病院名：

【かかりつけ病院スケジュール】

外来/検査	退院時処方		1カ月後外来	2カ月後外来	3カ月後外来	4カ月後外来	5カ月後外来	6カ月後外来	7カ月後外来	8カ月後外来	9カ月後外来	10カ月後外来	11カ月後外来	12カ月後外来
日時														
抗凝固薬	朝　mg		朝　mg	朝　mg	朝　mg	朝　mg	朝　mg	朝　mg	朝　mg	朝　mg	朝　mg	朝　mg	朝　mg	朝　mg
	夕　mg		夕　mg	夕　mg	夕　mg	夕　mg	夕　mg	夕　mg	夕　mg	夕　mg	夕　mg	夕　mg	夕　mg	夕　mg
心電図			洞調律/異常	洞調律/異常	洞調律/異常	洞調律/異常	洞調律/異常	洞調律/異常	洞調律/異常	洞調律/異常	洞調律/異常	洞調律/異常	洞調律/異常	洞調律/異常

＼心電図を4カ月後慈恵外来へおもち下さい．　＼心電図を7カ月後慈恵外来へおもち下さい．　＼心電図を12カ月後慈恵外来へおもち下さい．

【慈恵医大スケジュール】

外来/検査	退院時処方	アブレーション	退院後初外来	ホルター3カ	心臓超音波	肺静脈造影CT	4カ月後外来	ホルター6カ月	7カ月後外来		ホルター11カ	12カ月後外来
日時		年　月　日	月　日	月　日~　日	月　日	月　日	月　日	月　日~　日	月　日		月　日~　日	月　日
抗不整脈薬	朝　mg		朝　mg				朝　mg		朝　mg			朝　mg
	昼　mg		昼　mg				昼　mg		昼　mg			昼　mg
	夕　mg		夕　mg				夕　mg		夕　mg			夕　mg

- この連携パスは，アブレーションを受けた患者さまが安心してかかりつけ病院と慈恵医大の外来をご受診いただけますよう設けております．
- 退院後，かかりつけ病院および慈恵医大の外来受診時には本用紙を必ずおもち下さい．
- かかりつけ病院での心電図は，次回慈恵医大の外来へご持参下さい．

図2　クリティカルパスを用いた病診連携の一例

向くようになる．手術を受けた経験を前向きに捉えられるよう支援していくことで，患者がその後の人生において，健康を意識するポジティブな心をもてるきっかけとなる．

アブレーションの病診連携

　わが国におけるアブレーション数は，心房細動アブレーションが一般的になって以来，著しく増加している．アブレーションを施行する医療機関は増えている一方で，外来診察で十分な経過観察を行うことがむずかしくなっていくと予想される．現在，心房細動アブレーションの術後診療を，かかりつけ医とアブレーション施行病院での連携による経過観察も行われている．図2はその際に使用しているクリティカルパスの一例である．かかりつけ医を毎月受診し，十二誘導心電図検査および抗凝固薬の処方が行われる．アブレーション施行病院には，術直後，4カ月後，7カ月後そして1年後の4回の受診となる．ホルター心電図検査はかかりつけ病院もしくはアブレーション施行病院で行う．術後3カ月以降に心房細動の再発があった場合や動悸症状などが出現した場合は，速やかにアブレーション施行病院を受診することになる．1年経過後も，可能なかぎりかかりつけ病院を毎年受診し，24時間検査を施行し，万が一の再発の発見につなげる．今後，心房細動アブレーションが増加し，手術を受ける患者が多くなるなかで，その後の経過観察を十分に行える工夫も必要となる．

文献

1) 日本循環器学会・他．カテーテルアブレーションの適応と手技に関するガイドライン（2012年改訂版）

（小澤あい　医療法人社団永澤滋夫記念会　永沢クリニック）

各 論

3次元マッピングシステム

各論 1A　CARTOシステム：操作方法の実際

POINTS

1. CT等の画像より必要な画像を抽出し，IMAGEを作成することが可能である（CARTO MERGE）．
2. 患者入室後に必要な設定（Reference Patchの貼付部位やLocation Set up等）がある．
3. 数種類のMAPが作成できるが，それぞれで設定が必要である．
4. 呼吸補正（ACCURESP）機能が搭載されており，補正を行うことでより正確なMAP，POINT取得が可能になる．

　カテーテルアブレーションにおいて3次元マッピングシステムは必要不可欠な装置（図1）であり，3次元マッピングシステムを理解し操作することが非常に重要である．本稿では実際の臨床症例においてどのような設定，操作がされているか概説する．

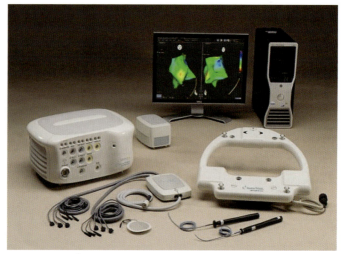

図1　CARTO3®システム

準備

メイン画面から，新しいStudyの作成，CT等からImageを作成，データのReviewやデータの取り出し，保存等を行うことができる（図2）．

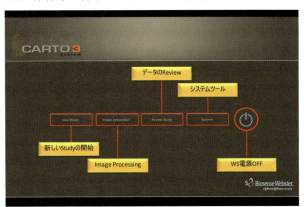

図2　メイン画面

A．事前準備

●Image Processing（CARTOMERGE®用のdata作成）

CT画像よりCARTOMERGE®に必要な画像を作成する．

事前に撮影されたCTやMRIをCD/DVDで読み込み，必要な組織（心房細動なら左房）を抽出し，保存する．

※左房を抽出する場合，それぞれの肺静脈と左心耳，左房は別のチャンバーにしておくとよい（角度や構造によってはみづらくなることもあるため）．

メイン画面のImage Integrationを選択．

CT/MRIのDICOM dataをドライブに挿入し，File→Import Image，もしくはインポートアイコンをクリックする（図3）．

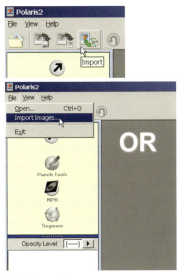

図3　Import Image

Scanをクリックし，dataを読み込む（図4）．

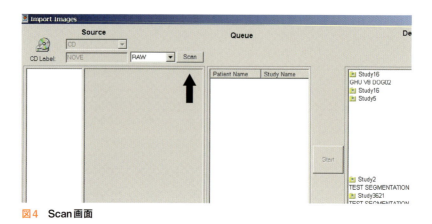

図4　Scan画面

取り出したdataのなかから，もっとも大きいdataを確認し，"Default"dataを選択．

B．セグメンテーションの準備

Slice Toolsをクリックした後，Thresholding Settingを調整し，必要なチャンバーが過不足なく塗られているか確認する（図5）．

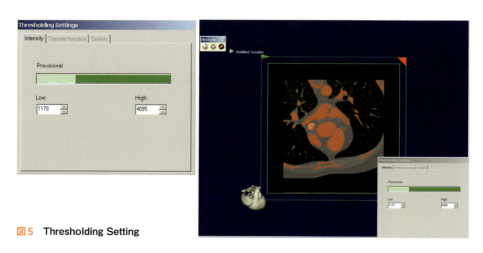

図5　Thresholding Setting

必要なチャンバーを取り出し，チャンバーごとに分ける（図6）．

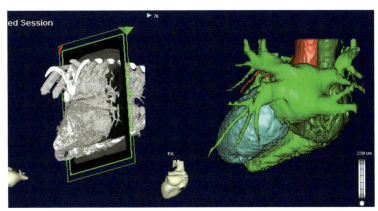

図6　チャンバーの取り出しと区分け

チャンバー上で右クリックし，Exportを選択．
チャンバーの名前の横に青い丸印があることを確認し，終了．
※Exportすることで，CARTO Map上に表示が可能となる．

C．患者入室後の設定

New Studyより開始．

● Location Setup

正確な位置を認識するために，検査台の下にLocation Padを固定し，胸部と背部に心臓を囲むようにそれぞれ3枚ずつReference Patchを貼付ける（図7）．

その際に，12誘導心電図電極や対極板，除細動器用のパッド等と重ならないようにすること，またLocation Pad内にすべてのReference Patchが入るように注意することが必要である（図8）．

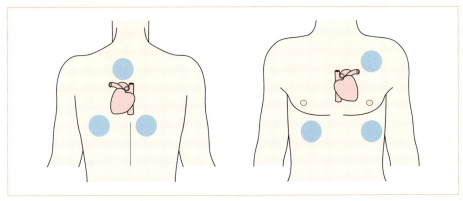

図7　Reference Patchの貼付部位

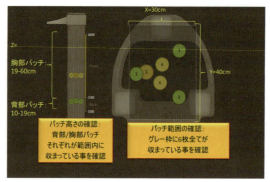

図8　Location Setup 画面

● Study Setup（図9）

　患者情報を入力．CT画像等が取り込まれている場合は，Patient List より選択．

　Template の選択（Studyによってあらかじめ使用する画面構成や項目をTemplateで作成しておくと便利である）．

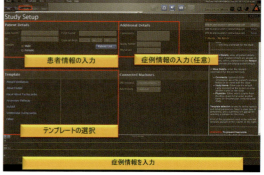

図9　Study Setup 画面

● Catheter Setup（図10）

　実際に使用するカテーテルを設定する．はじめにREFのカテーテル設定を行わなければならないが，カテーテル表示画面上で右クリックし，カテーテル一覧のなかから任意に選択し決定する．また，CARTOで使用するカテーテルには磁気センサ内蔵型のカテーテルもあり，その場合はケーブルと接続すると自動で表示される（MAPカテーテル等）．

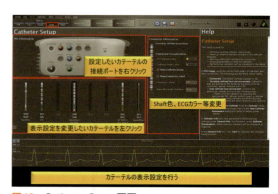

図10　Catheter Setup 画面

● MAP Setup（図11）

　Mapを作成する際にはReference（基準点）とWindow Of Interest（WOI：ウィンドウ）の設定が必要になる．Referenceは，カテーテルから得られた局所電位との時間差やVoltage Mapを作成する際の波形の基準となる．WOIはReferenceを境にどこまでをみるべき電位の範囲（取得できる範囲）にするか設定をする．

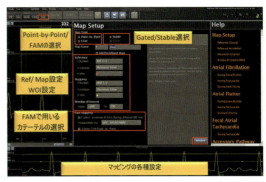

図11　Map Setup画面

　また，カテーテルを表示させる機能として，2つのモードがある．

Gated mode：

　カテーテル表示を心電図に同期させて表示する方法．リファレンス電位のタイミングでポイント取得ができるが，カテーテルの細かな動きは把握しづらい．

Stable mode：

　カテーテルはなめらかに表示される．透視画像に近くカテーテルの動きが把握しやすいがポイント取得時のタイミングがややむずかしい．

　ここまでのSetupが完了し，放射線装置（X線管球）が通常の位置にあることが確認されたら"Initialize"を押し，Mappingを開始する．

● MAPの種類　（図12）

　CARTO®Mapでは，代表的なMapとして

① Activation Map（LAT Map）：取得したポイント内で電位の早さ（早期性）を表示．
② Isochronal Map：LAT Mapを等時線で表示．
③ Voltage Map（Substrate Map）：取得したポイント内で電位の大きさを表示．
④ Propagation Map：興奮伝播の様子をアニメーションで表示．
⑤ Contact Force Map：カテーテル先端のコンタクトフォース（荷重）を表示．
⑥ Anatomical Map：CT等からImage Processingされた画像や，CARTO SOUND®-Map（後述）により作成された画像を表示．

　以上のようなMapがあげられるが，それぞれのMapで設定が必要になる．

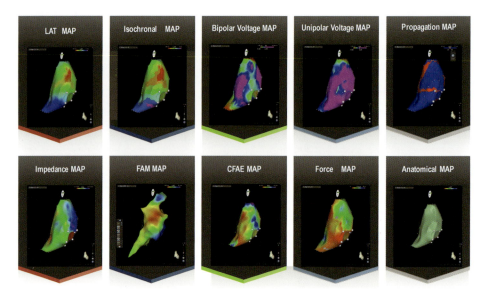

図12　Mapの種類

Referenceは対象となる不整脈の種類によってその都度設定を行うが，一般的に上室性の不整脈ではCS（冠状静脈）の心房波を，心室性の不整脈では体表心電図のQRSが安定していることから設定されることが多い．いずれにしても重要なことは心拍毎に変化するような場所ではなく，常に安定した電位・波高が表示される部位でなければならない（基準点がずれると作成されたMapの信頼性が低くなるため）．

WOIは洞調律のときも頻拍のときも目的とする電位以外が入らないように設定する．たとえば頻拍周期が300msである場合，Referenceを中心に−150msの所から＋150msの所までを設定し，WOIのなかに2心拍分の電位が入らないように設定することが重要である（図13）．

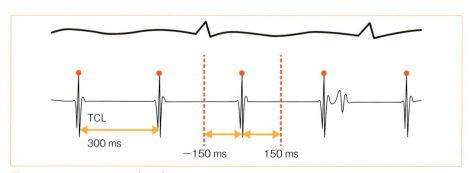

図13　Window Of Interest（WOI）
※TCL＝Total Cycle Length（頻拍周期）

治療開始

ポイント取得やMapを作成する前にまず呼吸調整（ACCURESP™）の設定を行う．

● ACCURESP™の設定について

3次元マッピングシステムでは，呼吸（呼気と吸気）で位置が変わるという報告があることから[1]，CARTO®システムでは呼気末期に同期する機能としてACCURESP™というものを搭載している（図14）．磁気センサ付のカテーテル（アブレーションカテーテルやSOUNDSTAR®等）を中隔等に押し当て，呼吸波形を取り込み，取り込まれた呼吸曲線から呼気の範囲を選択することで可能となる．

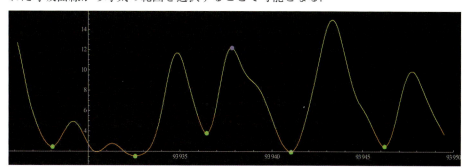

図14　ACCURESP画面（黄色は吸気，橙色は呼気）

● CARTO SOUND®

取り込んだ超音波画像を元に，3D Anatomical Map（SOUND®Map）を作成することや，リアルタイムに心腔内エコー画像を表示することが可能である．

でき上がった3D Anatomical MapはCT/MRI画像とMergeすることでより正確な解剖形態が把握できる．

・3D Anatomical Map（SOUND®Map）の作成方法（図15）

心房細動症例の場合：

　Mergeに必要な画像（Contour）は左房の後壁部分であるため，その部分を中心に超音波画像を抽出する．通常はLPV（左肺静脈）とRPV（右肺静脈）間にContourを5〜6枚必要とする．

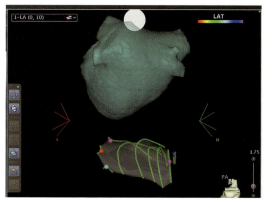

図15　SOUND®Mapの作成

・Registarationの手順
　①ランドマーク（旗）ペアの作成（図16）
　　CTと3Dマップを近づけるための旗を設定
　　CT画像と3Dマップ画像，おのおのにランドマーク（旗）を作成

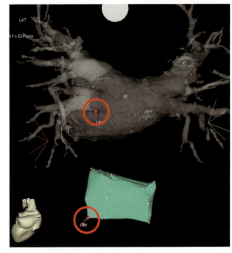

図16　ランドマーク（旗）の設定

　②MapとCTを近づける方法（2種類）
　　Visual Alignment：1ペアのランドマークを使用し近づける（図17）．

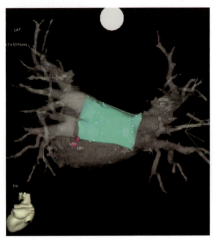

図17　Visual Alignment

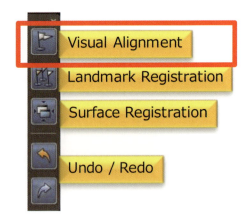

Landmark Registration：3ペア以上のランドマークペアを使用して近づける（図18）．

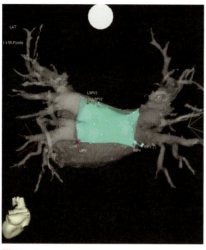
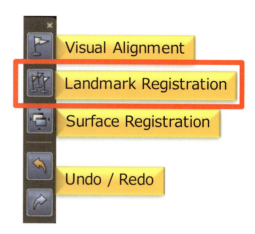

図18 Landmark Registration

③面と面を合わせ位置調整する

　Surface Registration：MapとCTが近づいた状態で使用する（図19）．

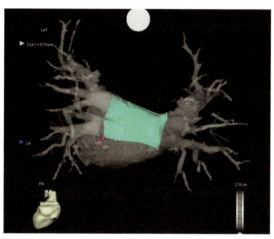
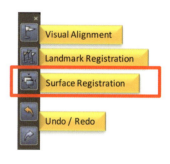

図19 Surface Registration

【Mergeのまとめ】

　①Landmark（RPV Carinaが多い）を立てる．

　②Visual（Landmark）Registration＋Surface RegistrationでMerge．

　③LPV/RPV CarinaのTagがSurface後に合っているか確認．

　※**Merge後に明らかに不自然なContourは引き直しか削除すること．**

● LA SOUND Mapについて

心房細動ABLに対し，当院ではCT等とのMergeは行わず，SOUND Mapのみで行っているのでその方法を紹介する．

Brockenbrough後，SOUNDSTARを左房に挿入（図20）．

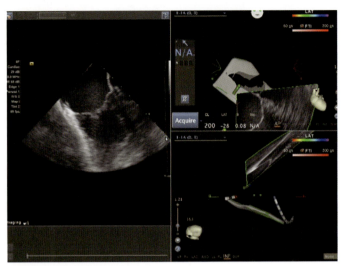

図20　SOUNDSTAR→左房に

左房内よりそれぞれの肺静脈，左心耳の位置を重点的に観察し，Contourを引く（図21）．

肺静脈や左心耳は画像でみえはじめた場所から見切れる部分までのContourを引くことが重要である（実際の形態よりも過小になってしまうため）．

このような描き方で，必要なContour数は60枚程度となる．

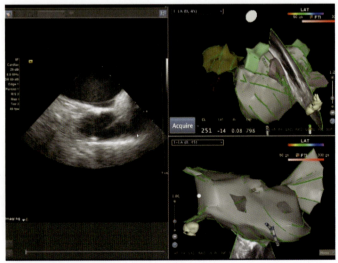

図21　左房内から観察

でき上がったMapにはそれぞれのチャンバーごとに色を付け，どこの肺静脈（左心耳）かみやすくする（図22）．作成されたMapを用いながらABLを行う．

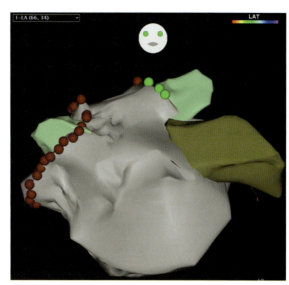

図22　左房描出後，色づけ

● VISITAG™について

VISITAG™はカテーテルの安定性を自動的に計算し，CARTO上に表示させる機能である．

設定項目として，図23のような3個所の設定ができる．

①Catheter Position Stability（安定性）

時間と範囲の基準を満たすことで安定した部位とみなす

Min Time：アブレーション部位に留まるよう設定する最短時間

Max Range：同じアブレーションとみなすことのできる最大範囲

②パラメーター（いずれかを設定）

　　Force Over Time：2.5秒間のうち○○％○○g以上

　　Impedance Drop：○○Ω下がる

　　Target Temp：○○℃まで達した

③ディスプレイの表示方法（図24）

　　VISITAG LOCATION Display

　　Grid Display

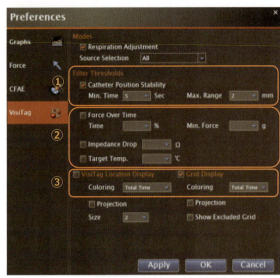

図23　VISITAGの設定

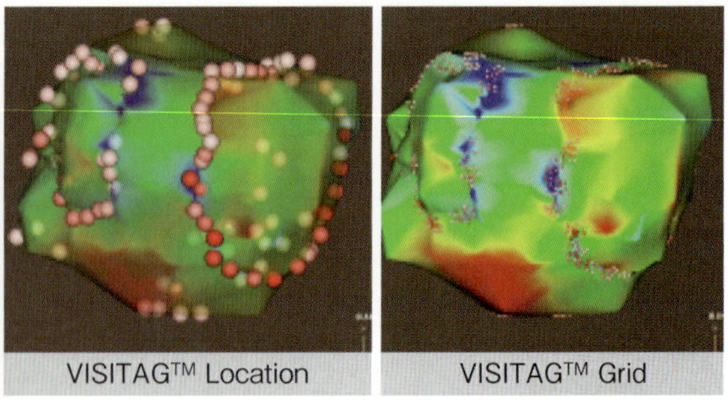

図24　VISITAGディスプレイ表示方法

● コンタクトフォースについて

　アブレーションカテーテル先端にスプリングが搭載されており，そのスプリングの微細な動きを感知することで，カテーテル先端にかかるコンタクトフォース（先端荷重）が表示される（図25）．

　Dashboard：コンタクトフォースの絶対値とコンタクトの方向（2D），コンタクトの安定性をスタビリティバーで表示．

　リアルタイムグラフ：コンタクトフォースの数値とコンタクトの安定性を変動グラフで表示．

　ベクトル表示：コンタクトフォースを色で，方向を向きで表示．

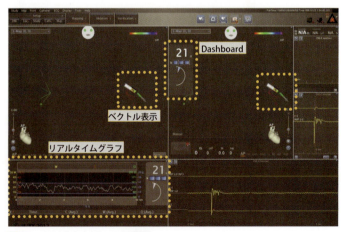

図25　コンタクトフォース画面

●MEM（Multi Electrode Mapping）について

磁気センサが内蔵されたカテーテルで多極マッピングを行う際の設定を示す（図26）．

Point取得mode：

①「FAM」or「Point-by-Point」を選択

②「Stable」を選択　※MEMはStableでのみ使用可

③接続されている多極Map対応のカテーテルを選択

Pentaray，Lasso 2515，Fixed Lasso，DECANAV　等

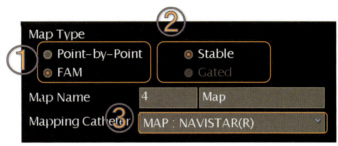

図26　MEM設定方法

●CARTO操作画面（図27）

・Acquire：ポイント取得ボタン

ワンクリックでポイントを取得することができる．

（キーボード上の"Space"バーも同じ）

ポイントをRejectする場合は，マウス右クリックかF7（Delete Last）．

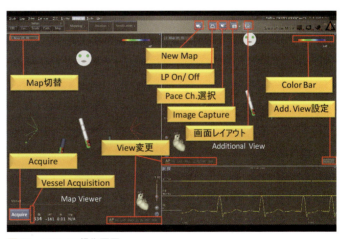

図27　CARTO操作画面

・ショートカットキーについて（図28）

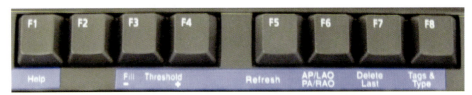

図28　ショートカットキー
F1：Help
F3：Fill Threshold　−
F4：Fill Threshold　＋
F5：Refresh
F6：AP/LAO/PA/RAO
F7：Delete Last
F8：Tags & Type

・View変更について
　ViewボタンでAPやPAなど選択する，以外にマウスのクリックホイールで動かす方法やキーボードの十字ボタン（↑↓←→）等で変更することも可能である．
・Color Barについて
　取得したMapの範囲を色分けで表示するために使用（上限，下限の設定）．
　Activation Map（LAT Map）では，取得したポイントの早期性を表示．
　Voltage Map（Substrate Map）では，取得したポイントの電位の大きさの範囲を表示．

● アブレーション中の画面について（図29）
　Mappingが終わり，実際に治療を行う際には2つの画面を使いみやすく表示する工夫が必要となる．施設により画面の設定はさまざまであるが，当院では1つの画面はアブレーションカテーテルを外から追従する画面とし，別の画面は内側から観察した画面とすることで，同じ角度や方向にならないようにしている．

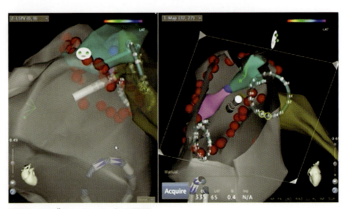

図29　アブレーション中の画面

おわりに

　CARTO®システムもバージョンアップを重ね日々進化しており，術者以上に操作者がこの進化に対し，十分な対応ができるようにしなければならないのが現状である．しかしまずは基礎的な内容を十分に理解することが非常に重要である．本内容をこれからはじめる操作者が何度も繰り返し学習し熟知して頂ければ幸いである．

文献

1) Ector J, et al. Changes in left atrial anatomy due to respiration：impact on three-dimensional image integration during atrial fibrillation ablation．J Cardiovasc Electrophysiol 2008；19：828-834.

（村澤孝秀　東京大学医学部附属病院 医療機器管理部）

3次元マッピングシステム

各論 1B NavXシステム：操作方法の実際

POINTS
1. NavXパッチは適正な位置に貼ること．
2. バリデーションは，電極カテーテルが心内にあり，外部機器の電源や電極類の装着が術中と同様の条件になっていることを確認すること．
3. ポジショナルリファレンスは，ジオメトリーの基準点となるため，できるだけ動かない心内カテーテルの電極を選択すること．
4. カテーテルのシャドウは，画像がシフトした際に重要な指標となるため，取得しておくこと．
5. 呼吸補正は心内カテーテルが動いていない状態で取得すること．

本項では，EnSite Velocity NavXシステム（図1）の実際の準備から操作方法，Mappingの取り方，また操作するにあたり知るべき項目・機能について，アブレーション手技に沿った順序で概説する．

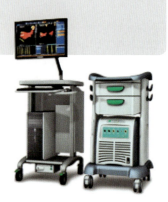

図1 EnSite Velocity NavXシステム

準備

1）DIF（Digital Image Fusion）画像の作成

CT画像から画像を抽出（Verismo）し，Fusionに必要なDIF画像を作成する（図2, 3）．
事前に撮影されたCTをCD/DVDで読み込み，必要な組織（心房細動なら左房）を抽出し，保存する．

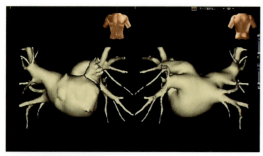

図2 左房のDIF画像
※左房を抽出する場合，左心耳を左房とは別のチャンバーにしておくとよい（角度や構造によってはみづらくなることもあるため）．

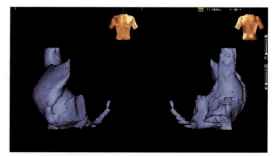

図3 右房のDIF画像

例） 当院で行っている左房抽出の簡易方法

　左房以外の抽出を行う場合は，従来の方法で行うが，左房のみの抽出の場合，当院では図4に示す方法で左房を簡易的に抽出しているので紹介する．

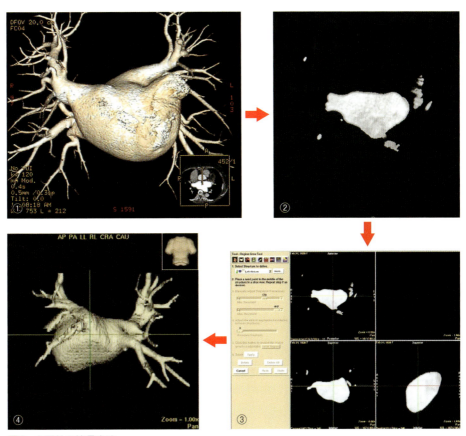

図4　左房抽出簡易方法
①左房のVolume Rendering 3DCTを作成し，Thin Slice Dataに変換しCDに保存．
②上記dataをEnSite装置に取り込む．
③左房と肺静脈だけが白く表示され，残りの部分は表示されないslice dataが表示される．
④Dataをロードし，ツールを用いて，白く表示されている部分を選択することで，左房と肺静脈だけが簡易的に抽出することができる．

2）入室前準備

①NavXリンクへNavXパッチ（図5）を接続する．
②New Studyより患者情報を入力する（NavXはインピーダンスで表示されるが，体重によりインピーダンスの変化が異なる可能性があるため，体重は正確に入力する必要がある）．
③バリデーション
　NavXセットアップ画面より「バリデー

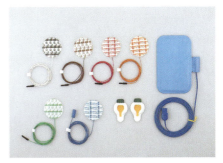

図5　NavXパッチ

ション」を行う．

バリデーションによりNavXパッチとの信号が開始される．

※この時点でのバリデーションは，あくまでも準備をするためのバリデーションのため，症例用のバリデーションは入室後に再度実施すること．

④DIF画像の読み込み

モデル画面より，事前に作成したDIF画像を読み込む．

左房の場合，肺静脈の枝をみやすくしたり，僧帽弁輪をあらかじめ表示する（図6）ことで実際の症例中に簡便に行える．

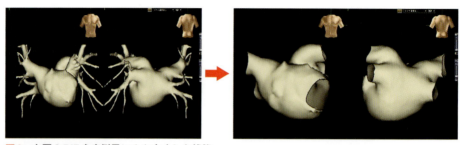

図6 左房のDIFを症例用にみやすくした状態

患者入室

①NavXパッチ

図7に示すように適正な位置にNavXパッチを貼る．

この際，心臓の前後左右に貼ることが重要である．また，NavXパッチと心電図電極が重なると，心電図にノイズがのってしまうため，注意が必要である．

②NavX Setup画面

・バリデーション

バリデーションを行うことで，システムはバイオインピーダンススケールにて基準となる微小な電流をパッチ間で取得する．体内のインピーダンスが変化すると，ナビゲーションの精度が低下するおそれがあるため，術中と同様の条件でバリデーションを行うこと．

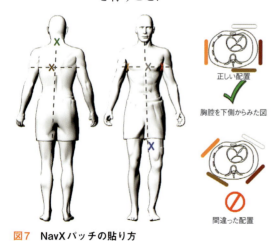

図7 NavXパッチの貼り方

※体内に余計な金属（ブロッケンブロー針やガイドワイヤ）が留置されていない状態，体に装着する外部機器の電極・シール類を装着し，機器の電源をONにした状態で，「バリデーション」を実施することが望ましい．

・ポジショナルリファレンス

ジオメトリーの基準点となり，ジオメトリーを全周域に描写した際のゼロ位置を表す場所のことである．そのため，ポジショナルリファレンスとして設定した電極が動いてしまうと，ジオメトリーがずれ術中のマッピングの正確性が

損なわれる．

そのため，大動脈や冠状静脈洞に挿入された電極カテーテルなど，できるだけ動かない電極を選択する．ただし，冠状静脈洞カテーテルの先端電極やもっとも手前側の電極はペーシングサイトとして使用しやすいので避けたほうが無難である．

システムリファレンスとは，6枚のパッチから演算によって算出された中心点をポジショナルリファレンスとして使用する．ただし，胸郭内や皮膚のインピーダンス変化により位置情報のずれが起こりえるため，安定した位置にある電極カテーテルを使用する．

カテーテル位置の確定と，ポジショナルリファレンスツールの有効化にチェックを入れると，ポジショナルリファレンスに設定した電極カテーテルが4mm以上動いた際に通知する機能もある．

呼吸や体動，インピーダンスの変化などでカテーテルがシフトしてしまった場合は後に述べるシャドウを利用して，カテーテルを手動で位置修正することができる．

また，ポジショナルリファレンスツールを使用して位置修正することもできる（図8）．

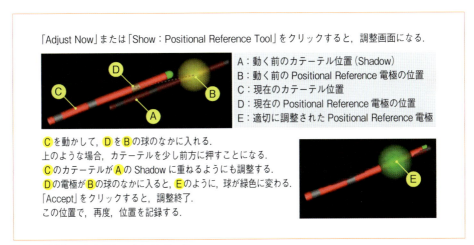

図8　ポジショナルリファレンスツール

③呼吸補正

呼吸のパターンを学習し，NavX上でカテーテルが呼吸による変動を補正する機能である．

「呼吸データの取得」（図9）行うと，呼吸のインピーダンス変化を12秒間サンプリングする．この間，術者にはカテーテルを操作しないように注意させる必要がある（途中で動いてしまった場合にはやり直す必要があるため）．

また，サンプリング中は，他の操作を一切行うことができないので注意が必要である．

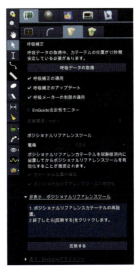

図9　呼吸補正

④モデル画面

・シャドウ

シャドウの取得を行う.

呼吸の変動や除細動など大きなインピーダンス変化が起きたときに画像がシフトしてしまった場合にどれくらいどのようにずれたかわかるようにするため，取得したときのカテーテルの場所を影として表示させておくことができる(図10)．一つのカテーテルのシャドウだけを取得することもできるが，すべてのカテーテルのシャドウを一気に取得することも可能である．また，リアルレビュー画面で表示/非表示も選択することができる．

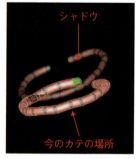

図10　シャドウ

ジオメトリーの構築 (図11)

①電極カテーテルを動かして描くモデルをジオメトリーと呼ぶ．

モデルの編集→「ポイントの取得」でジオメトリーを描くことができる．

【ジオメトリーを描く電極カテーテル】

・有効なEnGuide：選択しているカテーテルのみ
・すべてのEnGuide：表示させているすべてのカテーテル

②ジオメトリーを描いている間は，カテーテルの動きと波形，透視画像が相関しているか，常に確認する必要がある．また，奥行きなどが

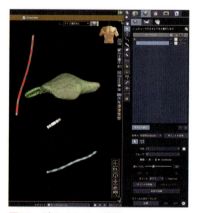

図11　ジオメトリー構築

わかるようにカテーテルの動きに合わせてジオメトリーを動かすことが重要である．

③呼吸の変動で構造物を大きく描いてしまった場合や，違う組織(左房を描いている最中に右房や左室)を描いてしまった場合，またカテーテルを強く押し当てたことによりカテーテルの接触が少ないと思われる部分では，「ポイントの削除」を選択し修正する必要がある．

④実際にカテーテルが描いた軌跡は，緑色のポイントで表示されているが，そのままだと凸凹になりすぎる．

緑色のポイントとポイントをつないで作られる偽空間 (図12) と呼ばれる部分がグレーの部分であるが，偽空間を削除するためには，緑色のポイントを削除する必要がある．塗りつぶしの設定値を小さくすることで偽空間を小さくすることが可能だが，小さすぎるとジオメトリーが凸凹になりすぎてしまう．

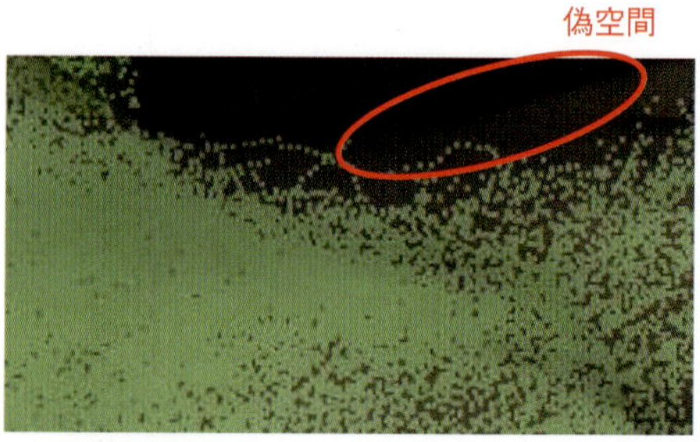

図12　偽空間

⑤ジオメトリーの修正

天蓋部・後壁・弁輪・中隔，分岐部などはとくに注意深く観察し，緑色のポイントを削除することが重要である（図13）.

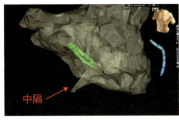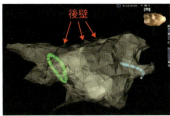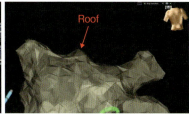

図13　ジオメトリー修正ポイント

Fusion

ジオメトリー画像とDIF画像を合わせることを"Fusion"という．ジオメトリー画像には，カテーテルの位置情報があるが，DIF画像には位置情報がないため，手動で合わせ，DIF画像に位置情報を組み合わせている．Fusionは，DIF画像を変形させるのではなく，ジオメトリー画像の形を変形させてDIF画像の形に合わせていく（図14）.

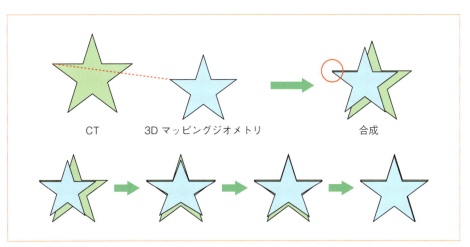

図14　Fusion

①Fusionの方法

Fusionは，さまざまな手法があるためここでは当院の方法を紹介する．

画面左側にジオメトリー画像（エンサイトモデル），画面右側にDIF画像を表示させる．このとき，ジオメトリー画像の色とDIF画像の色を変えたほうがFusionしやすい．（例：ジオメトリー白色，DIF赤色）

②1st Fusion（軸を合わせる）

サーフェースポイントの追加を選択し，Fusionさせたい場所で，ジオメトリー画像→DIF画像の順番にクリックする．クリックした箇所同士が黄色のスプリングでつながる．

Fusionするために必要なポイントが配置され，「計算」をクリックすると，ジオメ

トリー画像とDIF画像が合成される．

　※Fusionポイントを配置する場所はジオメトリーがしっかりと描かれていない場所は避けること（左房症例では，中隔などカテーテルが届きにくい場所はジオメトリーが描けていない可能性が高いため，合わせないようにする）．

例）左房のFusion（図15）

1st Fusionでは，11点ポイントを取る．いつも決められた場所にポイントを打つようにしておくことで簡便に行うことが可能となる．

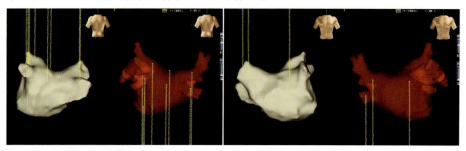

後壁　　　　　　　　　　　　　　　前壁
各肺静脈，天蓋部，底部　　　　　左心耳付け根，右上肺静脈，右下肺静脈
僧帽弁輪，左肺静脈カライナ

図15　1st Fusion

③ 2nd Fusion（Volumeを合わせる）

合成された画像をよく確認し，DIF画像とジオメトリー画像（赤色と灰色）がずれていたり（図16），厚みが足らない部位を追加でFusionしていく必要がある．

図のように，赤色が目立つところはジオメトリー画像がDIF画像からはみ出している．また，灰色が目立つ場合にはジオメトリー画像がDIFまで届いていないということである（図17）．

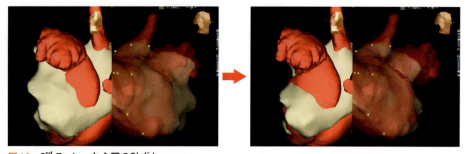

図16　2nd Fusion 左心耳の軸ずれ
　ここでは，左心耳の軸がずれているため，左心耳の付け根のポイントを一旦外してポイントを取り直して，合成し直している．

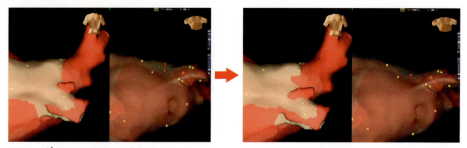

図17　2nd Fusion Volume合わせ

治療中

①リージョンポイントの取得

- リージョンポイントを取得するカテーテル，カラー，リージョン径を決めてキーボード上の「F6」を押すとポイントが取得される．投影の設定は，「0」に設定することで設定したカテーテル電極の位置でリージョンポイントが取得できる．
- また，治療画面から，取得したポイントの色や径の変更が可能である．焼灼した場所によってリージョンポイントの色分けするとみやすくなる．Shiftを押しながら選択することで，まとめて変更することも可能である．取得したポイントは表示・非表示も選択することができる．

②治療中の画面

- 2画面を活用して，カテの向きと奥行きがわかるようにDIF画像の向きを調整する（図18）．

   術者がどのような向きにしたら一番みえやすいか等，施設による画面の向きを事前に検討することも重要である．
- 術者がみる画面は，操作者がみている画面より遠いため，画像をできるだけ大きく表示させたほうがみやすい．
- 焼いている場所や，カテーテルだけを追って画像を動かしていると，心臓の向きが斜めになっていたり，逆さになっていたりするので，少し遠くからみるイメージで画像を動かす必要がある．

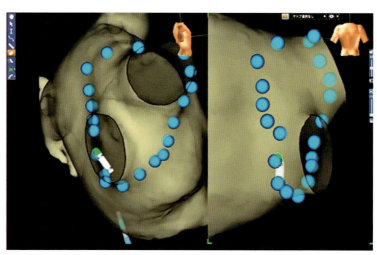

図18　治療中の画面の一例

各論 1B

マッピング

①NavXシステムは数種類のマッピング機能を備えており，そのなかで代表的な3つを紹介する．取得したマップをリエントリーマップ設定，オートカラー設定，ボルテージマップ（P-P電位）設定に変更し，表示することができる．

・リエントリーマップ設定（図19）

設定したウインドウ内の最早期を白色，最遅期を紫色として表す．紫色の次は白色となるため，リエントリー性（回帰性）であればHead Meets Tail（白色と紫色が出会う部分）ができるため，マクロリエントリー性頻拍かフォーカル性頻拍かの判別がしやすい．

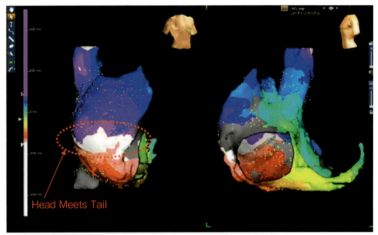

図19　リエントリーマップ

・プロパゲーションマップ設定（図20）

リエントリーマップで取得したポイントを白色→紫色に向かって動画で再生できる機能．

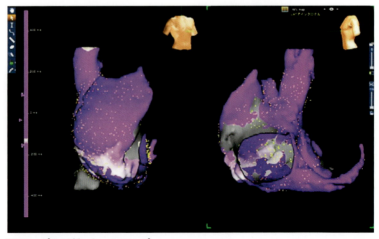

図20　プロパゲーションマップ

・オートカラーマップ設定（図21）
　設定したウインドウ内で取得した電位のなかでの最早期を白色，最遅期を紫色とし，取得した電位のなかでの最早期が判別しやすい．主にフォーカル性頻拍の際に効果を発揮する．

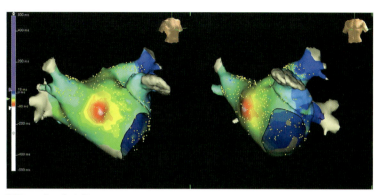

図21　オートカラー

・ボルテージマップ（P-P電位）設定（図22）
　取得した電位のもっとも陽性と陰性に振れた電位の波高値を設定した色で表示させる．

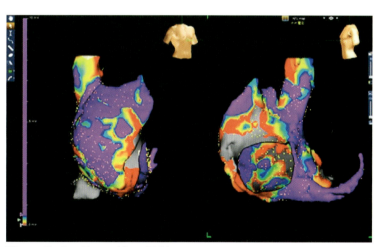

図22　ボルテージマップ（P-P電位）

②代表的な各種設定とポイントの取得方法を下記に記す（図23～25）．
・ポイントの取得：キーボード上の「F11」で波形Freezeし，再度「F11」でSaveされる．
・ポイントのキャンセル：「F12」
・Freezeしてから9拍分はキーボードの左矢印で戻ることができる（バッファ機能）．

各論 1B

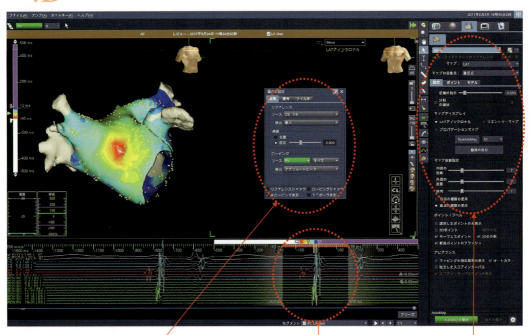

【リファレンス】
ソース　　／心房：CS から選択
　　　　　／心室：CS or 体表 QRS から選択
検出　　　／最大 or 最小（シャープに一峰性に振れているほうを選択）
感度　　　／目的とする電位のみがセンスされるよう調整する
【ロービング】
ソース　　／Mapping を取るカテーテルを選択する
検出　　　／アブソリュートピーク
　　　　　（波高値が＋－関係なく最も大きなピークの電位が選択される）
リファレンスシャドウ／ON
最初に取ったポイントのシャドウが波形の下に薄く表示される．
二拍目からはシャドウと重なっていれば同じシーケンスと判断できる．

LAT／ON
マップの投影先／最近点
低電位設定／0.05 mV
マップディスプレイ／LAT アイソクロナル
　　　　　　　　　　　　or
　　　　　　　　　　リエントリーマップ
内側／7 mm
外側／7 mm
範囲／7 mm

■Sweep Speed／200 ms
■ECG は必ず 1 本表示（QRS と被らない波形）

図23　Mapping の設定

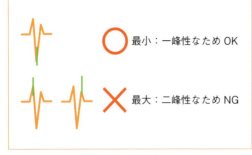

図24　リファレンス検出の決め方

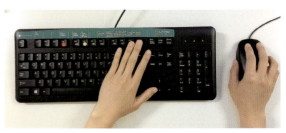

図25　マッピング取得する際の手の位置
　右手：マウス，左手 薬指：「F11」，中指：「F12」，親指：「矢印キー」

150

③マッピング例：AT（CL363ms）（図26）
- リファレンスの選択：動かないCSカテのCS1-2のマイナス側がシャープで一峰性
- ウインドウの設定：CL363msなため，363ms×約95％＝345ms → 前207ms：後138ms
- 一拍目のポイントがシャドウで残るため，二拍目からはそのシャドウと重なっている波形を取得していく．
- 心室波形と重なっている場合は，心房波か心室波かよく確認し取得する．

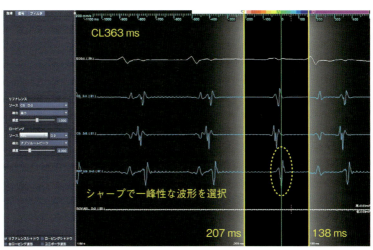

図26　AT（CL363ms）時のMapping設定例

④付加機能
- OneMap（図27）

　ジオメトリーの構築とマッピングを同時に行うことができる機能である．入室時より頻拍中の場合，ジオメトリーを描きながらマッピングを取得する際に使用する．

- AutoMap（図28, 29）

　AutoMapは，最初のリファレンスとなる一拍目のみ手動で取得し，5つのクライテリア設定（選択可）で判断しローピングカテーテルが移動するたびに波形を自動収集する機能である．短時間で高密度なマッピングが収集可能である．

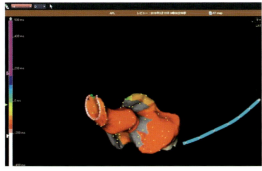

図27　OneMap機能

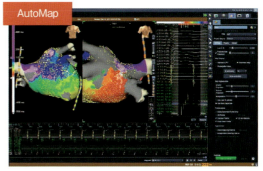

図28　AutoMap機能

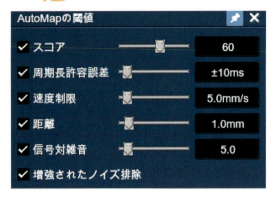

図29 AutoMap設定
①スコア：リファレンスビートで記録した12誘導ECG（選択可）との一致率をもとに判断．
②周期長許容誤差：設定したサイクルレンジを元に揺らぎの許容範囲を判断．
③速度制限：カテーテルの移動スピードを測定し，収集可とするカテーテルのスピード上限を設定．
④距離：直前に収集したポイントから設定値以上にカテーテルが移動した場合に次の波形を収集．
⑤信号対雑音：S/N比を計測し，設定値以上の場合に波形を収集する．

・AutoMark（図30）

通電中のアブレーターの情報（エネルギー，時間，抵抗，出力，温度など）を全てEnSiteに取り込み，アブレーションカテーテルの軌跡を記録し，設定した条件の元，自動的にリージョンが付く機能である．

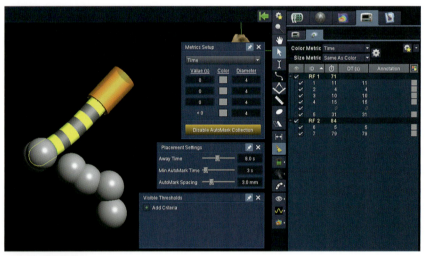

図30　Automark

・TactiSys（図31）

TactiCathというアブレーションカテーテルを使用することにより，先端荷重の計測値を表示することができるシステム．TactiCathは3本の光ファイバーを用いて，カテーテル先端部に埋め込まれているチタンセンサーの微細な動きをμm単位で計測できるアブレーションカテーテルである．

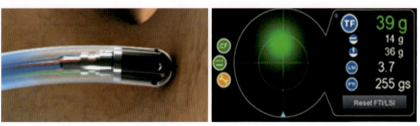

図31　TactiSys

・Magnetic（図32）

　インピーダンスフィールドに8個の磁界コイルで小さな磁界を発生させ，ジオメトリを描写する際に正確な距離情報を入力することができる機能である．

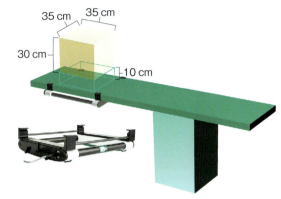

図32　Magnetic

おわりに

　今日，カテーテルアブレーション治療においては，3Dマッピングシステムは必要不可欠な装置となっているが，操作を習得することは経験を重ねる必要がある．また，このEnSite Velocity NavXシステムは，最近AutoMapやTactiSysなどの大きな機能を兼ね備えたが，さらに今後もバージョンアップを重ね進化していくであろう．われわれ操作者は，進化し続ける3Dマッピングシステムを使いこなし，治療に役立てるために日々努力しなければならない．

〈芳森亜希子　君津中央病院臨床工学科〉

発作性上室性頻拍（PSVT）

各論 *2A* **発作性上室性頻拍とは**

1. 発作性上室性頻拍とは，上室で起こる突発的かつ規則的な頻拍であり，リエントリーもしくは発火が原因となる．
2. 発作性上室性頻拍は大きく3つに分類され，①房室回帰性頻拍，②房室結節回帰性頻拍，③心房粗動を含む心房頻拍に分類される．
3. ほとんどの発作性上室性頻拍はリエントリー性頻拍であり，その回路の同定が臨床上重要となる．

発作性上室性頻拍の機序

　発作性上室性頻拍（paroxysmal supraventricular tachycardia：PSVT）とは，上室，すなわち心房が発作的に頻脈を呈する状態であり，本来の電気的司令塔（正常の電気興奮を発している場所）である洞結節からの興奮とは無関係に起きる，規則的かつ頻脈性の不整脈の総称である．

　このような不整脈はどのようなメカニズムで起きるのか．そのメカニズムはシンプルであり，リエントリー（Re-entry）もしくは発火（Focal）タイプのいずれかである．すなわち，本来はないはずのリエントリー回路（電気興奮が回ってしまう回路）が存在し，電気興奮がその回路に乗ってしまったとき頻脈発作を生じるタイプ（図1）か，なんらかの原因で本来の司令塔（洞結節）以外の場所から頻脈性の電気興奮（発火）が

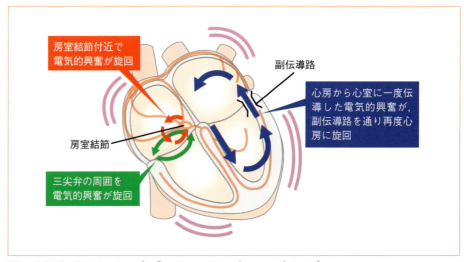

図1　不整脈が生じるメカニズム①：リエントリー（Re-entry）タイプ

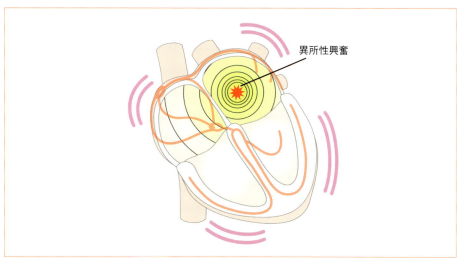

図2　不整脈が生じるメカニズム②：発火（Focal）タイプ

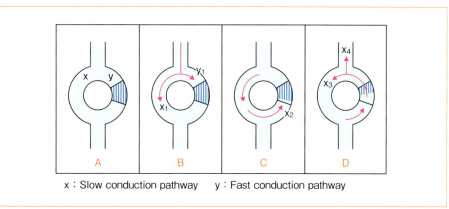

図3　リエントリーの成立条件
A：リエントリー回路と伝導が遅い遅延伝導部位（斜線）
B：2つの伝導（x_1およびy_2）が認められる．
C：y_1の伝導がブロックされるが一方向性ブロックとなりx_2は斜線部分を逆向きに伝導する．
D：そのまま回路上をくるくる回る（x_3）．

自動的に起きてしまうタイプ（図2）のどちらかである．

　リエントリーが成立するためにはいくつかの条件が必要であり，①電気が旋回するリエントリー回路の存在，②電気の流れが片側だけブロックされる一方向性ブロック，③旋回してきた電気が興奮し続けることのできるような興奮間隙（不応期を脱した場所），④伝導速度が遅い部分である伝導遅延部位の存在が揃ったときに初めて電気はリエントリー回路を回ることが可能となる（図3）．一方，発火タイプの頻拍は，なんらかの原因による心筋の異常興奮により生じる撃発活動〔早期後脱分極：early after depolarization（EAD），遅延後脱分極：delayed after depolarization（DAD）〕が原因と考えられており，その病的心筋が存在すれば不整脈を発生する．

　いずれのタイプの上室性頻拍においてもその特徴は，突然始まり，突然終わる発症様式（sudden onset, sudden offset）であるが，停止しない場合は薬物治療もしくは状

況によっては電気ショックが必要になることもありうる。一般的に、発火タイプの頻拍は徐々に自動能が興奮することもあるため、リエントリー性の頻拍に比してon-offが分かりにくいことがあり、また、間欠的に持続する頻拍を呈することがある。また、規則性に乏しい頻脈（頻拍周期にゆらぎがある）を呈することも特徴と言える。

発作性上室性頻拍の自覚症状としては、動悸のほか、多尿、頻脈にともなう血圧低下からふらつきや失神をきたすこともある。また、頻脈が持続することで心機能低下をきたし、正常の循環動態を維持できなくなり心不全を発症する頻脈性心筋症を呈することもあるため適切な治療がなされなければならない。

発作性上室性頻拍の種類と特徴

発作性上室性頻拍は、一般的に大きく3つのタイプに分類され、①房室回帰性頻拍（AVRT）、②房室結節回帰性頻拍（AVNRT）、③心房頻拍（心房粗動含む）（AT）に分けられる（図4）。それぞれの頻拍のメカニズムや診断方法等については以下各論で詳しく説明するが、これらの頻拍は高齢者含めどの年齢層にも起こりうる不整脈であるが、その約半数が若年（30歳未満）に生じる（図5）[1]。

房室回帰性頻拍は房室結節回帰性頻拍に比して約10年早く発症するとされ、房室結節回帰性頻拍は約2倍女性に多く、房室回帰性頻拍は約2倍男性に多いことが報告されている。一方、心房頻拍に男女差はないといわれている。発作性上室性頻拍症の中で房室結節回帰性頻拍と房室回帰性頻拍が全体の90％を占める。房室結節回帰性頻拍および房室回帰性頻拍は基礎心疾患のない健常人に起こることが多い。房室回帰性頻拍の原因となるWPW（Wolf-Parkinson-White）症候群は1,000人に2〜4人といわれ、3.7％で遺伝性があるほか、Ebstein奇形、修正大血管転位、三尖弁閉鎖、心内膜線維弾性症、僧房弁逸脱症などに合併しやすい[2]。とくにEbstein奇形の5〜25％にB型WPW症候群が合併するといわれている。WPW症候群の中で房室回帰性頻拍もしくは心房細動を呈するのは40〜80％といわれており、WPW症候群の患者すべてに頻拍発作が起こるわけではない。

心房頻拍はそのメカニズムにもよるが、とくに通常型心房粗動は高血圧患者や虚血性心疾患患者に合併しやすく、心房細動に合併することもしばしばある。また術後瘢痕部に関連したリエントリー性心房頻拍は心臓手術の既往がある患者（先天性心疾患）に生じるものである。つまり、基礎心疾患をもつ患者に生じる発作性上室性頻拍は心房頻拍の可能性が高く、基礎心疾患のない健常者に生じる頻拍は房室結節回帰性頻拍、もしくは房室回帰性頻拍である可能性が高いといえる。

心電図波形から発作性上室性頻拍の分類

発作性上室性頻拍は上室性の頻脈であり心室は洞調律と同じく房室結節からの興奮形態をとるため、通常は狭いQRS波を呈し、頻拍周期は150〜200/分であることが多い。しかし、症例によっては頻脈にともない心室内の変行伝導が生じ幅広いQRS波を呈することもあり、その際には心室頻拍との鑑別が必要となる。その他、特殊なタイプを除けば、体表心電図の波形から分類をある程度推測することができる。

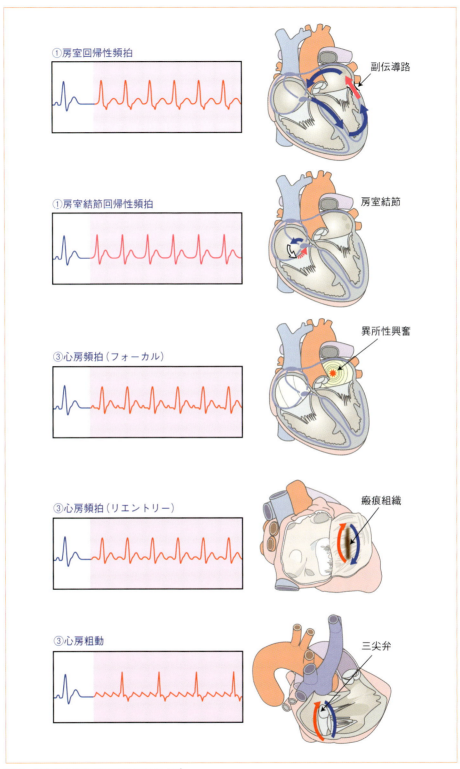

図4 発作性上室性頻拍の3つのタイプ

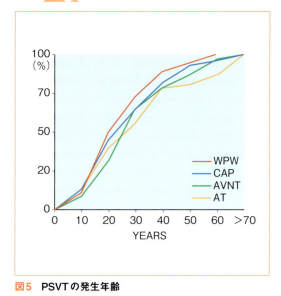

図5 PSVTの発生年齢

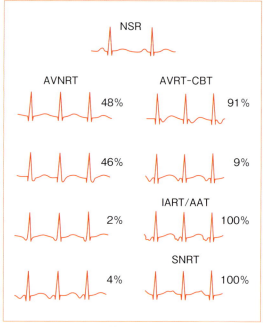

図6 PSVTにおけるP波とQRS波の関係
NSR：洞調律
AVNRT：房室結節回帰性頻拍
AVRT-CBT：房室回帰性頻拍
IART/AAT：心房頻拍
SNRT：同結節回帰性頻拍

　すなわち，①頻拍中の体表心電図において，QRS波（R）とその後に認めるP波（P'）の関係をみたとき，P'がQRS波に重なってP'同定が困難な場合，房室結節回帰性頻拍である可能性が高く，少し遅れた逆行性P'を呈する場合は房室回帰性頻拍の可能性が高くなる（図4, 6）[3]．これは，房室回帰性頻拍では興奮がいったん心室を伝播した後副伝導路を逆行するため，多少伝導に時間がかかることによる．一方，②long RP'（RP'＞P'R）を呈している場合は非通常型房室結節回帰性頻拍や心房頻拍を疑う必要がある．また，③頻拍中のP波とQRS波が1：1伝導でない場合は心房頻拍である可能性が高く，P波形が鋸歯状波を呈し基線がない場合は心房粗動と診断できる．とくに鋸歯状波がⅡⅢaVFで陰性，V1で陽性の場合，三尖弁輪を反時計回転方向に旋回する通常型心房粗動と診断することができる．

文献

1) Rodriguez LM, et al. Age at onset and gender of patients with different types of supraventricular tachycardias. Am J Cardiol 1992 ; 70 : 1213-1215.
2) Vidaillet HJ Jr, et al. Familial occurrence of accessory atrioventricular pathways（preexcitation syndrome）. N Engl J Med 1987 ; 317 : 65-69.
3) Josephson ME. Clinical cardiac electrophysiology : Techniques and interpretations, 2nd ed. Lea & Febiger, 1993.

（山下省吾　東京慈恵会医科大学附属病院　循環器内科）

発作性上室性頻拍（PSVT）

各論 2B 房室結節回帰性頻拍（AVNRT）

POINTS

1. 房室結節回帰性頻拍は，房室結節内で生じる小さなリエントリー回路を有する頻拍である．
2. 同頻拍の成立には，房室結節における二重伝導路（速伝導路，遅伝導路）の存在が必須であり，jump-up現象の有無，エントレインメント刺激に対する反応，頻拍中の心房−His束−心室の興奮様式などから診断できる．
3. 遅伝導路が本頻拍の至適アブレーション部位であり，電気生理学的および解剖学的アプローチを用いて焼灼部位を決定する．

メカニズムと診断

房室結節回帰性頻拍（atrioventricular nodal reentrant tachycardia：AVNRT）のメカニズムは房室結節内で生じるリエントリーである（図1）．すなわち，房室結節内に心房とヒス束を結ぶ伝導路が複数存在することでリエントリー回路が形成され，期外収縮によってリエントリー成立の条件を満たせば房室結節内でリエントリーが始まり頻拍を呈することになる．

上室性頻拍の診断をするために，電気生理学的検査（electrophysiological study：EPS）が必要となる．その基本として，高位右房（high right atrium：HRA），His束，冠状静脈洞（coronary sinus：CS）および右室心尖部（right ventricular apex：RVA）に電極を留置した状態で検査を進めていく．とくにHis電極は，心房波（atrium：A），His電位（His：H）および心室波（ventricle：V）がすべて観察できる部位へ留置することが重要であり，心房波−His束波−心室波（A-H-V）の関係に注目することが診断するうえでポイントとなる．

1）電気生理学的検査における特徴
①高位右房からの連続刺激
　刺激周期を短縮させていくと房室結節を通る房室伝導は徐々に伝導時間が長くなり（減衰伝導特性と呼ぶ）最終的に伝導がブロックされるWenckebach現象を呈し，その伝導性が評価できる．
②高位右房からの期外刺激
　房室結節回帰頻拍が形成されるうえで，房室結節での2重伝導路の存在が必須である．房室結節回帰性頻拍症例の房室結節には，伝導が早い"速伝導路（fast pathway）"と伝導が遅い遅伝導路（slow pathway）が存在する（図2）．房室結節回帰性頻拍

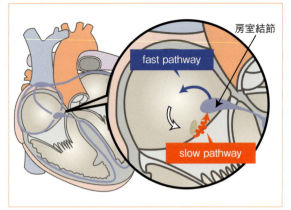

図1　房室結節回帰性頻拍（AVNRT）の機序
房室結節内に存在する二つの伝導路〔速伝導路（fast pathway：青矢印）と遅伝導路（slow pathway：赤矢印）〕を回路にしてリエントリーが生じ頻拍の原因となっている．

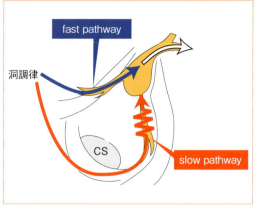

図2　房室結節内の二つの伝導路
洞調律時は速伝導路（fast pathway：青矢印）と遅伝導路（slow pathway：赤矢印）ともに順行性（心房から心室へ）に伝導している．

（AVNRT）症例において高位右房から期外刺激を行うと，基本刺激（周期600 ms）下（S1）においては速伝導路（fast pathway）を伝導するため，心房-His束伝導時間（AH時間）<120 ms，His束-心室伝導時間（HV時間）<55 msとなるが，最後に加える期外刺激（S2）を少しずつ短くしていくと房室結節速伝導路の減衰伝導特性（decremental property）により徐々に心房-His束伝導時間（AH時間）は延長していく．もし最終刺激（S2）を10 ms短くした際に心房-His束伝導時間（AH時間）が50 ms以上延長する現象（jump up現象と呼ぶ）を認めた場合は，速伝導路の減衰伝導ではなく，速伝導路は不応期となり伝導できなくなり遅伝導路を伝導したと考えることができる．すなわち，このjump up現象が認められることが速伝導路（fast pathway）と遅伝導路（slow pathway）の2重伝導路の存在の証明となる（2回jump up現象を呈した場合は3本の伝導路が存在することが示唆される）．この現象は，jump up現象は遅伝導路（slow pathway）が速伝導路（fast pathway）に比べて伝導速度が遅くかつ不応期は短いという電気生理学的特性に基づくものである（図3, 4）．すなわち，心房性期外刺激による興奮が速伝導路（fast pathway）の不応期にあるため伝導することができず，より不応期の短いslow pathwayを伝導することになるのである．

③右室心尖部からの連続刺激

　一般的に通常型房室結節回帰性頻拍（slow-fast AVNRT）をきたす症例では速伝導路（fast pathway）を介して心室から心房への逆伝導（室房伝導）を認め，心室からの興奮は房室結節を介して心房を興奮させる．この心房興奮周期が変化することで心室刺激から頻拍が誘発されることがあるが，一般的に心室刺激で通常型房室結節回帰線頻拍の誘発は困難である．一方，心房から心室方向への伝導が速伝導路（fast pathway），心室から心房への伝導が遅伝導路（slow pathway）を介する非通常型房室結節回帰性頻拍（slow-fast AVNRT）では心室刺激から誘発されることが多い．

④右室心尖部からの期外刺激

　右室心尖部から加える期外刺激は，逆伝導（室房伝導）の特性を評価するのに有用

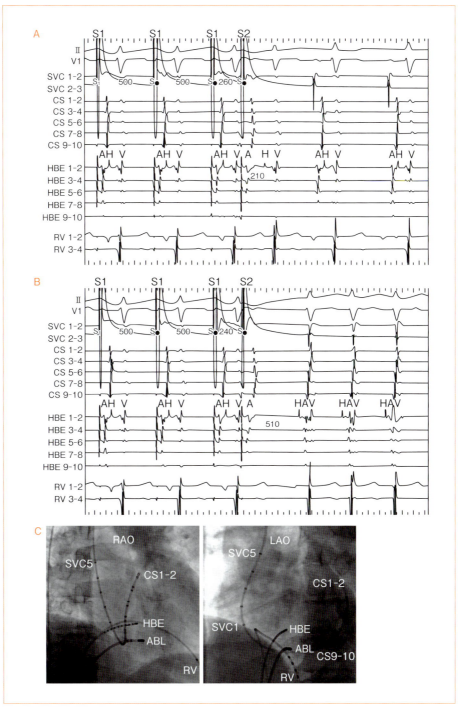

図3 高位右房からの期外刺激による jump up 現象
基本刺激周期（S1）＝500 ms，最終期外刺激（S2）＝260 ms（A）から S2＝240 ms（B）へと短縮した際に，His 電極において心房−His 束伝導時間（AH 時間）が 210 ms（A）から 510 ms（B）へ 300 ms の延長を認め（jump up 現象），頻拍が開始している．これは房室結節の順伝導が速伝導路から遅伝導路へ乗り移ったことを意味し，2 重伝導路の存在が示唆される．カテーテル位置は（C）を参照．
CS：冠状静脈洞，HBE：ヒス束電極，H：ヒス束波，RV：右室，SVC：上大静脈
RAO：右前斜位，LAO：左前斜位，ABL：アブレーションカテーテル

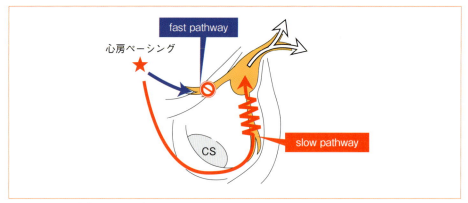

図4　jump up現象のメカニズム
期外刺激により，不応期の長い（興奮できる間隔の短い）速伝導路（fast pathway：青矢印）の伝導がブロックされ，遅伝導路（slow pathway：赤矢印）を通って心室へと伝導する．（jump up現象）

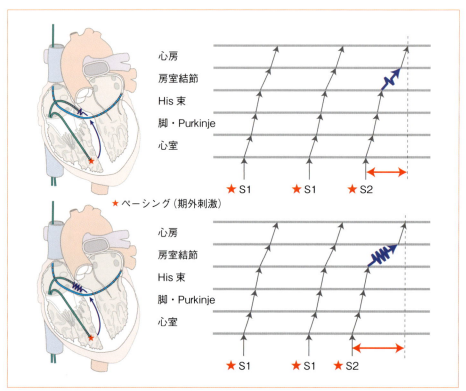

図5　房室結節（室房伝導）の減衰伝導特性
房室結節の伝導は，侵入してくる電気刺激の間隔が短くなればなるほど遅くなるという減衰伝導特性を有している．

である．基本刺激から最終刺激の周期を徐々に短縮させていった場合，最早期心房興奮部位が房室結節に留置したHis電極の心房波であり，かつ伝導時間が刺激周期を短くするごとに徐々に延長するという減衰伝導特性を示せば，その室房伝導は房室結節を介していると判断できる（図5）．室房伝導に二重伝導路が存在する場合は，房室伝導と同様にjump up現象を呈し，頻拍が誘発されることがある．

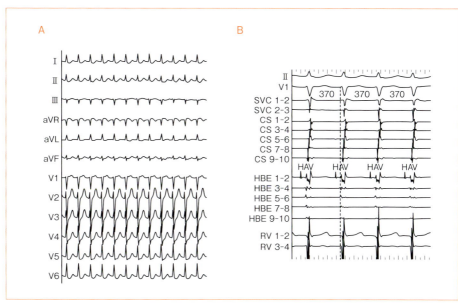

図6 通常型房室結節回帰頻拍（slow-fast AVNRT）体表面心電図と心内心電図
A：通常型房室結節回帰性頻拍時の12誘導心電図．房室結節から心室が興奮するためQRSは洞調律時と同様に幅の狭い波形（narrow QRS波）を呈し，P波ははっきりしない．
B：頻拍周期370msであり，His電極における興奮順序はHis-A-Vを呈している．AH＞HAかつ心房の最早期興奮部位はHis電極の心房波（点線）であり，典型的はslow-fast typeのAVNRTと考えられる．

2）通常型房室結節回帰性頻拍（slow-fast AVNRT）

　高位心房からの期外刺激によりjump up現象をともなって頻拍が誘発され（**図3**），かつ頻拍中に心房から心室への伝導時間が心室から心房への伝導時間より長ければ（AH時間＞HA時間）を呈していればslow-fast type（心房から心室方向（AH）は遅伝導路（slow pathway），心室から心房（HA）は速伝導路（fast pathway））の通常型房室結節回帰性頻拍（slow-fast AVNRT）を疑う所見となる．**図6**は通常型房室結節回帰性頻拍の体表面心電図（A）および心内心電図（B）であるが，速伝導路（fast pathway）は房室結節内にあるためHis束電極で記録される心房波があらゆる心房興奮の中で最早期であり，かつ心室から心房への伝導時間（VA間隔）が70ms未満と短くなっている[1]．さらに，頻拍中にHis束が興奮できないタイミング（不応期）で心室から加えた期外刺激が心房の頻拍周期に影響を与えないことも房室結節回帰性頻拍（AVNRT）の傍証となる．房室結節回帰性頻拍の回路はHis束を含むかもしくはHis束よりも心房側に存在するため，His束が興奮した直後，すなわちHis束が伝導できないタイミングで心室から刺激を加えても回路にその刺激は入り込めないため，頻拍周期には影響を与えないのである（リセット現象なし）．また，頻拍中に心室からエントレインメント刺激（頻拍周期より20ms短い周期で刺激する評価方法）を行うと，最終刺激後の興奮順序は心室→心房→心室（V-A-V）となり，最終刺激から次の心室興奮までの間隔（S last-V間隔）が頻拍周期より110ms以上長い場合は房室結節回帰性頻拍（AVNRT）の傍証となる（**図7A，B**）[2]．これは心室が頻拍回路に含まれず，離れてい

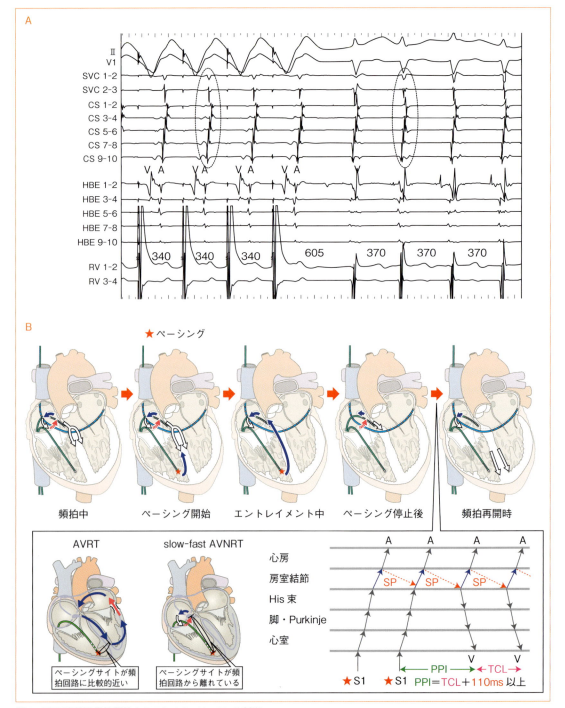

図7 房室結節回帰性頻拍中のエントレインメント刺激

A：頻拍中に右室心尖部から頻拍周期より20～30ms短い周期で連続ペーシングを行い，最後のペーシングから頻拍へ戻る際の様式を観察する．まず，右室心尖部での最終ペーシングから次の心室興奮までの時間（リターンサイクル（post pacing interval：PPI））は605msと頻拍周期に比して著明に延長しており（235ms延長），右室心尖部が頻拍回路から離れていることを示唆する所見である．また，最終刺激後の房室結節付近での興奮順序は（His束電位をみるとよい），心室→心房→心室（V-A-Vレスポンス）であり心房頻拍が否定される．その他，心室ペーシング中の心房興奮順序（CSの心房興奮パターン）は頻拍中と同様であることも心房頻拍を否定する傍証となる（点線）．

B：頻拍中に頻拍周期より20～30ms短い周期で右室心尖部からペーシングを開始すると頻拍回路に入り込むことが可能となり（エントレインメント），ペーシングを停止すると，再び頻拍が持続する．ペーシング部位を頻拍回路が離れていると，往復する伝導分だけリターンサイクルが長くなる．

ることを示唆する所見である．

＊**鑑別に注意を要する頻拍**：His近傍起源の心房頻拍（AT），His近傍の副伝導路（Kent束）を介した房室回帰性頻拍（AVRT）など

3）非通常型房室結節回帰性頻拍（fast-slow AVNRT）

　房室結節回帰性頻拍（AVNRT）の約10％にみられる比較的まれなタイプの頻拍である．通常型で認められる心房から心室方向への房室結節内の2重伝導（速伝導路と遅伝導路）が，反対向きの心室から心房方向（室房伝導）において存在する（図8）．心室からの期外刺激により心室心房方向への伝導においてjump upをともなって頻拍が誘発され（slow pathwayの伝導速度がfast pathwayよりも遅くかつ不応期はfast pathwayよりも短い），頻拍中に心房から心室への興奮時間（AH（V）間隔）が心室から心房への興奮時間（HA（V）間隔）よりも短い伝導（AH時間＜HA時間）を呈した場合，非通常型房室結節回帰性頻拍を疑う．この頻拍は心房から心室への伝導は速伝導路（fast pathway）を，そして心室から心房方向へは遅伝導路（slow pathway）を介す

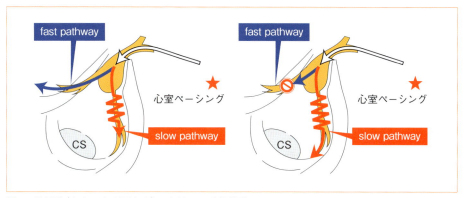

図8　逆伝導（心室から心房方向）における二重伝導路
速伝導路（fast pathway：青矢印）と遅伝導路（slow pathway：赤矢印）

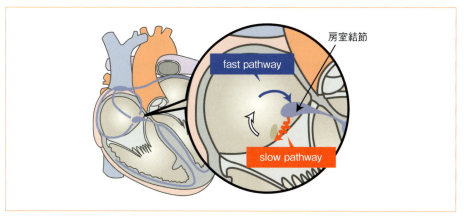

図9　非通常型房室結節回帰性頻拍（fast-slow type）
通常型とは逆に速伝導路（fast pathway：青矢印）を順行性（房室から心室方向）に伝導し，遅伝導路（slow pathway：赤矢印）を逆行性（心室から心房方向）に伝導することでリエントリー回路が形成される．

各論 2B

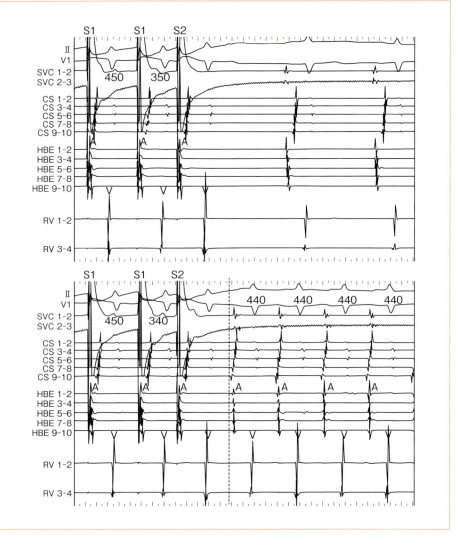

図10 高位右房からの期外刺激による非通常型房室結節回帰性頻拍
高位右房（上大静脈（SVC）付近）から基本刺激周期（S1）450 msで刺激した後，最終心房刺激（S2）を350 msから340 msへと短縮した際に，房室結節（His電極）においてAHの延長なしに頻拍が開始している．心房→心室→心房（A-V-Aレスポンス）の興奮順序で頻拍が誘発されており，最早期心房興奮部位は冠状静脈洞入口部（CS9-10）である（点線）．心室から心房への伝導時間（VA間隔）は心房から心室への伝導時間（AV間隔）よりも長く，非通常型房室結節回帰性頻拍が考えられる．この時点では冠状静脈入口部付近の心房頻拍（AT）や冠状静脈入口部（CS9-10）付近の副伝導路（Kent束）を介した正方向性房室回帰性頻拍（orthodromic AVRT）の可能性が考えられるため，診断確定のためにはこれらを除外する検査（他項参照）を行う必要がある．カテーテル位置は図7を参照．
A：心房波，CS：冠状静脈洞，HBE：ヒス束，RV：右室，SVC：上大静脈，V：心室波

るため，fast-slow typeと呼ばれる（図9）．また，本頻拍の12誘導心電図は，通常型とは違い心室から心房への伝導が長いため，逆行性のP波が後ろに来る特徴的な所見を占めず（図10），非通常型房室結節回帰性頻拍は心室刺激から誘発されることが多いが，心房刺激でも誘発可能である．心室から心房方向への逆行性遅伝導路（slow pathway）は冠状静脈洞（CS）下縁に位置していることが多いため，頻拍中の最早期心房興奮部位はHis電極における心房波ではなくCS入口部であることが多い（図11）．

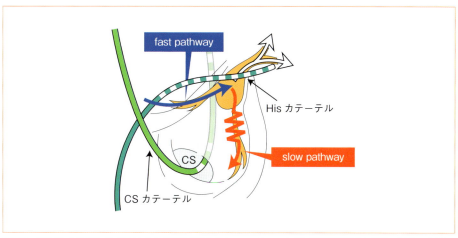

図11 逆行性(心室から心房方向)の遅伝導路(slow pathway)は冠状静脈洞入口部に心房への出口が存在する

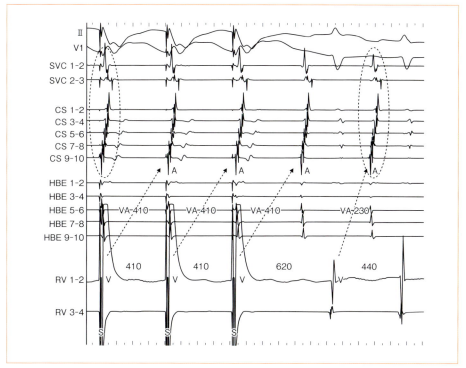

図12 エントレインメント刺激

この非通常型房室結節回帰性頻拍は周期440msであり,頻拍中に右室心尖部から刺激周期410msで連続ペーシングを行い(エントレインメント刺激),最後のペーシングから頻拍へ戻る際の様式を観察する.まず,右室心尖部でのペーシングから次の心室興奮〔リターンサイクル(post pacing interval：PPI)〕は620msと頻拍周期440msに比して著明に延長しており(プラス180ms),右室心尖部が頻拍回路から離れていることが示唆される.さらに,ペーシング中の心室心房伝導時間(VA間隔)が頻拍中のそれよりも70ms以上延長していることも(点線矢印)心室心房方向の逆伝導が副伝導路(Kent束)を介している可能性が低くなる所見である.また,最終刺激の興奮順序が心室→心房→心室(V-A-Vレスポンス)であり,心房頻拍〔通常心房頻拍の場合は,心室→心房→心房→心室(V-A-A-Vレスポンス)となる〕が否定的となる.さらに心室ペーシング中の心房興奮順序〔上大静脈(SVC)および冠状静脈洞(CS)の心房興奮パターン〕は頻拍中と同様であることも心房頻拍を否定する傍証となる(点線枠内).以上より同頻拍は非通常型房室結節回帰性頻拍(fast-slow AVNRT)と考えられる.

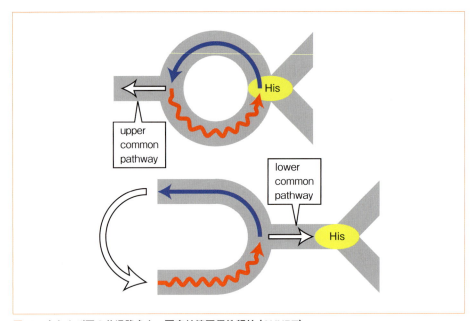

図13　上および下の共通路をもつ房室結節回帰性頻拍（AVNRT）

また，通常型房室結節回帰性頻拍（slow-fast AVNRT）と同様，頻拍中心室からの期外刺激によって心房興奮周期は影響されず（reset現象なし），エントレインメント後のresponseは心室→心房→心室（V-A-V）の順となり，かつ最終刺激から次の心室興奮までの時間（return cycle）も延長する（図12）．

＊**鑑別に注意を要する頻拍**：CS入口部近傍の遅速副伝導路（slow Kent）を介した房室回帰性頻拍（PJRT：permanent form of junctional reciprocating tachycardia），CS入口部近傍の心房頻拍（AT）

4）特殊な房室結節回帰性頻拍（lower common/upper common AVNRT）

　通常，房室結節の上端は心房，下端はHisと考えられており，His束は房室結節回帰性頻拍の回路に含まれていることがほとんどであるが，まれに速伝導路（fast pathway）と遅伝導路（slow pathway）下端とHis束までの間に共通伝導路（lower common pathway）を有するものがある．この場合His束が回路に含まれていないため，房室結節回帰性頻拍においても頻拍中にHis束のみがブロックされれば，房室結節回帰性頻拍中に房室ブロックを伴っているにもかかわらず，頻拍が持続する現象が認められる．逆に速伝導路（fast pathway）と遅伝導路（slow pathway）上端から心房まで共通伝導（upper common pathway）を有する症例も報告されている（図13）．通常の房室結節回帰性頻拍（AVNRT）は心房と心室の伝導比は1：1であり房室ブロックが起こった場合は，頻拍は停止するが，共通伝導路（common pathway）を有する場合，たとえ房室結節回帰性頻拍（AVNRT）中であっても頻拍は持続することもある．すなわち房室伝導が1：1でない（頻拍中に房室ブロックが認められた）からといって房室結節回帰性頻拍（AVNRT）を否定することはできない．

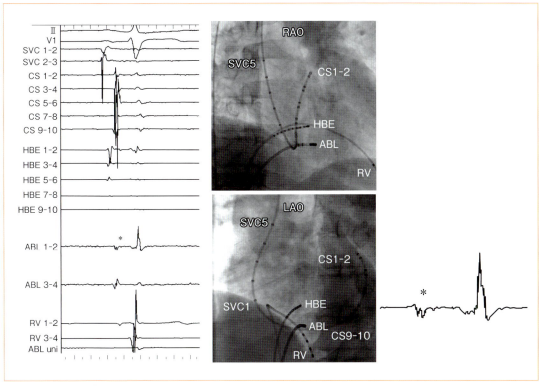

図14　遅伝導路アブレーション(1)
電位指標かつ解剖学的アプローチにて遅伝導路焼灼を施行．心房波：心室波＜1：10となる部位で，fragmentationを呈する心房波(slow-pathway potential)を標的とする(＊)．解剖学的にはCS入口部下縁やや前方からマッピングを開始し，本症例は至適通電部位がCS入口部下縁のレベルに位置していた．同部位はHis束から1cm以上離れている．
ABL：アブレーションカテーテル，CS：冠状静脈洞，HBE：His束電極，LAO：左前斜位，RAO：右前斜位，RV：右室，SVC：上大静脈

治療（アブレーション）

　通常型房室結節回帰性頻拍(slow-fast AVNRT)に対するアブレーションは，心房から心室への順行性遅伝導路(slow pathway)が標的となる．順行性の遅伝導路(slow pathway)は冠状静脈洞(CS)入口部上縁前方付近に位置していることが多く，ある程度解剖学的にその場所を予測することができる．冠状静脈洞(CS)入口部上縁前方付近にて洞調律時，遅伝導路は右房興奮とHis束興奮の間に存在し，その心房波が心室波の大きさの10分の1以下(A波：V波＜1：10)であることが望ましい．また，遅伝導部位では伝導時間が長く興奮時間もゆっくりであるため心房波はある程度の幅があり，"クシャクシャ"(fragmentと呼ぶ)した心房波となることが多く，slow-pathway potentialと呼ばれる(図14)．これらの条件を満たした部位が遅伝導路と考えられ，アブレーションを施行することとなるが房室結節に近接しているため，房室結節そのものの損傷には十分注意しなくてはならない．まずHis束電位が記録される部位を通電前に必ず確認し，焼灼部位がHis束電位記録部位から1cm以上離れていることが望ましい(図15)．良好な電位が得られた場所がHis束電位に近い(1cm未満)場合は，房室結節損傷リスクを回避するために，Hisから離れた部位(CS入口部下縁レベル)

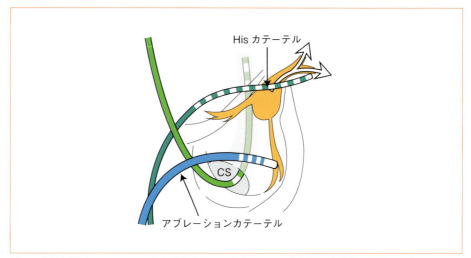

図15 遅伝導路（slow pathway）の焼灼中はHis束カテーテルを留置した状態で行う

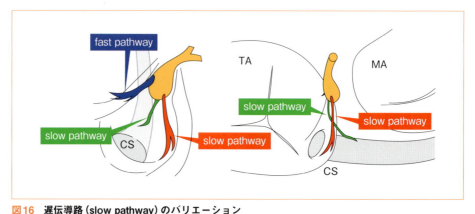

図16 遅伝導路（slow pathway）のバリエーション
遅伝導路（slow pathway）は順行性（心房から心室方向：緑）と逆行性（心室から心房方向：赤）で場所が異なる．

からマッピングをし直すべきである．遅伝導路焼灼中に出現する房室結節調律（junctional rhythm）は効果的な焼灼を意味するが，房室結節調律（junctional rhythm）の出現間隔が短い場合（acceleration）は房室結節損傷に対する反応である可能性があるため直ちに焼灼を中止する．また，焼灼中は体表面心電図を含めすべての電位注意を払い房室ブロックだけでなく，心室心房方向への室房ブロックを認めた際も房室結節損傷の可能性があるため直ちに焼灼を中止しなければならない．

非通常型房室結節回帰性頻拍（fast-slow pathway）に対するアブレーションも，遅伝導路の焼灼を目標に施行されるが，通常型房室結節回帰性頻拍（slow-fast AVN-RT）が洞調律時に遅伝導路を同定して行うのとは異なり，頻拍中に遅伝導路のマッピングを施行する．これは，遅伝導路（slow pathway）が順行性（心房から心室方向）と逆行性（心室から心房方向）のものが同一ではないためである（図16）．すなわち，逆行性の遅伝導路を探すには，遅伝導路を電気が伝導している必要があるため頻拍中に心房が最も早く興奮する部位，すなわち遅伝導路の出口をマッピングする必要があ

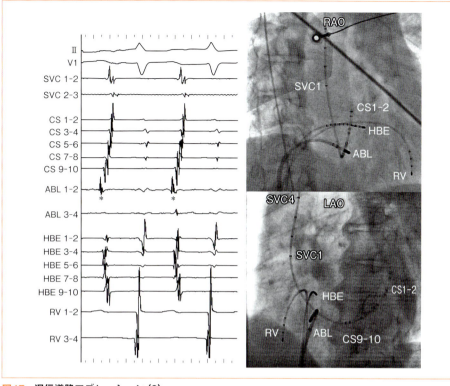

図17 遅伝導路アブレーション（2）
頻拍中に心房最早期興奮部位のマッピングを行ったところ，冠静脈洞（CS）入口部にCS9-10から25ms先行した電位を認め（＊），同部位の焼灼にて1秒以内で頻拍は停止し，逆伝導の遅伝導路は消失した．アブレーションカテーテル（ABL）は，透視上でも冠静脈洞（CS）の下端に位置しているのが分かる．
ABL：アブレーションカテーテル，CS：冠状静脈洞，HBE：His束電極，LAO：左前斜位，RAO：右前斜位，RV：右室，SVC：上大静脈

る．一般的に逆行性の遅伝導路（slow pathway）は冠状静脈洞（CS）入口部付近に位置しているため同部位で頻拍中の最早期興奮部位のマッピングを行い，焼灼を行う（図17）．焼灼の際には通常型房室結節回帰性頻拍（slow-fast AVNRT）と同様，房室結節の損傷に十分注意する必要がある．

房室結節回帰性頻拍（AVNRT）アブレーションのエンドポイントは，あらゆる刺激によっても頻拍の誘発不能かつ遅伝導路（slow pathway）の消失とされている．しかし，β刺激薬（イソプロテレノール）投与下において1エコー（遅伝導路（slow pathway）は残存するがプログラム刺激により2周以上回らないところまで障害されたことを確認）までででもエンドポイントとしてよいとされる．また，房室結節に対する損傷の有無を確認するために，アブレーション前に比して心房からHis束までの伝導時間（AH間隔）やHis束から心室までの伝導時間（HV間隔）の延長がないことも確認することを忘れてはならない．

文献

1) Knight BP, et al. Diagnostic value of tachycardia features and pacing maneuvers during paroxysmal supraventricular tachycardia. J Am Coll Cardiol 2000；36：574-582.
2) González-Torrecilla E, et al. First postpacing interval after tachycardia entrainment with correction for atrioventricular node delay：a simple maneuver for differential diagnosis of atrioventricular nodal reentrant tachycardias versus orthodromic reciprocating tachycardias. Heart Rhythm 2006；3：674-679.

〔山下省吾　東京慈恵会医科大学附属病院 循環器内科〕

発作性上室性頻拍（PSVT）

各論 2c 房室回帰性頻拍（AVRT）

POINTS

1. 房室回帰性頻拍は，房室結節および副伝導路を介して生じるリエントリー性頻拍であり，副伝導路の存在（WPW症候群）が必須となる．
2. 順行性の副伝導路（顕性WPW）は，心電図上においてデルタ波として同定が可能であるが，逆伝導のみの副伝導（不顕性WPW）もあることを念頭に置く必要がある．
3. 心房心室間の副伝導路部位の同定を行い，同部位をカテーテルアブレーションにより断絶することができれば根治できる．

メカニズムと診断

　房室回帰性頻拍（atrioventricular reciprocating tachycardia：AVRT）のメカニズムは，房室間に副伝導路（Kent束）が存在することで房室結節および副伝導路を介して生じる，房室間のリエントリーである（図1）．同頻拍は副伝導路（房室結節以外の心房心室間の電気的交通路）の存在が必須であり，いわゆるWPW（Wolf-Parkinson-White）症候群の患者に生じる頻拍である．副伝導路を順行性（心房から心室）に電気が伝導している場合（顕性WPW症候群と呼ぶ）洞調律下においてデルタ波を呈するため（図2），このような患者が頻拍を呈した際には房室回帰性頻拍を疑う根拠となる．しかし，逆伝導（心室から心房）のみ伝導可能な副伝導路もあるため，洞調律下でデルタ波が確認できなかったとしても実は副伝導路が存在しAVRTを生じる可能性がある（不顕性WPW症候群と呼ぶ）（図3）．いずれにしてもWPW症候群において

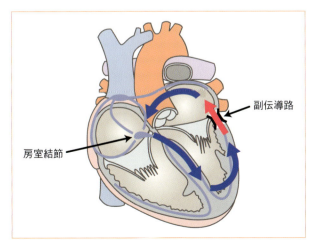

図1　房室回帰性頻拍
心房から房室結節を介して心室へ伝導し，心室から副伝導路（Kent束）を経由して心房に伝導する回路により頻拍が生じる．

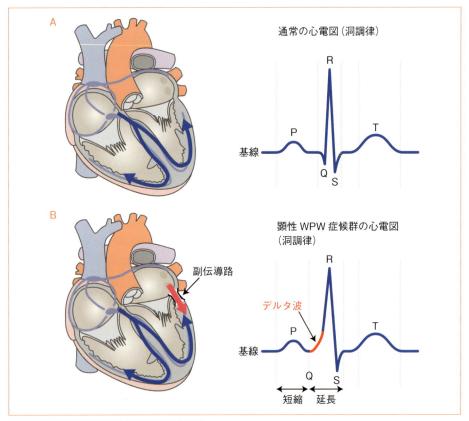

図2 顕性WPW症候群の洞調律中の心電図
心房から心室への伝導は通常房室結節1個所であるが(A),心房から心室へ電気を通す副伝導路が存在する場合は,2個所から心室の興奮が開始されるため,デルタ波と呼ばれる特徴的な心電図上の波形を示す(B).

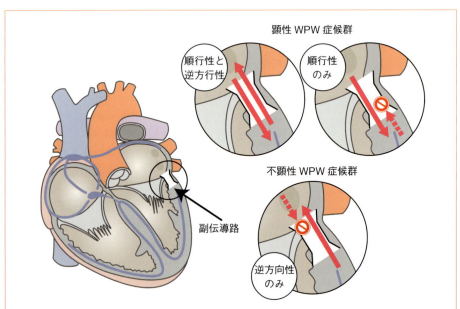

図3 様々な伝導形態をもつ副伝導路
WPW症候群の副伝導路には,心室から心房へのみの伝導をもつものもあり不顕性WPW症候群といわれる.一方,心房から心室のみ,もしくは心房から心室そして心室から心房の双方の伝導をもつものを,洞調律時にデルタ波を形成し副伝導路の存在が分かるため顕性WPW症候群と呼ばれる.

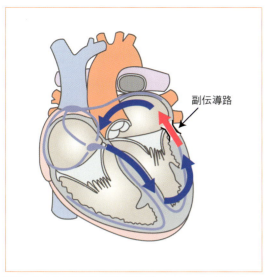

図4 正方向性房室回帰性頻拍（Orthodromic AVRT）

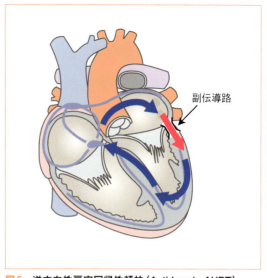

図5 逆方向性房室回帰性頻拍（Antidromic AVRT）

は，房室結節回帰性頻拍と同様に，期外収縮によってリエントリー成立条件を満たせば房室間でリエントリーが生じ，頻拍を呈することになる．房室結節を心房から心室へ順伝導し，副伝導路を心室から心房へと逆伝導するタイプを正方向性房室回帰性頻拍（Orthodromic AVRT）といい，約90％を占める（図4）．一方，副伝導路を心房から心室方向へ順伝導し，房室結節を心室から心房方向へ逆伝導するタイプを逆方向性房室回帰性頻拍（Antidromic AVRT）と呼ぶ（図5）．正方向性房室回帰性頻拍のリエントリー成立は，副伝導路の伝導速度が房室結節よりも速く，かつ不応期は房室結節よりも長いという電気生理学的特性に基づいている．

一般的に，頻拍数は150〜240/分であり房室結節回帰線頻拍症より少し速いことが多い．180/分であれば房室回帰性頻拍症の可能性が高くなる．正方向性房室回帰性頻拍は房室結節を順伝導するため，心室内の変行伝導をともなわない限り幅の狭い洞調律時と同様のQRS波を呈し，逆方向性房室回帰性頻拍は副伝導路を順伝導し心室興奮が房室結節ではなく，副伝導路が存在する部分から開始されるため，幅の広い洞調律時と同様もしくはさらに幅の広いQRS波となり，12誘導心電図においては心室頻拍（VT）の鑑別が必要になることもある（図6）．その際，洞調律時の心電図にてデルタ波が存在する場合やアデノシン急速静注により房室結節伝導を抑制することで頻拍が停止した場合は，逆方向性房室回帰性頻拍の可能性が強くなる．

副伝導路の分布に関しては，約半数が左室自由壁に，1/4が後中隔に，1/8が右室自由壁に，残りが前中隔あるいは中部中隔に存在するとされ，5〜15％で一本ではなく複数存在するといわれている[1]．顕性WPW症候群の症例であれば，洞調律時のデルタ波の極性により副伝導路部位を予測することが可能であり，診断の手助けとなる（図7）[2]．その他簡便な副伝導路部位特定方法として，体表心電図上V1誘導において陽性のデルタ波をA型，rSをB型，QrもしくはQSをC型とした場合，それぞれ左室後壁，右室側壁，中隔に副伝導路があると推測できる方法もある（図8）．

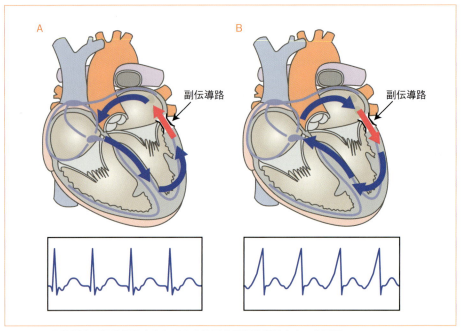

図6 正方向性房室回帰性頻拍（A）と逆方向性房室回帰性頻拍（B）の心電図
正方向性房室回帰性頻拍は房室結節から心室が興奮するため，洞調律時と同じQRS波となるが（A），逆方向性房室回帰性頻拍の場合は副伝導路付着部位から心室が興奮するため幅の広いQRS波となる（B）．

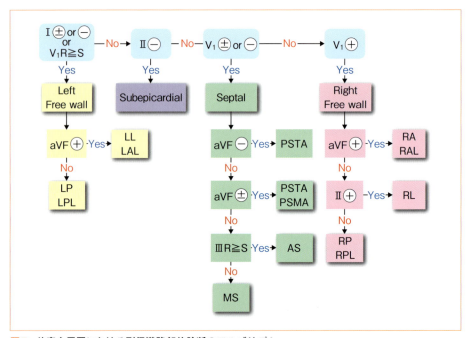

図7 体表心電図における副伝導路部位診断のアルゴリズム
（Arruda MS, et al. J Cardiovasc Electrophysiol 1998；9：2-12より）

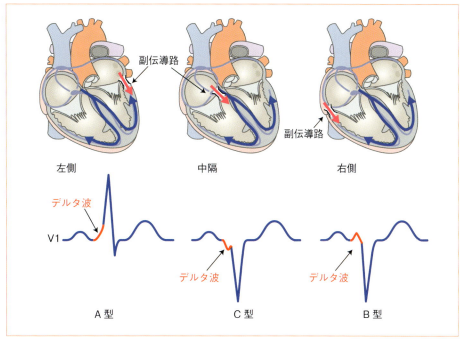

図8 体表面心電図V1でのWPW症候群の分類

電気生理学的検査（EPS）

1）高位右房連続刺激

　顕性WPW症候群の場合，心房刺激時（洞調律時でも可）の心臓内興奮順序を検討することで副伝導路の部位同定が可能となる．例えば，左室の側壁に副伝導路が存在する場合には，冠状静脈洞に挿入した電極カテーテルで洞調律時にもっとも早く，また心房と連続して興奮している部位が副伝導路の存在箇所であることがわかる（図9）．顕性WPW症候群の場合，副伝導路の有効不応期（ERP）は房室結節のそれよりも短いため，刺激周期を短くしていくと，より房室結節の伝導が弱く，そして副伝導路の伝導が優位となり，デルタ波がより明瞭となる（副伝導路の同定が容易となる）．また，副伝導路を介した順伝導が250ms以下で1：1伝導を呈する場合は，偽性心室頻拍（pseudo ventricular tachycardia）を起こすリスクとなるとされる．一方，不顕性WPW症候群の場合は通常の房室結節の伝導を評価することになる．

2）高位右房からの期外刺激

　顕性WPW症候群の場合，房室結節および副伝導路の不応期をそれぞれ評価できる．一般的に副伝導路は房室結節と異なり減衰伝導特性を認めないことが特徴である．すなわち，副伝導路を通る電気の速度はどのようなタイミングでも一定であり，不応期になると突如伝導がブロックされる．一方，房室結節を介する伝導は刺激間隔が短くなると伝導速度が遅くなる特徴（減衰伝導特性）があるため，徐々に伝導時間が延長し不応期になると伝導がブロックされるという所見が認められる．

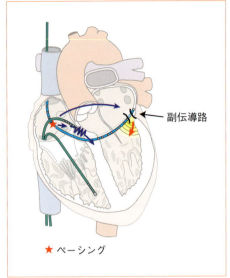
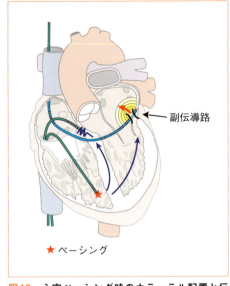

図9 高位右房刺激時のカテーテル配置と伝導の様子

図10 心室ペーシング時のカテーテル配置と伝導の様子

3) 心室連続刺激

室房伝導が房室結節もしくは副伝導路を介しているかを評価するために行われる．不顕性WPW症候群の場合，洞調律時には副伝導路を伝導しないためその部位同定ができない．しかし，心室刺激を行った際にもっとも早く興奮する心房部位を観察することで，順伝導がない不顕性WPW症候群においても副伝導路の部位が同定可能である．すなわち，心室刺激中にもっとも早く心房が興奮した部位に副伝導路が存在することになる（図10，11）．

4) 心室からの期外刺激

右室心尖部から期外刺激を加え，徐々にその周期を短縮させていくと，逆伝導（室房伝導）の特性をみることができる．心房期外刺激時の伝導特性と同様，心室刺激の心室から心房方向への逆伝導においても，房室結節と副伝導路では伝導様式に違いが存在する．すなわち，房室結節では減衰伝導が認められ，刺激間隔を短縮していくと伝導速度が遅くなるが，副伝導路ではこの減衰伝導特性は認められないため，刺激間隔を短くしても伝導速度が変化することはなく，突如として伝導ブロックを生じる．最早期心房興奮部位がHis電極の心房波であり，かつ上記の減衰伝導特性を示せば，室房伝導は房室結節を介している可能性が高い．一方，最早期心房興奮部位がHis電極の心房波以外であり，かつ減衰伝導特性を示さなければ，室房伝導は副伝導路を介していると考えられる．

正方向性房室回帰性頻拍（Orthodromic AVRT）

頻拍中の心内心電図における特徴は，His束（房室結節）における興奮順序がHis束波→心室波→心房波（H-V-A）であり，最早期心房興奮部位は副伝導路部位となる．

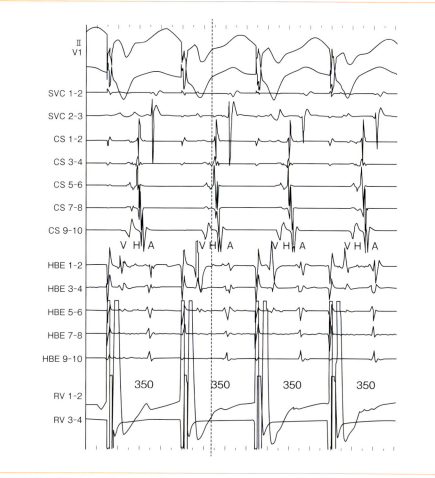

図11 連続心室刺激および，高位心房からの期外刺激
右室心尖部からの連続刺激にて心室興奮の後に心房興奮が認められ，1：1室房伝導が存在することがわかる．心房最早期興奮部位はCS3-4でありHis束の心房興奮よりも早い（点線）．逆伝導は副伝導路（Kent束）を介していると考えられる．
A：心房波　H：His束波　V：心室波

　また，頻拍中の心房と心室の興奮は必ず1：1である（図12）．左心系（僧房弁輪側）の副伝導路を介している場合，冠状静脈洞（CS）の遠位部まで電極カテーテルを留置することで，頻拍中に心室および心房の連続興奮電位を記録することが可能となり，副伝導路の部位診断に役立つ．一方，右心系（三尖弁輪側）の副伝導の場合には，三尖弁輪に電極を留置することで同様にして副伝導路部位の同定ができる（図13）．
　一般的に，房室回帰性頻拍の回路は心房筋および心室筋を介しているため，その回路が房室結節回帰性頻拍に比して大きくなり，頻拍中の心室興奮と心房興奮（VA間隔）が70ms以上となり房室結節回帰性頻拍に比して長い．さらに，心室がリエントリー回路に含まれていることから，頻拍中にHis不応期のタイミングで右室から加えた単発の期外刺激が心房を捕捉するため心房興奮周期が短縮する現象が認められる（リセット現象）（図14）．リセット現象は，房室結節回帰性頻拍との鑑別に有用であるが，左心系副伝導路の場合，右室心尖部などエントリー回路に含まれない部位から

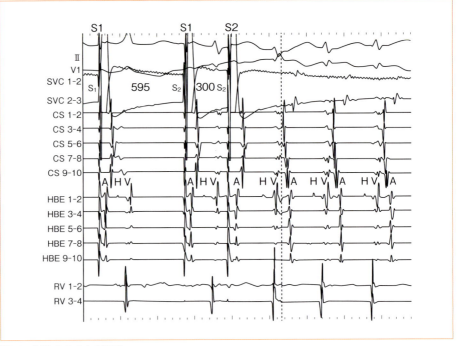

図12 頻拍中の心内心電図
高位心房からの期外刺激を行うと，AHは減衰伝導を認めるものの，2重伝導路を示唆する所見はなく，jump up現象をともなわず頻拍が誘発された．房室結節は心房（A）→His束（H）→心室（心室）の順で興奮しており，また冠状静脈洞（CS）の3-4で心室興奮の後もっとも早く興奮している．CS3-4の部分に存在する副伝導路を介した正方向性房室回帰性頻拍症であることが分かる．A：心房波　H：His束波　V：心室波

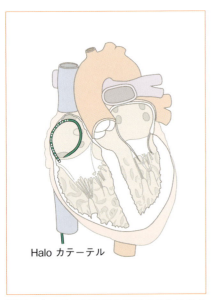

図13 右心系の副伝導を診断するためのカテーテル配置図

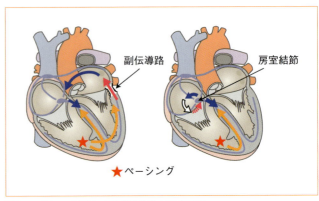

図14 リセット現象の図（解説は本文を参照）

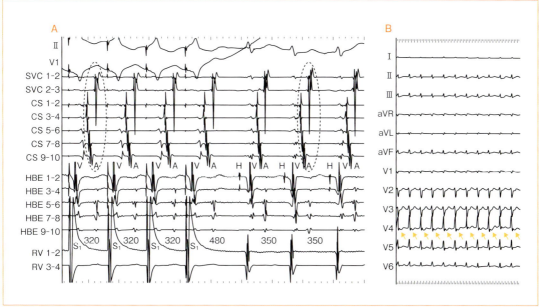

図15 頻拍中のエントレインメント刺激

A：頻拍周期350 msの房室回帰性頻拍中に右室心尖部から320 msの周期でペーシングを行ったところ，最後のペーシングから次の心室興奮までの時間（post pacing interval：PPI）は480 msと頻拍周期に比して著明に長く，右室心尖部が頻拍回路から離れていることを示唆する所見である．一方，最終ペーシング後は心室→心房→心室（V-A-V）レスポンスであり心房頻拍は否定され（本症例では冠状静脈洞（CS）9-10をみるとわかりやすい），心室ペーシング中の心房興奮順序（冠状静脈洞（CS）カテーテルの心房興奮パターンを見るとわかりやすい）は頻拍中と同様であり（点線枠内），かつ，心房興奮部位は冠状静脈洞（CS）3-4が最早期であることから順伝導（心房から心室）は房室結節を，逆伝導（心室から心房）は副伝導路（Kent束）を介した正方向房室回帰性頻拍と考えられる．右室からのエントレインメント刺激によるPPIが頻拍周期に比して延長するのは，副伝導路が左心系にあるため右室心尖部が頻拍回路から離れていることによる．

B：本頻拍は正方向性房室回帰性頻拍であるため頻拍中の12誘導心電図は洞調律時と同様の幅の狭いQRSとなり，逆行性のP波（心房興奮）はQRS波（心室興奮）に近くなり，いわゆるshort RP'を呈している（矢印）．

の刺激では，その刺激が頻拍回路に入り込めないため，リセットされないこともあるので注意を要する．また，頻拍中に右室心尖部からエントレインメント刺激（頻拍周期より20 ms短い周期で刺激）を行うと，最終刺激後の心臓の興奮順序は心室→心房→心室（V-A-V）となり，また最終刺激から次の心室興奮までの間隔が110 ms以下（右室心尖部が頻拍回路に近接していることを示唆する）となることも房室回帰性頻拍の傍証となる（図15）．

その他，房室結節に近接した副伝導を有する場合は，ヒス近傍から高出力で心室ペーシングを行い，徐々に出力を下げ，幅の狭いQRS（His束を直接刺激している状況）から幅の広いQRS（His束は刺激しておらず，右心室を刺激している状況）時の心室から心房への興奮間隔（VA interval）を比較し，その間隔が不変であれば副伝導路，延長していれば房室結節を逆伝導していると判断できる（Para-Hisian pacing法という）（図16）[3]．また，頻拍中に幅の狭いQRS波から脚ブロックなど心室内の変行伝導が原因となって幅の広いQRS波へ変化した際に頻拍周期が延長した場合，脚ブロックと同側の副伝導路を介した房室回帰性頻拍を疑う傍証となる（Coumel現象：左心系に副伝導路がある場合，回路に含まれる左脚がブロックを呈すると頻拍回路が延長

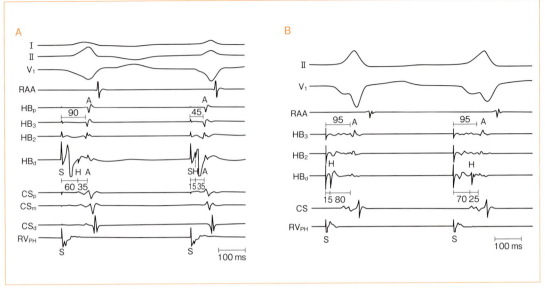

図16 Para-Hisian pacing 法
このペーシング法は，房室結節付近に副伝導路が疑われる場合に，房室結節を伝導しているのか，房室結節近くの副伝導路を伝導しているのかを見極める方法である．

A：本症例は，房室結節回帰性頻拍（AVNRT）の患者で房室結節付近の副伝導路が存在しない症例である．左側の1拍目は，低出力ペーシングでHis束付近をペーシングしているが，出力が弱いためHis束を直接刺激できておらず右室心筋のみを捕捉しているためSH＝60msと刺激からHis束波まで60msかかっている．一方，高出力ペーシングでペーシングしている右側の2拍目は，直接His束を刺激しているため刺激からHis束波（SH）まで10msと短縮しているのが分かる．しかし，His束波から心房波まで（HA）の時間は35msと双方で同じであることから，室房伝導は房室結節を介していると考えられる．

B：（A）と同様出力の違いにより刺激とHis束波（SH）の間隔は変化しているが，心室波から心房波（VA）までの時間は95msで変化していない．これは副伝導路を介した室房伝導であることを示唆する所見である．

(Hirao K, et al. Circulation 1996；94：1027-1035 より)

し頻拍周期も延長する一方，右心系に副伝導路がある場合は，その回路に含まれる右脚がブロックされると頻拍周期が延長する現象）．

逆方向性房室回帰性頻拍（Antidromic AVRT）

逆方向性房室回帰性頻拍は副伝導路を介して心房から心室へ伝導するため，頻拍中は幅の広いQRSを呈する（図17）．心内心電図においては，His束（房室結節）での興奮順序は心房→心室→His束（A-V-H）となり，正方向性房室回帰性頻拍とは異なる．副伝導路が左心系にある場合は，CSに留置した電極において心房波と心室波（AV）の連続電位が確認でき，副伝導路部位の特定に役立つ（右側の場合は三尖弁輪に電極を留置することで同様の連続電位から副伝導路部位の同定ができる）．

特殊な房室回帰性頻拍
(permanent form of junctional reciprocating tachycardia：PJRT)

通常，副伝導路は減衰伝導特性を有さないが，一部の副伝導にその特性をもつものがある．その多くは右室中隔，冠状静脈洞入口部付近に副伝導路を有し，頻脈発作の出現と停止を頻回に繰り返す様式が一般的である．また，副伝導を介した室房伝導の

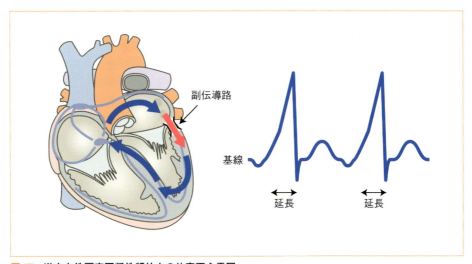

図17　逆方向性房室回帰性頻拍中の体表面心電図
心室は副伝導路付着部位から興奮する波が続くため，幅の広いQRS波となる．

伝達速度が通常の副伝導路と違い遅いために体表心電図上はQRS波からP波までが長くなる，いわゆるlong RP'を呈するのが特徴的である．すなわち，房室伝導に減衰伝導を認めた場合でも特殊な房室回帰性頻拍（AVRT）を完全に否定することはできないため注意が必要である．

治療（アブレーション）

　同頻拍に対するアブレーションは副伝導路の根絶がエンドポイントとなる．一般的に副伝導路のファイバー束幅は心室側＜心房側であるとされるため，心室からのアプローチが焼灼しやすいとされる．しかしながら，心室でのアブレーションカテーテルの操作は心房と比較すると難しくなることも理解しておく必要がある．左心系副伝導路であれば，まず経大動脈的に左室へカテーテルを進め，僧房弁下にアブレーションカテーテルを進め副伝導路の焼灼を行う．副伝導路は心房と心室の間にあり，弁輪部が標的となるため，焼灼部位における理想的な電位は，心房波高：心室波高（A：V波高）＝1：1かつ，心房心室（AV），また心室ペーシング中や頻拍中では心室心房（VA）の連続電位が得られる部位となる（図18）．アブレーションカテーテルは3.5mm-tipを用いて出力は30～40Wとし，焼灼中に副伝導路を介した伝導が離断されることを確認できれば成功と判断できる（図19）．

　弁下アプローチは僧房弁基部の狭くかつ血流の少ない部位が標的となるため，焼灼中温度が上がりやすく十分な出力が得られないことがある．その際にはイリゲーションカテーテルの使用もしくは弁上アプローチを試みる必要がある．また，副伝導路が左心系側壁（3時方向）の症例に関しては，経心房中隔による弁上アプローチが有効なため検討してもよい（図18B）．一方，右心系副伝導路に対しては右房からの弁上アプローチとなるが，固定が困難な症例が多いため，副伝導路の部位に応じたロングシースの選択が重要となる．現在は，可変式シースを用いるとアブレーションカテー

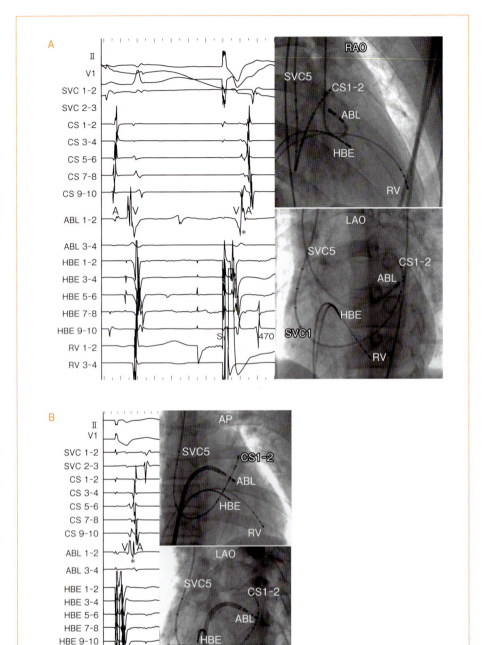

図18 副伝導路通電部位
A：経大動脈アプローチにて冠状静脈洞(CS)3-4付近の弁下にアブレーションカテーテルは位置しており，同部位において心室ペースの際にVA連続電位が確認されるが(＊)，洞調律下において心房波高：心室波高(A：V)＜1：10であり心房波が小さい(アブレーションカテーテルが弁輪の心室側に位置していると考えられる)．同部位にて焼灼を行ったところ一時的に副伝導の消失が得られたが，通電終了後再伝導を繰り返し，同部位では副伝導路の離断には至らなかった．
B：経心房中隔アプローチ：可変タイプのロングシースを用いて冠状静脈洞(CS)3-4付近の弁輪にアブレーションカテーテルは位置しており，同部位において心室ペースの際に心室心房(VA)連続電位が得られ(＊)，かつ心房波：心房波(A：V)＝1：1の良好な心房心室波が得られた．

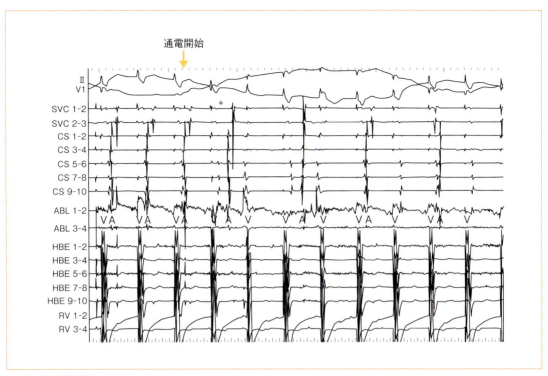

図19 副伝導路離断
図18(B)の位置で焼灼を施行したところ，通電開始後1秒で副伝導路の離断に成功した．心室刺激下で通電を行っており，副伝導路離断後は室房伝導が消失し(＊)，その後心房興奮との解離がみられる．

テルを固定しやすく，右心系の副伝導路焼灼に有用である．また，前中隔(0〜3時方向)の副伝導路に関しては左鎖骨下静脈からのアプローチにより良好な固定が得られることもある．なお，前中隔の副伝導路はHis束が近接しているため，その損傷には十分に注意しなければならない．

文献

1) Raymond Y, et al. The Wolff-Parkinson-White syndrome. Cell to Bedside, 2nd ed. WB Saunders, 1995, 200.
2) Arruda MS, et al. Development and validation of an ECG algorithm for identifying accessory pathway ablation site in Wolff-Parkinson-White syndrome. J Cardiovasc Electrophysiol 1998；9：2-12.
3) Hirao K, et al. Para-Hisian Pacing：A new method for differentiating retrograde conduction over an accessory AV pathway from conduction over the AV node. Circulation 1996；94：1027-1035.

（山下省吾　東京慈恵会医科大学附属病院　循環器内科）

発作性上室性頻拍（PSVT）

各論 2D 心房粗動（AFL）および心房頻拍（AT）

POINTS

1. 心房頻拍は局所発火型，マイクロリエントリー，マクロリエントリーの3つに分類され，とくに心電図上心房波に基線がない（鋸歯状）心房頻拍を心房粗動と呼ぶ．
2. 器質的心疾患や心臓術後，アブレーション後の患者に生じることが多く，局所発火型であれば最早期心房興奮部位を，リエントリーであればその回路同定が重要となる．
3. 最早期心房興奮部位もしくはリエントリー回路の遅伝導部位が，至適アブレーション部位となる．

メカニズムと診断

　心房頻拍（atrial tachycardia：AT）は，その機序により局所性心房頻拍（focal AT），マイクロリエントリー心房頻拍（localized-reentrant AT），マクロリエントリー性心房頻拍（macro-reentrant AT）の3つに分類される．局所性心房頻拍（focal AT）のメカニズムには自動能亢進もしくは撃発活動があり，後者2つはリエントリーである（図1）．リエントリー回路が形成されるためには遅延伝導部位（isthmus）の存在が必要なため，基礎疾患のある患者や心臓手術もしくは心房細動アブレーション術後に生じることが多い（瘢痕部がリエントリーを発生させる不整脈基質となるためである）．その他，マクロリエントリーは解剖学的および電気生理学的な隔壁に関連し

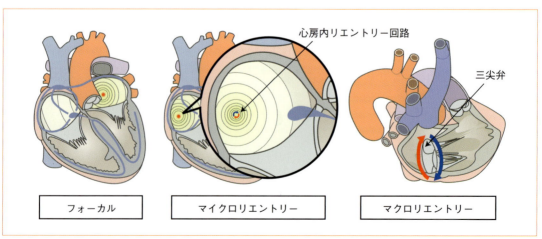

図1　心房頻拍の機序

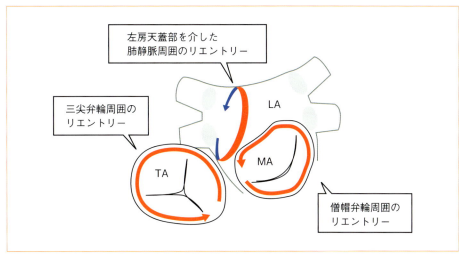

図2 3つのマクロリエントリーの回路

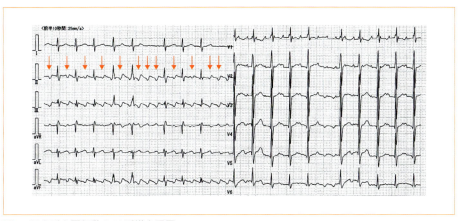

図3 通常型心房粗動の12誘導心電図
12誘導心電図のⅡ・Ⅲ・aVF誘導において下向き（矢印），V1で上向きの波（鋸歯状波と呼ばれる）を認める．心房から心室への2：1～3：1の伝導を呈しているためRR間隔は不整になっているが，心房の興奮間隔（鋸歯状波）は等間隔である．

たリエントリー回路を有するものであり大きく3つあげられる．その3つとは三尖弁輪および僧房弁輪を旋回するものと，左房天蓋部を介して肺静脈周囲を旋回するものである（図2）．一般的に，マクロリエントリーのなかで12誘導心電図上基線がないものを心房粗動（atrial flutter：AFL）と呼び，とくに三尖弁輪を反時計回転方向に旋回するものを通常型心房粗動（common AFL）と称し，それ以外の心房粗動を一般的に非通常型心房粗動（uncommon AFL）と分類することもある．また三尖弁輪を時計回転方向に旋回するものは逆方向性通常型心房粗動（reverse common AFL）と呼ばれることもある．通常型心房粗動（common AFL）は12誘導心電図上特徴的な鋸歯状波（粗動波：F波）を認めるため診断が容易である（図3）．とくに，通常型心房粗動においてはⅡ・Ⅲ・aVF誘導において下向き，V1誘導で上向きの鋸歯状波を呈し，その極性が反対であれば逆方向性通常型心房粗動を疑う．心内心電図においては，三尖

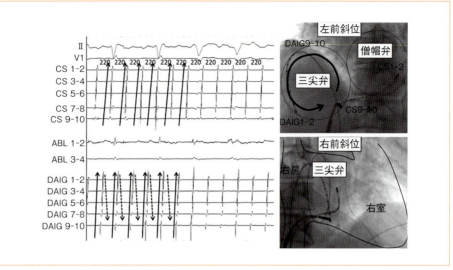

図4　通常型心房粗動の心内心電図
心房興奮周期は220msで一定であり，三尖弁輪側壁側に沿って留置されている電極（DAIG）の心房興奮順序はDAIG 9-10→DAIG 1-2方向（上から下），冠状静脈洞（CS）に留置されている電極の心房興奮順序はCS 9-10→CS 1-2であり入口部から左房側へ伝導していることから三尖弁輪を反時計回転方向に旋回している通常型心房粗動と考えられる．

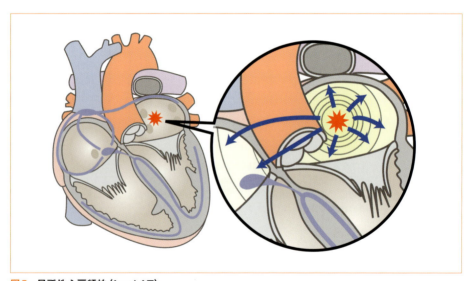

図5　局所性心房頻拍（focal AT）
心房内の1点が興奮し続け，心房頻拍が生じる．

弁輪に電極カテーテルを留置することでその心房興奮が明らかとなり，三尖弁輪に沿って興奮が旋回しており，またその興奮旋回時間と頻拍周期（tachycardia cycle length：TCL）とが一致した場合には心房粗動の診断に至る（図4）．

局所性心房頻拍（focal AT）もしくはマイクロリエントリー性心房頻拍（localized-reentrant AT）は，その頻拍の起源である興奮部位から同心円状に興奮が伝播するため，心房内の最早期興奮部がその起源となる（図5）．また，マイクロリエントリー性心房頻拍（localized-reentry AT）は局所のリエントリーを機序としていることから，

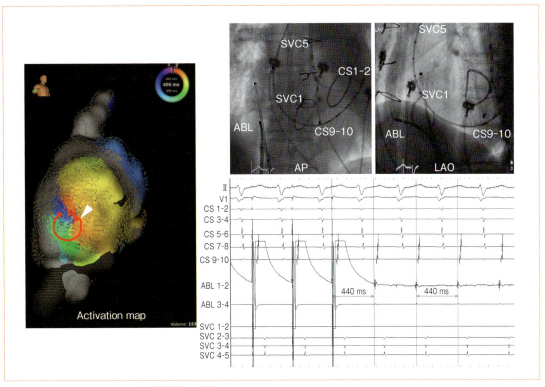

図6　マイクロリエントリー性心房頻拍の1例
ペーシング部位が回路に含まれている場合（矢印），最後のペーシングから次の頻拍開始までの時間が，頻拍周期に一致する（ここでは440ms）．

　最早期興奮付近に興奮時間の長い（時に頻拍周期と一致することもある）連続電位がみられるのが特徴である．また，リエントリー回路を評価する上で，エントレインメント刺激（頻拍周期より20ms短い周期で連続刺激を行い最終刺激から次の心房興奮までのリターン時間（post pacing interval：PPI）を測定することで刺激部位がリエントリーの回路上であるか否かを評価することができる．すなわち，PPIがTCLに一致（PPI-TCL＜30ms）する場合，刺激部位はリエントリー回路に含まれると判断される（図6）．かつ，そのリエントリー回路の大きさが小さく限られた部位で心房頻拍の全周期を満たす場合（その部分のみで電気が旋回している場合），その頻拍はマイクロリエントリー性心房頻拍（localized reentrant AT）と診断することができる．

　自然発生の心房頻拍（focal AT），すなわち心房細動アブレーション後や心臓手術後以外の頻拍起源は両心房に分布する．その好発部位としては，crista terminalis（右房起源のfocal ATの1/2～2/3），三尖弁輪（右房起源のfocal ATの13%），中隔，肺静脈（全体の16%），冠状静脈洞入口部（全体の7%），僧帽弁輪（全体の4%）と報告され，その他左心耳や右心耳，上大静脈に認めることもある（図7）[1]．

電気生理学的検査（EPS）

　発作性上室性頻拍（PSVT）と鑑別が困難となる心房頻拍（AT）の多くは局所性心房頻拍（focal AT）であり，診断手順としては以下のとおりである．

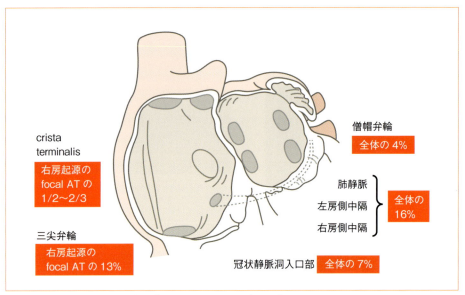

図7　自然発生の局所性心房頻拍（idiopathic focal AT）の局在
さまざまな場所から起こりうるため，詳細なマッピングが必要である．

①心房からの連続刺激

　通常時の房室伝導の伝導特性を評価する．局所性心房頻拍（focal AT）のメカニズムは自動能亢進が関与しており，連続刺激により頻拍は誘発されにくく，停止も困難であるという特徴をもつ．通常，発作性上室性頻拍（PSVT）とは異なり，房室結節における房室伝導性の程度に頻拍の誘発のしやすさは変化せず，またその特徴もさまざまであり，房室伝導における房室伝導がブロックされる刺激周期（wenckebach rate）にも多様性がある．また，これらの頻拍を鑑別するために頻拍中に2か所の離れた心房からエントレインメント刺激（頻拍周期よりも20 msほど短い間隔で連続刺激を行うこと）を行い，最終刺激後の心室興奮から心房興奮までの時間を評価する方法がある．房室回帰性頻拍（AVRT）や房室結節回帰性頻拍（AVNRT）であった場合は，最後のペーシング刺激後の心室から心房への興奮は副伝導路や房室結節を介しているために常に一定であるが，心房頻拍は心室から心房への伝導はないため一定とならない．これをVA linkageの欠如といい，心房頻拍を疑う所見となる（図8）．

②心房からの期外刺激

　通常時の房室結節および心房の有効不応期（effective refractory period：ERP）が評価できる．一般的には房室結節回帰性頻拍（AVNRT）に認められる房室結節での2重伝導路を示唆する所見（jump up現象）は認めないが，2重伝導路の存在が示されても心房頻拍（AT）を否定することはできない．メカニズムに撃発活動が関与している場合，頻拍が誘発されることもしばしば見受けられる．

③心室からの連続刺激

　心室から心房への逆伝導（室房伝導）がない場合は（図9），発作性上室性頻拍（PSVT）

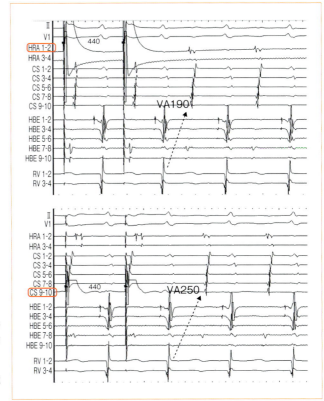

図8 心房頻拍中の心室心房連携
高位右房およびCS入口部の2カ所の離れた心房からのエントレインメント刺激を行うと，最終ペーシング後の心室心房伝導時間（VA間隔）が明らかに異なっている（190msと250ms）．心室と心房の興奮間隔が一定（VA linking）を認めておらず，心房頻拍と考えられる．

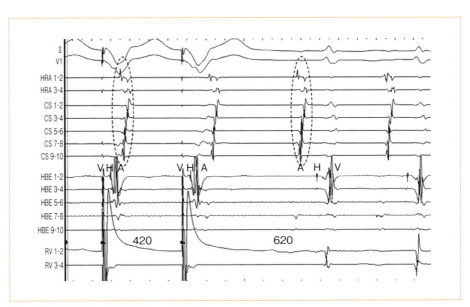

図9 頻拍中の心室エントレインメント刺激
右室心尖部からのエントレインメント刺激を行うと，最終刺激後の心臓興奮順序は心室→心房→心房→心室であり，心房頻拍を疑う所見である．また（V-A-A-Vのレスポンス），リターンサイクル（PPI）は著明に延長しておりペーシング部位（ここでは心室）が頻拍の原因部位から遠いことを意味している．

各論 2D

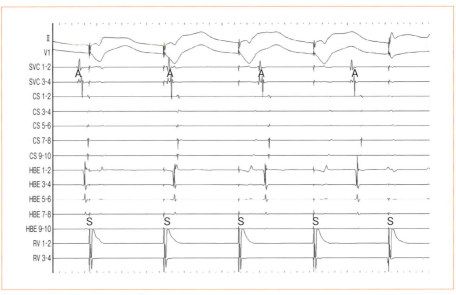

図10 心室から心房への伝導ブロック
心室から刺激(S)しているが,心房が心室刺激とは無関係に興奮しており(A)心室と心房に関連性がない,すなわち心室心房伝導がないことがわかる.

の可能性が低くなり,頻拍は心房頻拍(AT)である可能性がきわめて高くなる.しかしながら,室房伝導が存在するからといって逆に心房頻拍(AT)を否定することはできない.そして心房頻拍(AT)であっても室房伝導があれば,心房連続刺激と同様の状態になるため頻拍が誘発されうる.

④心室からの期外刺激

心室から心房への逆伝導(室房伝導)の特性から心房頻拍(AT)の診断や除外はむずかしい.すなわち,逆伝導に2重伝導路や副伝導路が存在したとしても心房頻拍(AT)を否定することはできないのである.ただし,③と同様室房伝導がない場合はきわめて心房頻拍(AT)である可能性が高くなる.室房伝導が存在し,心室からの期外刺激で心房頻拍(AT)が誘発された場合に最後の心室刺激から心房→心房→心室(V-A-A-V)の興奮順序であった場合も心房頻拍(AT)である可能性が高くなる(図10).また,頻拍中に房室結節が興奮できないタイミング(His不応期)に心室からの刺激を加えると心房にその刺激が影響を与えることはない(リセット現象なし).さらに,心室ペーシング下における房室結節を介した室房伝導時の心房興奮順序と頻拍中の心房興奮順序が異なっていれば心房頻拍(AT)の可能性が高いといえる.

局所性心房頻拍(focal AT)およびマイクロリエントリー性心房頻拍(localized-reentrant AT)の電気生理学的特徴

局所性心房頻拍(focal AT)中の体表面心電図での特徴として,P波を挟む前後のQRS波形のうち,P波が後半のQRSに近い"long RP"の波形を示すことが多い(図11A).心内心電図における特徴は,まず房室結節(His電極)における興奮順序が心房→His束→心室(A-H-V)であることがあげられる(図11B).また,そのメカニズ

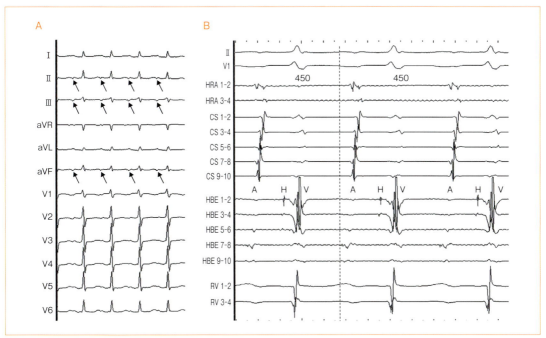

図11 心房頻拍の体表面心電図および心内心電図
P波が後半のQRSにより近いLong RP'のQRS幅の狭い頻拍（narrow QRS tachycardia）であり，Ⅱ・Ⅲ・aVFにて陰性のP波を認め（矢印），局所性心房頻拍（focal AT）が考えられる．
頻拍周期450msであり，心房-His束伝導時間よりもHis束-心房伝導時間が長く（AH時間＜HA時間），心房内の最早期興奮部位はHis束（HBE 7-8電極）に認める（点線）．これらよりHis近傍を最早期とする局所性心房頻拍（focal AT）がもっとも考えられる．

ムはリエントリーではなく自動能亢進や撃発活動であるため，心拍数が徐々に増加していく現象（warm up現象）を認めることもある．わずかではあるが（20～50ms程度）頻拍周期が変動することが多い．さらに心房頻拍（AT）は心房興奮が心臓の興奮を規定しているため，心房の興奮間隔（A-A interval）は変化しうるが，房室伝導時間が一定である場合は心房からHis束までの伝導時間（A-H間隔）は一定となる．その他，頻拍中に房室伝導において心房興奮の後に心室興奮を認めない，すなわち房室ブロックが出現しているにもかかわらず頻拍が持続した場合は，心室は頻拍に関与していないこととなり発作性上室性頻拍（PSVT）の可能性は低くなり，逆に心房頻拍（AT）である可能性が高くなるといえる（図12）．しかしながら頻拍中に房室ブロックを認めてしまう特殊な発作性上室性頻拍（PSVT）も存在する．それは，下部共通路をもつ房室結節回帰性頻拍（lower common AVNRT）であり，この場合，His束が回路に含まれなくなるため，房室結節-His間に存在する共通伝導路で伝導ブロックを生じてしまうと，房室ブロックが存在しても頻拍が持続することがありうる．その他，AVNRTとATを見分ける方法として，頻拍中に心房の異なる2か所からエントレインメント刺激を行い，最終心房刺激後の心室から心房までの興奮間隔（リターンサイクル）を測定比較することで鑑別が可能となる（前述のEPSの①を参照）．すなわち，最終心室刺激から心房までの興奮間隔（VA interval）の差が14ms以下であれば，心室から心房への伝導を介した頻拍症すなわち房室結節回帰性頻拍（AVNRT）である可能性が高

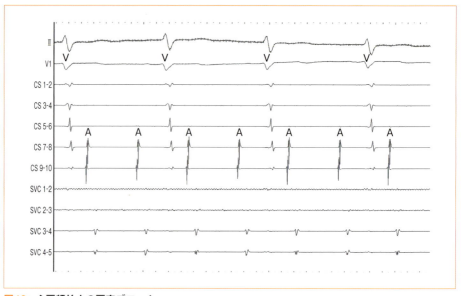

図12　心房頻拍中の房室ブロック
心房興奮（A）が2回に1回心室に伝わっており，心室波（V）は2：1の割合で出現している．

くなり，逆に14ms以上であれば心室心房伝導のない心房頻拍（AT）である可能性が高くなるといわれている[2]．

マクロリエントリー性心房頻拍（macro-reentrant AT）の頻拍中の電気生理学的特徴

　　マクロリエントリー性心房頻拍（macro-reentrant AT）は，一定の部位を連続して旋回することで発生する不整脈であるため，局所性心房頻拍（focal AT）と異なりその頻拍の速さは変わらないことが多い（頻拍周期が一定）．また，心房刺激により誘発されやすく，停止も容易であることが多い．頻拍中にエントレインメント刺激を行うと，回路上であれば最終心房刺激から次の心房興奮までの間隔（PPI）は頻拍周期と一致するため，マクロリエントリー性心房頻拍（macro-reentrant AT）では，離れた複数の個所でPPIが頻拍周期に一致する（図13）．一方マイクロリエントリー性心房頻拍では局所のリエントリーであるため，その一か所のみでPPIが頻拍周期に一致する．しかし，局所性心房頻拍（focal AT）では起源の特定にPPI測定は有用ではない．そのほかの特徴は，局所性心房頻拍（focal AT）と同様である（上記参照）．

治療（アブレーション）

　　リエントリー性心房頻拍（reentrant AT）に対するアブレーションは，通常頻拍回路のどこかに伝導できない線状の伝導ブロックラインを作成することを目的として行われる．その伝導ブロックを作成する部位はどこでもよいわけではなく，リエントリーが発生するにあたって必要な部分である遅延伝導部位や解剖学的に距離の短い場所（峡部（isthmus）と呼ばれる）が標的となる．たとえば，通常型心房粗動（common AFL）では三尖弁と下大静脈の間が距離的にも短くカテーテル操作もしやすいため，この部分に伝導ブロックラインを作成することが治療方法となっている（下大静脈三

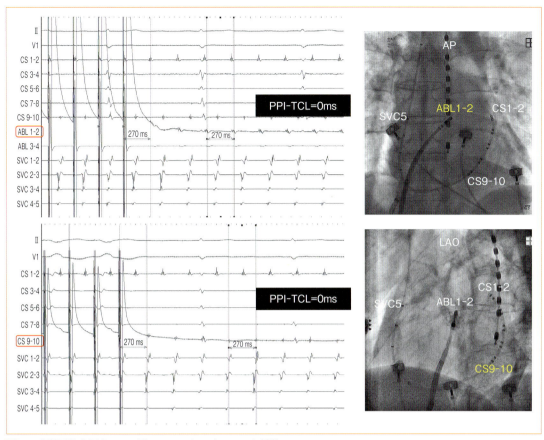

図13 頻拍回路上異なる2ヶ所でのエントレインメント刺激
僧房弁輪を旋回する心房頻拍における，左房前壁（心電図上）と冠状静脈洞（心電図下）からのペーシングによって，PPIが双方で頻拍周期（TCL）に一致している．

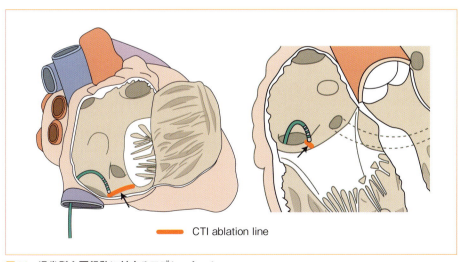

図14 通常型心房粗動に対するアブレーション
三尖弁輪から下大静脈へかけて線状に伝導しない部位（下大静脈三尖弁輪間峡部；矢印）を作成することにより，三尖弁周囲の回路を遮断する．

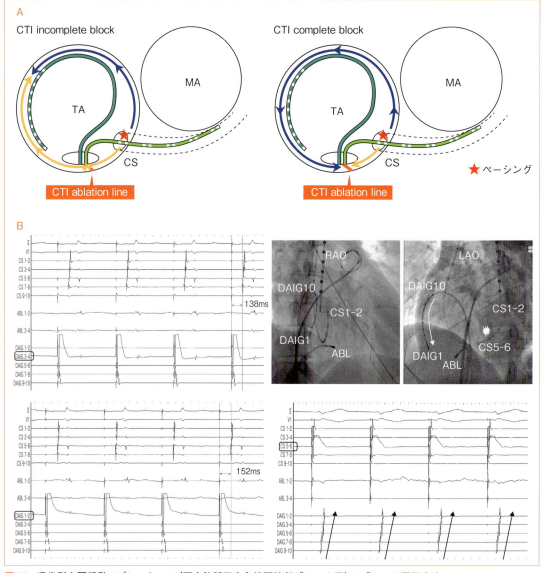

図15 通常型心房粗動アブレーション（下大静脈三尖弁輪間峡部ブロック術）のブロック評価方法
A：ブロック前は，冠状静脈洞入口部からペーシングを行うと下大静脈三尖弁輪間峡部を伝導し右房側壁は下から上方向にも興奮する．しかし，ブロックが完成した場合は右房側壁の下からの興奮は消失するため，上から下方向にのみ興奮することになる．
B：また，ブロックラインが完成している場合，ブロックラインに近い部位でペーシングしたほうが反対側までの伝導時間が長くなる現象（differential pacing法）も確認方法の一つとして広く行われている．

尖弁輪間峡部（cavotricuspid isthmus：CTI））（図14）．通常型心房粗動（common AFL）における下大静脈三尖弁輪間峡部アブレーションのエンドポイントは，焼灼部分の伝導ブロックである．一般的な伝導ブロックは，線状焼灼部位の脇（多くは冠状静脈洞入口部）から心房刺激を行い，焼灼線の反対側が焼灼線方向から興奮しないことで確認される．具体的には，三尖弁輪に多極の電極カテーテルを配置して，冠状静脈洞入口部からペーシングを行い，三尖弁輪の側壁（冠状静脈洞入口部の反対側）が上から下方向に興奮していることを確認する（図15）．その他の解剖学的隔壁に関連

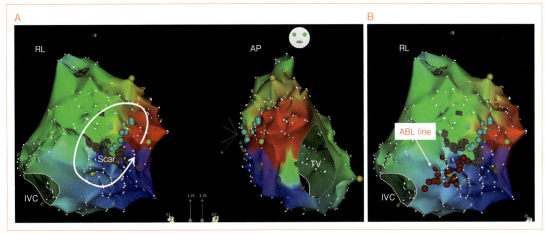

図16 心臓手術後の心房頻拍
3Dマッピングシステムを用いて心房興奮順序をマッピングしたところ（activation map），右房側壁に瘢痕部領域を認め，同部位を反時計回転方向に旋回するリエントリーを呈していた（A）．同頻拍は瘢痕部から下大静脈へ線状アブレーションを行ったところ停止した（B）．
AP：前後方，IVC：下大静脈，RL：右左方，Scar：瘢痕部領域，TV：三尖弁

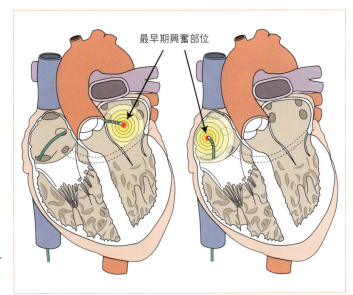

図17 局所性心房頻拍（focal AT）に対するアブレーション
最早期興奮部位に対して焼灼を行う．

したマクロリエントリー性心房頻拍（macro-reentrant AT）（僧房弁輪，左房天蓋部）に対するアブレーションは，解剖学的峡部（左下肺静脈-僧房弁輪間（mitral isthmus line），左右上肺静脈間（roof line））の線状焼灼が必要となり，これらも線状病巣を境に両方向性のブロックの確認がエンドポイントとなる．とくに，左下肺静脈-僧房弁輪間の線状焼灼に関しては，完璧性の病巣を作ることが困難な症例もあり，その際には可変式のロングシース使用による心筋組織へのコンタクト増強や，心外膜側（通常冠静脈洞内）からの焼灼を必要とすることもある．また最近ではMarshall静脈へのエタノール注入が本部位の心筋アブレーションに有効なことも報告されている．しかしながら，心臓手術後やアブレーション後に出現した瘢痕部関連性のリエントリー性心房頻拍

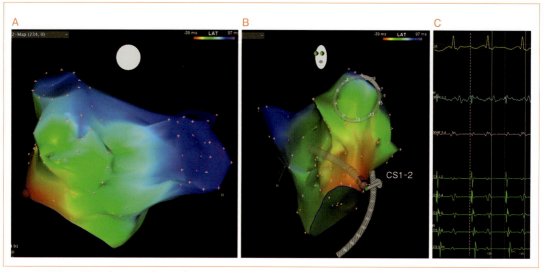

図18 局所性心房頻拍（focal AT）のアブレーション
心房興奮順序をマッピングしたところ（activation map），左房弁輪部の側壁を最早期とする局所発火型（focalパターン）の心房頻拍（AT）を呈していた（A）．同部位（B）において最早期興奮電位が記録され（C），同部位に対するアブレーションにより頻拍は停止した．

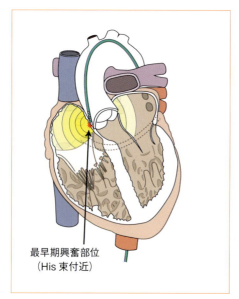

図19 His近傍起源のfocal ATに対するアブレーション
His束や房室結節に近い場所から発生している心房頻拍の焼灼には，大動脈から行うこともある．

（reentrant AT）ではその回路や遅延伝導部位（isthmus）の同定がむずかしいことも多く，3次元マッピングシステムなどをうまく利用して焼灼部位の決定を行うことも少なくない（図16）．

Focal ATに対するアブレーションは心房内の最早期興奮部位が標的となる（図17，18）．左房起源であればBrockenbroughにて左房へアプローチすることが必要となる．また，His束近傍起源の心房頻拍（AT）に関しては，右房のみならず左房や大動脈無冠尖のマッピングも検討することが重要であり，焼灼の際には房室結節損傷リスクに十分に注意しなければならない（図19）．

文献

1) Roberts-Thomson KC, et al. Focal atrial tachycardia I：clinical features, diagnosis, mechanisms, and anatomic location. Pacing Clin Electrophysiol 2006；29：643-652. Review.
2) Maruyama M, et al. The VA relationship after differential atrial overdrive pacing：a novel tool for the diagnosis of atrial tachycardia in the electrophysiologic laboratory. J Cardiovasc Electrophysiol 2007；18：1127-1133.

（山下省吾　東京慈恵会医科大学附属病院 循環器内科）

心室頻拍（VT）

各論 3A 心室頻拍とは

POINTS
1. 心室頻拍は致死的な不整脈で緊急の処置を要する．
2. 心臓に器質的疾患を伴う場合（特発性）と伴わない場合がある．
3. 治療として，薬物，電気的除細動，除細動器植込，カテーテルアブレーションがある．

心室において異常な電気刺激が発生し，そのために脈が乱れることを心室性不整脈という．心室性不整脈には，①心室性期外収縮，②心室頻拍，③心室細動があり，心室性期外収縮が3回以上続いたものを心室頻拍（ventricular tachycardia：VT）と定義している．さらに発作の持続時間が30秒以内のものを非持続性心室頻拍（non-sustained VT：NSVT），30秒以上のものを持続性心室頻拍と分類する．頻拍症であるので一般的に心拍数は100回/分以上であるが，まれに心拍数100回/分以下のslow VTが出現することもある．心室頻拍は心室細動に移行することがあり突然死の原因ともなりうる危険な不整脈である．

原因

心室頻拍にはもともと心臓に心筋梗塞や心筋症などの器質的心疾患があっておこる頻拍（瘢痕関連性心室頻拍）と，心臓に病気がなくてもおこる頻拍（特発性心室頻拍）とがある．心室頻拍を引き起こす代表的な基礎心疾患として心筋梗塞，肥大型心筋症，拡張型心筋症，催不整脈性右室心筋症，QT延長症候群，心サルコイドーシスなどがある．

心室頻拍のメカニズムとしては，以下のものがある（図1）．

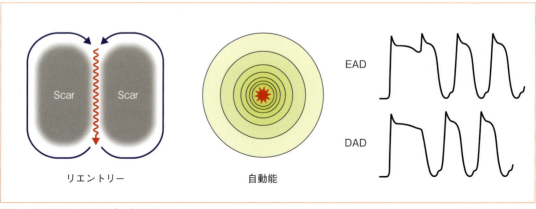

図1　心室頻拍のメカニズム（機序）

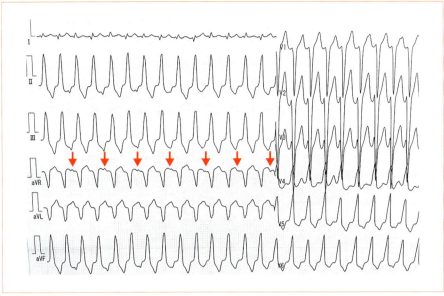

図2 心室頻拍の12誘導心電図
12誘導心電図にて心拍数150回/分程度のwide QRS頻拍を認める．QRSとは解離したP波が認められる（房室解離，矢印）．頻拍は心房とは独立しており，本頻拍は心室頻拍と診断される．

①心室筋が変性しその周囲や間を電気興奮が旋回するリエントリー
②自動能の異常（異常自動能）
③再分極時に生じる小さな膜電位振動から発生する単発，あるいは反復性の興奮（撃発活動）

診断

体表面心電図上心室頻拍のリズムは規則正しく，QRS幅が広くなり（>120 ms）wide QRS頻拍となる．上室性頻拍＋変行伝導でもQRSの幅は広くなり鑑別が困難なことがあるが，QRS波形とはばらばらにP波が出現する房室解離が認められる場合，心室頻拍の診断が心電図のみでも可能となる（図2）．QT延長症候群では頻拍時に波形がねじれたような多形性心室頻拍となることがありTorsades de pointes（フランス語で"棘派のねじれ"という意味で1932年にはじめて報告）と特別に呼ばれる（図3）．

症状

心室頻拍がおこると動悸感などの症状を自覚する．動悸は突然始まり，停止するときも突然なことが特徴である．動悸とともに胸痛や胸部不快を感じる場合もあり，心室頻拍の心拍数が速くなると，心臓のポンプ機能が消失し有効な心拍出ができなくなり血圧が低下する．脳をはじめとした各臓器血流が低下するため，めまい・ふらつき・失神などの脳虚血症状が出現し多臓器不全に至る．

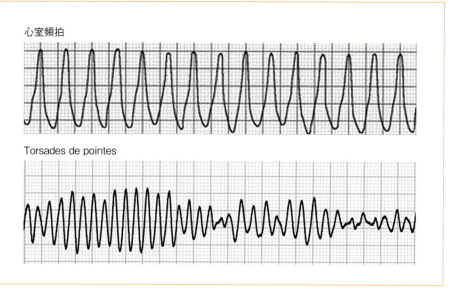

図3 心室頻拍のモニター心電図
上図は同じ波形が連続している心室頻拍であり，持続する心室頻拍はこのような同じ波形を繰り返すことが多い．下図はTorsades de pointes（トルサデポアンと読む）と呼ばれる，ねじれているようなさまざまな波形を呈するのが特徴の心室頻拍である．

予防と治療

　治療は頻拍発生時の治療と，頻拍の予防に大別される．

　【頻拍発生時】：血圧が低下している場合は電気ショックを緊急で施行する．血圧が保たれている場合はリドカイン，アミオダロンなどの抗不整脈薬の投与を行う．マグネシウム製剤の投与も有効である場合がある．特殊な心室頻拍ではベラパミルが著効することもある．

　心室頻拍の予防に有効である内服薬はアミオダロンなどの抗不整脈薬やβ遮断薬である．また，カリウム（K），カルシウム（Ca）などの電解質異常が原因もしくは誘因となり心室頻拍が起こっている場合には電解質の補正により頻拍再発を抑えることが可能である．可逆性の虚血性病変を有する患者ではカテーテルや心臓外科手術による虚血治療を優先することで状態の改善が望める．一般に器質的心疾患にともなう心室頻拍を認めた場合は植え込み型除細動器（implantable cardioverter defibrillator：ICD）の植え込みを考慮する．

　薬剤抵抗性の心室頻拍である場合，高周波カテーテルアブレーション，心臓外科手術などの適応になる．

　心室頻拍の治療の中心はICDと薬物療法である．とくに器質的心疾患に伴う心室頻拍に対するカテーテルアブレーションは，一度成功しても再発例が多く，アブレーション後ICDを埋め込むべきである．

〈参考〉心臓電気生理検査中の心室頻拍の誘発法について

心室頻拍に対してカテーテルアブレーションを行う場合，心室頻拍の12誘導心電図を記録し発生部位を事前に予測することが重要である．しかし器質的心疾患を有する心室頻拍患者ですでに植え込み型除細動器（ICD）が植え込まれている場合，心室頻拍がICDの抗頻拍ペーシングあるいは電気ショックにより停止している場合が多いため，心室頻拍の12誘導心電図，いわゆるClinical VTをとらえることはしばしば困難である．デバイスにて捕捉された心室頻拍の周期や心内心電図は心室頻拍の鑑別に有用であるが，交感神経の興奮や抗不整脈薬の使用により，同じ心室頻拍でもその周期はさまざまである．数種類の心室頻拍が存在する場合，ICD内の心内心電図のみでは他の心室頻拍との鑑別は困難である．

心室頻拍誘発のプロトコルはさまざまである．ベースラインS1-S1を600 msから開始し8連続刺激後に，2〜3連続までの期外刺激が一般だが，一部の施設では4連続やそれ以上の刺激を使用して誘発を行うところもある．約25％の心室頻拍は誘発に2連以上の刺激が必要である．まず心尖部でペーシングを行い誘発されなかった場合は，ペーシングの部位を変えて（たとえば右室流出路など）同様の誘発プロトコルを繰り返す．期外刺激は心室の不応期まで行うことが多いが，プログラム刺激のプロトコルを厳しくすればするほど，心室頻拍が誘発される率は上がる一方で，臨床的には認めない多型性頻拍や心室細動が誘発されることが多くなる．通常の刺激にてclinicalな心室頻拍が誘発されなかった場合には，より厳しい刺激プロトコル，β作動薬の使用などが勧められる．心室頻拍が臨床的には多発していたにもかかわらず，カテーテル室内に入ってから誘発されないケースも珍しくなく，環境の変化，麻酔薬や抗不整脈薬の影響も考えられる．

（徳田道史　東京慈恵会医科大学附属病院 循環器内科）

心室頻拍（VT）

各論 3B 特発性心室頻拍

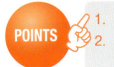

POINTS
1. 器質的心疾患を伴わない心臓にも心室頻拍は起こる．
2. 器質的心疾患を伴う瘢痕関連の心室頻拍より予後がよく，アブレーションの効果も期待できる．

　心室に明らかな器質的疾患をともなわないで発生する心室頻拍を特発性心室頻拍とよぶ．特発性心室頻拍は一般的に予後が良好で，わが国では心室頻拍の20％を占める．右室や左室の流出路起源と，ベラパミルで停止可能な左室中隔のリエントリーを機序とする心室頻拍が大部分を占めるが，僧帽弁輪，三尖弁輪，乳頭筋，心外膜側などさまざまな場所を起源とするものもある．

流出路起源 ── メカニズムと診断

　流出路起源の心室頻拍は再発性単形性心室頻拍や運動誘発性が多いという特徴がある．そのメカニズムはcyclic AMP依存性のCaチャネルによる後期脱分極による撃発活動（triggered activity）あるいはカテコラミン依存性の異常自動能と認知されている．流出路起源の心室頻拍は左右の流出路・肺動脈・大動脈冠尖などの広い範囲でアブレーションの成功部位が認められている．流出路起源心室頻拍と比較し，僧帽弁輪・三尖弁輪・乳頭筋・冠静脈を起源とする特発性心室頻拍はまれであるが，そのメカニズムは同様であると考えられている．

　流出路起源の80％が右室流出路起源で，20％が左室流出路起源（図1）であるが，事前の心電図で発生部位を予測しておくことが重要である．一般に右室流出路起源の心室頻拍は心電図上左脚ブロック下方軸パターンであるが，左脚ブロック型であっても移行帯がV2より早い場合は左室流出路起源の可能性を考慮する．

治療（アブレーション）

　実際の治療ではアブレーション至適部位の決定のために3Dマッピングシステム（CARTO，Ensite，Rhythmia）が用いられることが多い．Mapの方法はさまざまな種類があるが，流出路起源心室頻拍では主にactivation mapとpace mapが用いられる．

1）Activation map

　解剖学的構造を三次元画像で構築し，そのうえに局所のそれぞれのポイントの電位の早期性をカラー（赤→紫）で示す方法である．流出路VTのメカニズムはtriggered activityであることが多いためactivation mappingでは最早期から巣状（中心から広が

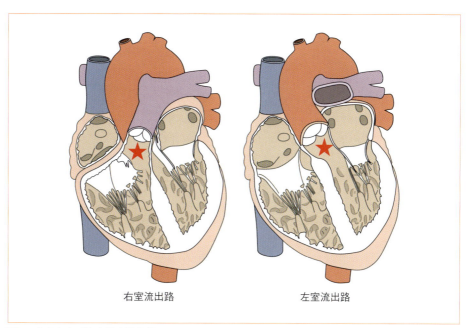

図1　右室および左室流出路部位
右室流出路とはすなわち肺動脈弁の直下であり，左室流出路とは大動脈弁の直下のことを指す．

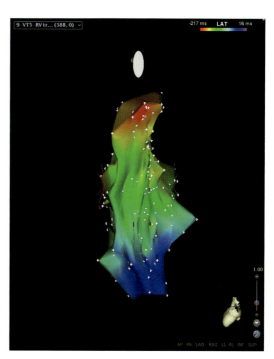

図2　右室流出路起源心室頻拍のアクチベーションマッピング
右室流出路を左後方よりみているCARTOマッピングの画像である．
アクチベーションマッピングは頻拍中の各点での電位の早期性を比較して3D画面上に投影し興奮伝播の順番をカラーで表したものである．再早期興奮部位は上方の赤色の部位で，その後右上のカラーバー同様に赤→黄→黄緑→水色→青の順に興奮が伝播しているのが分かる．

るように）に広がる興奮伝播のパターンとなる（図2）．成功通電部位では局所の興奮がQRS波より30 ms程度は先行しており，前収縮期電位を認めることもある．3Dマップは非常に有用であるが，心臓の動きや呼吸性変動でしばしばその位置情報を不確かなものとする．事前にMRIやCTで撮像された位置情報を併用することにより，

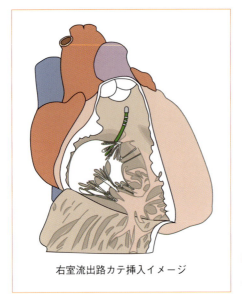

図3 右室流出路に挿入されたアブレーションカテーテル
下大静脈から右房,三尖弁を越えて挿入される.

より詳細な位置情報を把握することが可能となる.

2) Pace map

　Pace mapは流出路起源などの巣状興奮の特発性心室頻拍のアブレーションでとくに有用なマッピング法である.局所の部位をペーシングすることにより得られた12誘導心電図の波形と心室頻拍時の12誘導心電図のQRS波を比較し,その類似性を評価する.12/12誘導以上でマッチした形態が得られた場合はperfect matchと呼ばれ,10-11/12誘導以上の場合をgood matchとすることが多い.このpace mapにおいては,カテーテルアブレーション中は臨床的に心室頻拍が捉えられた時とまったく同じ位置に心電図のパッチが装着されているわけではないため注意を要する.通常は術中に頻拍を誘発し,pace mapを行うときとまったく同じ12誘導パッチの位置で記録をすることが必要となる.Pace mapの弱点としてpacingの出力が高すぎると局所以外の部位も捕捉してしまい(far field capture)12誘導波形が異なって見えることがある.その場合出力をpacing閾値まで下げてpacingすると波形が変わり,局所のみを捕捉した12誘導波形が観察可能となる.また流出路起源の心室頻拍は流出路起源の心室頻拍は中隔の深層から出てくることもあり,必ずしも焼灼成功部位でpace mapが一致するとは限らない.Pace mapの一致よりもactivationの早期性の方が信用に足る場合が多い.

3) 焼灼部位(図3)

　右室流出路における心室性不整脈の好発部位は後中隔である.図4に右室流出路のアブレーション部位での心内心電図と透視画像を示す.アブレーションカテーテルの遠位電極にてQRS波に良好に先行した局所電位を認める.右室流出路での早期性が不十分であった場合や冠静脈洞の遠位に挿入したカテーテルにおける電位が早い場合

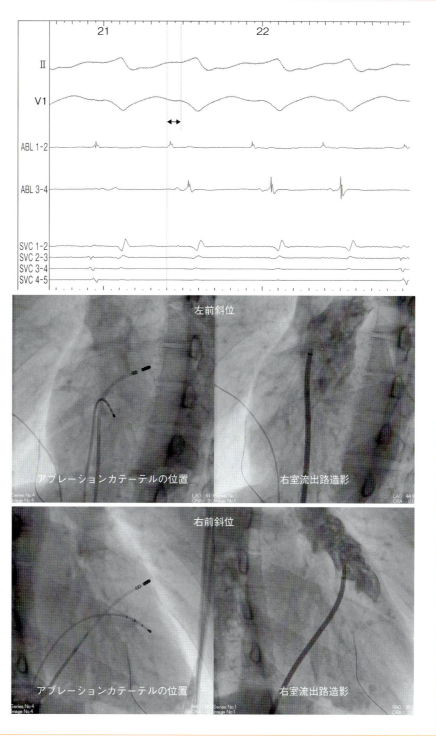

図4 通電前の局所電位と透視
下大静脈から右室流出路に挿入されたアブレーションカテーテル．右室流出路の形態はさまざまであり，3次元マッピングシステムを用いるか，透視画像右図のように造影を事前に行っておくと安全に効率よいマッピングが可能となる．上図は，アブレーションカテーテルで記録された心室頻拍の最早期興奮部位の電位である．

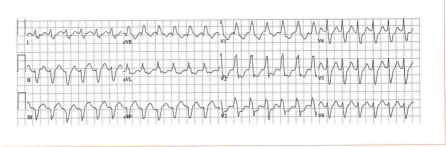

図5 ベラパミル感受性心室頻拍の12誘導心電図
ベラパミル感受性心室頻拍は右脚ブロック左軸偏位を呈する特徴的な体表面心電図を呈する．

左室流出路をマッピングするが，左室流出路は右室流出路と比較し解剖が複雑であるので，正確な解剖の把握が重要となる．左室流出路のアブレーションにおいては，心臓内超音波を用いて3D画像を作成するとよい．心臓内超音波プローベを右室内に挿入すると，左室流出路だけでなく大動脈弁，Vaslava洞そして上行大動脈まで観察することができる．また，冠状静脈洞からの焼灼で治療が可能な左室流出路起源ものもあるため，冠状静脈洞カテーテルはなるべく遠位部まで挿入することが重要である．また，カテーテルの中に内腔をもつ冠状静脈洞カテーテルを使用すると，その内腔を通して2Frの電極カテーテルをさらに遠位まで入れることが可能となり，多くの情報を得ることが可能となる．心室頻拍のアブレーションではマッピングのチャンスが常にあるわけではない．少ないチャンスを逃さないためにも，術前の体表面心電図を細かく予習しておき，その予想部位に適したマッピングシステムを選択し準備していることが成功の第一歩である．

ベラパミル感受性心室頻拍

もう一つの特発性心室頻拍の代表がベラパミル感受性心室頻拍である．この頻拍はそのメカニズム・治療法の解明に日本人の貢献が顕著な不整脈である[1]．典型的なベラパミル感受性心室頻拍は右脚ブロック左軸偏位型（図5）で左脚後枝周囲のプルキンエ線維で発生し，まれに左脚前枝周囲よりも発生する右脚ブロック右軸偏位型・中隔起源のQRS幅の狭いタイプも存在する（図6）．

本頻拍は心房刺激で誘発可能であり，器質的心疾患を有さない患者に起こり，ベラパミル感受性を示し，カルシウム拮抗薬ベラパミル（ワソラン®）の投与にて停止可能である．そのメカニズムは左室中隔のプルキンエ線維内のリエントリーであり，左脚後枝より発生する場合が多い．本頻拍は通常15～40歳時に発生する．通常安静時に発生するだけでなく，カテコラミンに感受性があり運動時，運動後，感情の起伏にともなっても発生する．カテーテルアブレーションは心室頻拍のexit（峡部からの出口，心室頻拍のサーキットに関しては次項の器質的心疾患の心室頻拍の項を参照のこと）への通電あるいはプルキンエ電位の観察される遅延伝導部位で可能である（図7, 8）．誘発が困難な症例では，洞調律下のプルキンエ電位を指標とした左室中中隔の水平線

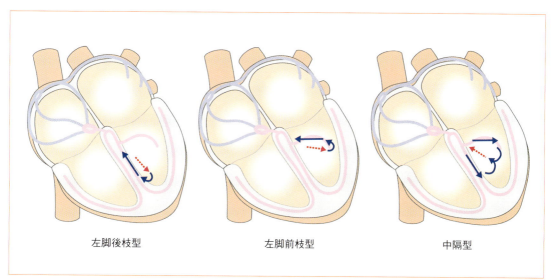

図6 ベラパミル感受性心室頻拍の3型

左脚後枝型　　　　　左脚前枝型　　　　　中隔型

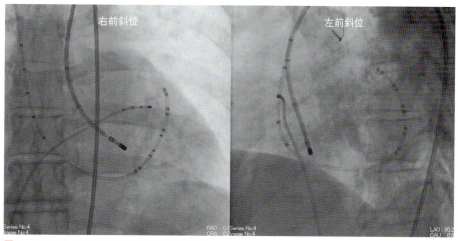

図7 ベラパミル感受性心室頻拍の焼灼場所
ベラパミル感受性心室頻拍は経大動脈的にアブレーションカテーテルを挿入することが多い．大動脈から左室に入り，左室中隔にアブレーションカテーテルが位置しており同部位で焼灼成功した．

上焼灼やペースマッピングを利用しても心室頻拍のコントロールが可能である．カテーテルアブレーションの成功率は80％程度と比較的高い．

文献

1) Nogami A, et al. Demonstration of diastolic and presystolic Purkinje potentials as critical potentials in a macroreentry circuit of verapamil-sensitive idiopathic left ventricular tachycardia. J Am Coll Cardiol 2000；36：811-823.

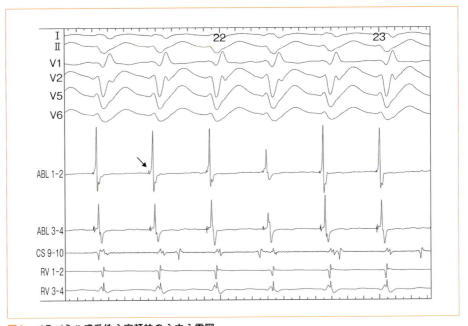

図8 ベラパミル感受性心室頻拍の心内心電図
アブレーションカテーテルにて局所電位に先行するプルキンエ電位を認める．

（徳田道史　東京慈恵会医科大学附属病院 循環器内科）

心室頻拍(VT)

各論 3c 器質的心疾患に合併した心室頻拍

POINTS
1. 多くの場合発生機序は瘢痕に関連したリエントリーである．
2. カテーテルアブレーションは，activation mapping, pace mapping, entrainment mapping, substrate mappingを併用して施行する．
3. 心室筋には厚みがあり，心内膜側からでは焼灼が困難な心室頻拍も存在する．

メカニズムと診断

器質的心疾患を有する心室頻拍のメカニズムの多くは心室筋内のリエントリーである．リエントリーが発症するためには電気の伝導が遅い遅延伝導部位などの不整脈器質が必要であり，その不整脈器質は心臓の器質的心疾患に由来することが多い．代表的な器質的心疾患である心筋梗塞はしばしば心筋の非均一性を生み出す．心筋梗塞が完全に完成した中心部では心筋も壊死しきっているため起こりにくいが，壊死部内に生存心筋を含むような辺縁部位は伝導遅延を生み，不整脈の起源となりやすい．不整脈源性右室異形成の不整脈器質は病理所見上では心筋が脂肪組織へ置換されることにより惹起される．拡張型心筋症における不整脈器質は病理所見上では不明のことが多い．

器質的心疾患を原因としている心室性不整脈に対するアブレーションを施行する際には，症例ごとの心筋疾患の種類はもちろんのこと，その障害が及んでいる範囲をカテーテルアブレーション前に評価すべきである．とくに経胸壁心エコー，冠動脈病変の評価は欠かすことができない検査である．冠動脈病変が認められず，非虚血性心疾患が疑われた患者では心臓造影CTや造影MRI・心筋生検等による原因の精査を行う．器質的心疾患の診断をしておくことにより，治療方法が決定しやすくなり，治療成績の向上にもつながる．

治療(アブレーション)

1) 術前

術前の画像診断として心臓超音波検査と心臓CT，心臓MRIなどを施行しておく．画像所見により，心疾患の範囲がわかり，瘢痕の部位も推定できる．とくに心臓MRIは虚血性心疾患・不整脈源性右室心筋症・サルコイドーシス・左室緻密化障害・左心室瘤などでの瘢痕組織同定に有用である．術前から左室のマッピングを行う可能性がある患者では術前に左心室内血栓の否定を経胸壁心エコーにて行っておく必要がある．また心房細動を合併している患者では経食道心エコーにて左心房内血栓の否定も

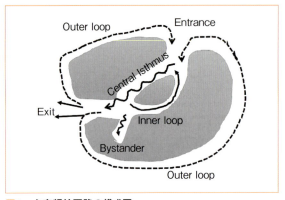

図1 心室頻拍回路の模式図
心室内に形成された瘢痕領域に残存した心筋により心室頻拍の回路が形成される.

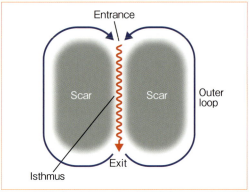

図2 器質的心疾患に認められる心室頻拍におけるIsthmus (イスムス)

行うべきである. 心室頻拍のアブレーションにおいて血栓のリスクは個々によって異なるが, 基質的心疾患をともなった患者のアブレーションでは血栓症のリスクは高くなる. それ故, 左心室内のアブレーションを行う例では術中十分な抗凝固療法を行うことが求められる. ヘパリンはACTを計測しながら使用し, 通常ACT＞250秒が望ましい. 心外膜起源が疑われ, 術中に心外膜へのマッピングやアブレーションを考えている症例では, 出血のリスク軽減のためにも抗凝固療法前に心外膜穿刺を行うのが望ましい.

2) 術中鎮静

カテーテルアブレーション中の安全な鎮静・鎮痛を行うためには患者状態の注意深い観察が必要である. 左心機能が低く心不全の合併がある症例や, 心室細動などの危険な不整脈を合併しているような高リスク症例には麻酔科医へのコンサルトを検討する. 器質的心疾患を有する患者の心室頻拍アブレーションでは, ①血行動態が不安定な心室頻拍の誘発により頻回の電気的除細動が必要となることがあり患者の負担となる. ②体動により3Dマッピングがずれることがある, などの理由から可能であれば全身麻酔による持続的鎮静が望ましい. ただし麻酔によって心室頻拍が誘発されにくくなる可能性が高い運動に関連した心室頻拍のアブレーションでは部分麻酔が望ましい. 鎮静レベルは心室頻拍の誘発度合いによって調節する.

心室頻拍のマッピング法

器質的心疾患を有する心室頻拍では, 特発性心室頻拍の項で解説したpace mappingとactivation mappingの他にentrainment mappingとsubstrate mappingが重要である. 各マッピング法の説明の前に心室頻拍の回路を理解することが重要である. **図1**に示すように, 器質的心疾患に認められる心室頻拍は変性した心筋内に起こることが多く, その頻拍回路はループ状を呈している.

心室頻拍中の心筋内の通路をisthmus (峡部) といい, entrance (入口) →isthmus→exit (出口) →outer loop (外のループ) と続き再びentranceとなる (**図2**). 興奮がexitに達

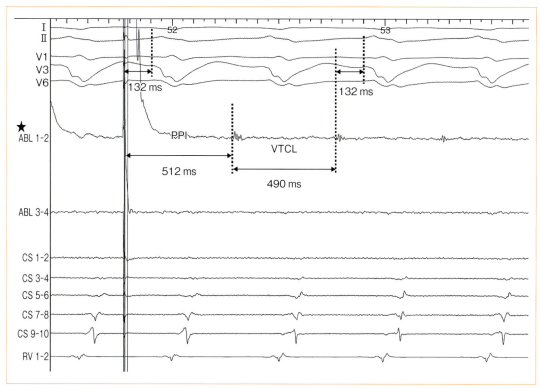

図3
心室頻拍中にアブレーションカテーテル遠位電極（ABL1-2）よりペーシングを行っている．ペーシングを止めた後のABL1-2での刺激から最初の電位までのpost pacing interval（PPI）は512 msであり心室頻拍の周期（490 ms）との差（PPI-VTCL）は22 msと短く頻拍回路に近いことを示している．
また，刺激からQRS（S-QRS）は132 msで頻拍周期490 msの30％以下であるため，アブレーションカテーテルは峡部のExit側にあると考えられる．S-QRSと局所電位からQRSまでの時間（EGM-QRS）もおのおの132 msと一致しておりbystanderは否定的である．

したときにQRS波形が生じる．心室頻拍中にその部位がどこに当たるか，または近いかを診断するのがentrainment mapping法である[1]．

1）Entrainment mapping

　心室頻拍中に心室の特定の部位から心室頻拍周期より10～20 ms短い周期でペーシングを行い，それに対する反応を見る．心室頻拍の周期がペーシングの周期となったらペーシングを停止する．以下にあげる，そのペーシングに対するいくつかの反応から，その部位が心室頻拍回路のどの部分になるのかを診断することが可能となる．

①ポストペーシングインターバル（post pacing interval：PPI）（図3）

　ペーシングレス部位において，最後のペーシングから次の心室電位までの時間である．ペーシング部位が頻拍回路上にある場合はPPI＝頻拍周期となり，その差はpacing 部位から頻拍回路までの距離を示している．回路上であればどこでも一致するものでありPPIが頻拍周期と一致することだけで焼灼場所が決まるわけではない．多くは，PPIと頻拍周期の差が20 ms以下の場合を回路上と判断することが多い．

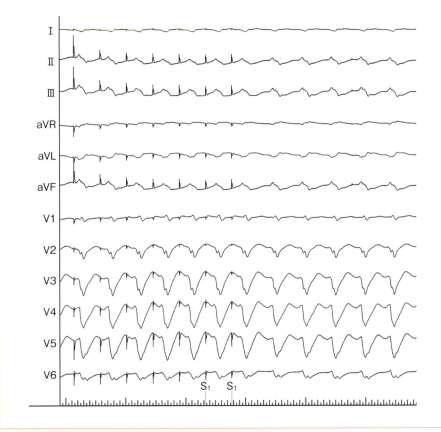

図4 図3のペーシング中の12誘導波形
全誘導でペーシング波形が心室頻拍と近似しておりperfect matchといえ，アブレーションカテーテルの先端が頻拍回路の峡部内にいることが想定される．

② Concealed fusion（図4）

ペーシングがisthmusから行われた場合，その波は頻拍と同様のexitから出るためペーシング時のQRS波形と心室頻拍の波形は同様になる（concealed fusion）（図5）．特発性心室頻拍の項で説明したpace mapと理論は同じである．

③ S-QRS幅

ペーシングからQRS波形までの時間である．Isthmus部位でpacingを行っている場合，isthmusのentrance（入口）側にいるのかexit（出口）側にいるのかを鑑別するのに使用する．ペーシングよりQRS波形までの距離（S-QRS）が長い場合は，それだけexitに達するのに時間がかかっていることになり，よりentrance側と判断する．逆に短い場合はペーシング部位からすぐにexitに達しているのでexit側と判断する（図6）．

④ S-QRSとEGM-QRSとの差（図3）

局所の電位とQRSとの間隔（EGM-QRS）の追加解析はbystanderとisthmusとの鑑別が困難であるときに有用である．Isthmus 内ではS-QRSとEGM-QRSは一致する．Bystander（サーキットの近くだがサーキットとは関連のない部位）では時にPPI

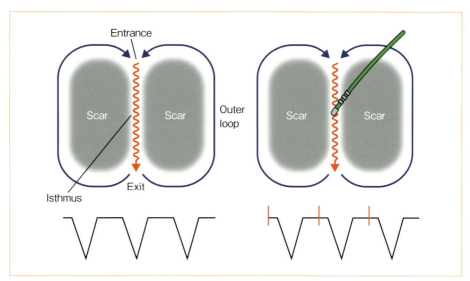

図5 Concealed fusion
心室頻拍の回路上からペーシングを施行すると，ペーシング波形は心室頻拍波形と同様になる．

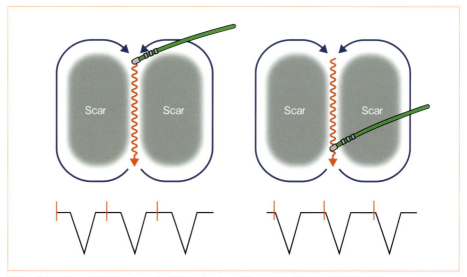

図6 入口と出口付近でのペーシング時のペーシングからQRS波形までの時間の違い
出口に近ければ近いほど，ペーシングからQRSまでの間隔が短くなる．

が近似しconcealed fusionが見られることがあるが，EGM-QRSがS-QRSよりも長く本来のisthmusとの鑑別が可能である．

各部位のペーシングに対する反応を表1にまとめる．

以上がentrainment mappingの概説である．もっともアブレーションに適した部位はisthmus部のよりexit側である．実際，図3, 4の部位はexit近傍と考えられ，同部位への通電にて頻拍は停止している（図7）．以上のように，entrainment mappingは非常に有用なmappingであるが，実臨床ではentrainment mappingでexitが同定

表1 各部位のペーシングに対する反応

	Concealed entrainment	PPI=VTCL	S-QRS=EGM-QRS	S-QRS/VTCL
Entrance	+	+	+	0.3<
Critical pathway	+	+	+	0.3<
Exit	+	+	+	<0.3
Outer loop	−	+	N/A	N/A
Inner loop	+/−	+	+	0.3<
Bystander	+/−	−	−	N/A

(各部位は図1を参照)

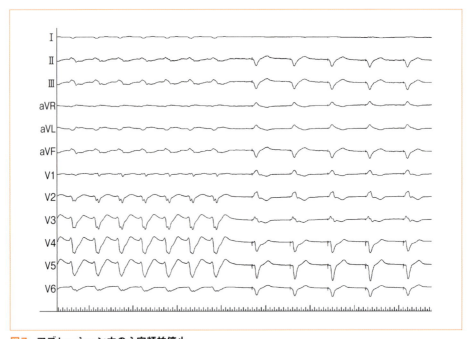

図7 アブレーション中の心室頻拍停止
上記 図3, 4の部位の通電にて心室頻拍は停止した.

されその部位のアブレーションで心室頻拍が停止できる例は少ない. ペーシングは時として頻拍を停止させたり, 頻拍の形態を変化させたりすることもある. 特に血行動態が不安定な症例には繰り返しのentrainmentは施行できないので, 以下のsubstrate mappingを併用していく必要がある.

2) Substrate mapping(基質マッピング)

　Entrainment mappingやactivation mappingは心室頻拍中にのみ行えるmapping方法であり, 頻拍中に血圧が維持できるような安定したものでなければその施行は非常に困難である. 頻拍中に血行動態が不安定になり, マッピングが難しいものをunmappable VTと呼び, 過去の報告によると心室頻拍アブレーション中に誘発される心室頻拍は3割のケースにおいてunmappable VTのみであり, さらに全体の7割

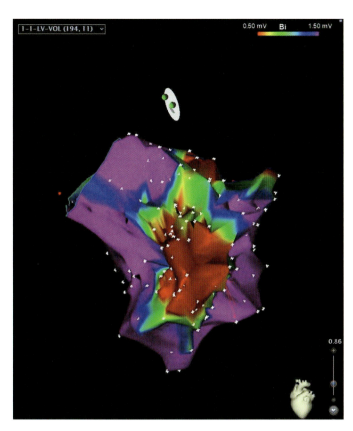

図8　左室心内膜のvoltage map
右上カラーバーが示すように，紫色は正常電位（＞1.5 mV），青色以下が低電位領域．その中でも赤色の部位が電位高＜0.5 mVの瘢痕領域である．左室前側壁に広範な低電位領域を認める．

で最低1つのunmappable VTが誘発されるとされている．個々の心室頻拍の安定したマッピングが困難である場合に有用な方法がsubstrate mappingである．Substrate mappingは洞調律下で可能なmapping法で，器質的心疾患を有する患者の多くで必須となる手技である．まず洞調律下に心室内のvoltage mapを作成する．Voltage mapは各点でとれた電位高を3Dマップ上で再構築したものである（図8）．過去の研究[2]から梗塞領域は双極電位＜1.5 mVの部位と考えられている．本閾値は非虚血性心疾患の低電位領域の同定でも使用可能である．通常voltage mapは上限を1.5 mV，下限を0.5 mVとして作成するが，isthmusを3D mapping上で視覚的に描出するには上限と下限を適宜調整することも有用である．これらの低電位領域はしばしばリエントリーサーキットを含んでいるが，領域全体はアブレーションするにはあまりに巨大である．そのため，exitやisthmusなどを同定しうる追加情報が必要となる．VTのexitは瘢痕中心部の瘢痕が完成しきった部位でなく，辺縁の瘢痕周囲に残存心筋が霜降り肉のように混じりあっている部位にあることが多いため，瘢痕部の中心側より辺縁部の丁寧にmappingする必要がなる．

その他に，リエントリーの成因となる伝導遅延や伝導速度が不均一な領域では洞調律中や心室頻拍中に「くしゃくしゃした」複雑なfractionated potentialがとらえられる（図9）．またisthmusの周辺ではisolated potentialと呼ばれる特殊な電位が捉えられることもある．最近では各心室頻拍の回路の同定はせずに，心室局所異常電位（LAVA：local abnormal ventricular activities）（図10）と呼ばれる洞調律中に認めら

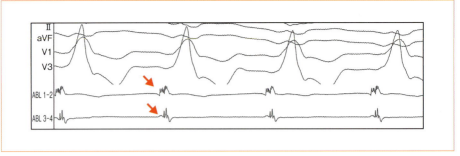

図9　Fractionated potentials
心室頻拍中に記録された，心室複雑電位（fractionated potential）（赤矢印）．

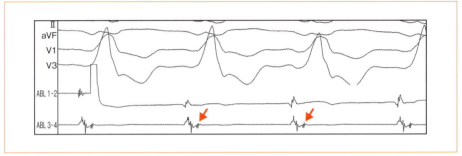

図10　LAVA
健常心筋と比較して，興奮のタイミングや波形の形態が異なる電位のことを（local abnormal ventricular activities：LAVA）と呼ぶ．赤矢印は遅れて興奮する複雑な電位が認められ，このような電位がLAVAと呼ばれる．

れる異常な興奮をターゲットとし，このLAVAの消失をエンドポイントとすることにより良好な結果が得られたとの報告もある[3]．これらとpace mapやentrainment mappingを併用することにより心室頻拍のサーキットを総合的に評価することが可能となる．少なくとも，器質的心疾患に伴う心室頻拍のアブレーションにおいて洞調律で入室した場合は，むやみに誘発せずにまずは洞調律中に電位高（voltage mapping）や異常電位（fractionated potential, isolated potentialそしてLAVA）などの評価を行い，あらかじめその心室頻拍に関連する瘢痕部位を想定してから，誘発を行うことが望ましい．とくにsubstrate mappingは心室頻拍中のマッピングによる血行動態の破綻を防ぎ，合併症の原因となる不要な焼灼を低減する．一般にsubstrate ablationはunmappable VTでとくに有効な手技であるが，mappable VTのときも他のマッピングと併せて行われるべきである．われわれの施設でも器質的心疾患の心室頻拍のアブレーションの場合は，心室頻拍の12誘導心電図から起源をおおよそ推定し，最初に洞調律下に起源と予測される心室（場合によって両心室）のvoltage mapを作成し，異常電位の検索を行う．その後にclinicalの心室頻拍を誘発し，瘢痕の辺縁を中心に心室頻拍のisthmusの同定を行い，焼灼を行う方法をとっている．

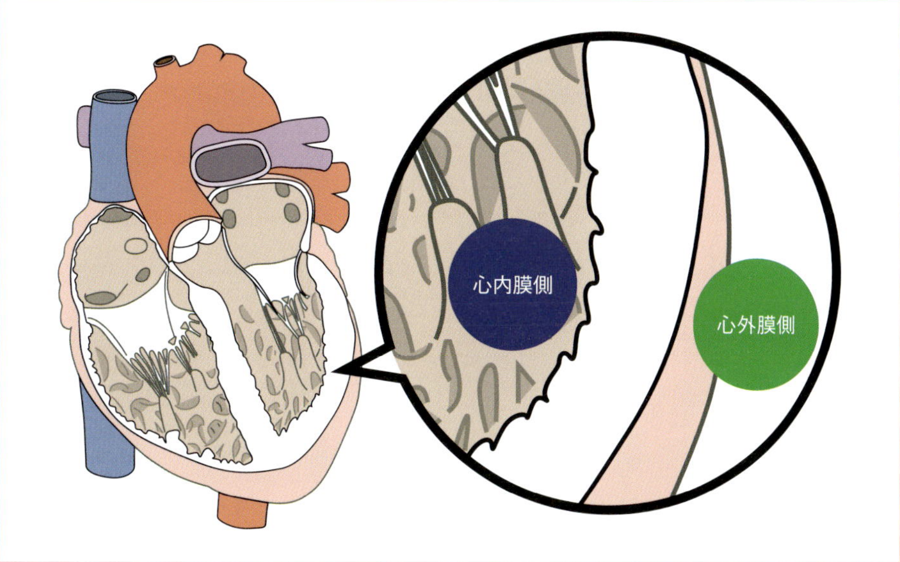

図11 左室は壁の厚さが10mm，ときに肥大型心筋症の場合15mmを超えることもしばしばあり，心外膜側や心筋深層から発生する心室頻拍の場合，治療に難渋する．

焼灼部位の決定

以上のマッピングで心室頻拍の回路の推定もしくは診断が可能となる．isthmusの同定に成功した場合はexit周辺が，その焼灼部位となる．isthmusを横断する線状アブレーションを施行することもある．

心外膜アブレーションについて

心室筋は心房筋と比較しても厚く，左室は10mm，心肥大や肥大型心筋症になると15mmを超えることもある．すなわち心室では，不整脈の発生部位を心内膜側なのか心外膜側（**図11**）なのかを含めて立体的に考える必要が出てくる．虚血性心疾患が心内膜側より進展していくのに対して，非虚血性心疾患では病変が心外膜側から進展することが多く，リエントリー回路になりうる障害部位が心外膜側に限局することもある．心室頻拍の起源が心筋外側，すなわち心外膜側に位置する場合，心内膜からのアブレーションでは焼灼エネルギーの到達が困難で，心外膜側からのアプローチが必要となる場合もある．

本稿で心外膜へのアプローチ法の詳説は省略するが，心嚢穿刺を施行する場合は心臓誤穿刺や肝臓誤穿刺などの危険もあるため，抗凝固療法が施行されている状態では勧められない．すでにヘパリン投与後で心嚢穿刺する場合はヘパリンを拮抗する必要がある．心室頻拍の波形の中で心外膜側起源を予測しうる所見は心室頻拍時のQRS波の立ち上がりのSlurの存在（pseudo delta），maximum deflection index（MDI）（QRS波の立ち上がりからピークまでの時間/QRS幅）＞0.55などであり，いずれも高い感度特異度が報告されている[4]．これらの所見を詳細に評価し，術前より心室頻拍

の起源が心外膜側に存在することを推測できれば，あらかじめ心嚢穿刺を施行しシースを心嚢腔に挿入してから左室内へのアプローチをしてヘパリン投与をすることが可能であり，安全面においても有利である．心外膜アブレーションの手技などの詳細は別項を参照されたい（☞各論6A）．

文献

1) Stevenson WG, et al. Identification of reentry circuit sites during catheter mapping and radiofrequency ablation of ventricular tachycardia late after myocardial infarction. Circulation 1993；88：1647-1670.
2) Marchlinski FE, et al. Linear ablation lesions for control of unmappable ventricular tachycardia in patients with ischemic and non-ischemic cardiomyopathy. Circulation 2000；101：1288-1296.
3) Jaïs P, et al. Elimination of local abnormal ventricular activities：a new end point for substrate modification in patients with scar-related ventricular tachycardia. Circulation 2012；125：2184-2196.
4) Berruezo A, et al. Electrocardiographic recognition of the epicardial origin of ventricular tachycardias. Circulation 2004；109：1842-1847.

（徳田道史　東京慈恵会医科大学附属病院 循環器内科）

心室細動(VF)

各論 4A 心室細動とは

POINTS
1. 緊急の処置を必要とする致死性の不整脈である．
2. イオンチャネルに関連する遺伝子病や虚血性心疾患，心筋症などさまざまな原因がある．
3. 失神の原因として重要であり，病歴・家族歴の聴取や，さまざまな検査により見逃しを防ぐ．

　心室細動(ventricular fibrillation：VF)とは，心電図の各波形が消失し無秩序で不規則な基線の揺れを1分間に300回以上示す状態である(図1)．心室細動中では規則的な心臓収縮が消失して，心臓のポンプ機能が破綻し心停止と同じ状態となるため(図2)，心室細動発生後，数秒以内に意識は消失する．また，突然で急激な心機能停

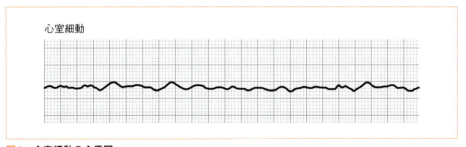

図1　心室細動の心電図

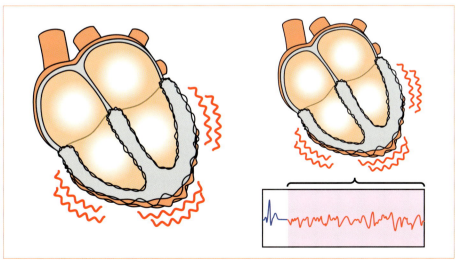

図2　心室細動中の心臓イメージ

表1　心室細動の原因①：非器質的心疾患

・先天性QT延長症候群
・ブルガダ症候群
・早期再分極症候群
・特発性心室細動
・顕性副伝導路を有する患者の心房細動（偽性心室頻拍；Pseudo ventricular tachycardia）
・1：1伝導をともなう心房粗動

表2　心室細動の原因②：器質的心疾患

虚血性心疾患	
・狭心症（冠攣縮性狭心症含む）	・心筋梗塞

非虚血性心疾患	
・肥大型心筋症	・ファブリー病
・拡張型心筋症	・心臓弁膜症（大動脈狭窄症など）
・催不整脈性右室心筋症	・先天性心疾患（心臓手術後も含む）
・アミロイドーシス	・心筋炎
・サルコイドーシス	・たこつぼ型心筋症

止となるため意識消失時には眼前暗黒感などの前駆症状は認めないことが多い．自然停止あるいは適切な処置がなければ死に至り，心血管病を有する患者の院外突然死の原因の95％を占める不整脈である．

心室細動の原因

①非器質的心疾患（**表1**）

　心室細動はさまざまな原因で起こりうる．器質的心疾患がないにもかかわらず心室細動を発生しやすい疾患があり，遺伝の関連も明らかになってきている．多くは心筋収縮の際に必要なイオン（ナトリウム，カルシウムそしてカリウムなど）の輸送異常などが原因と考えられている．遺伝性があり，家族歴の聴取も重要である．

②器質的心疾患（**表2**）

　心筋障害を認める器質的心疾患では，心室細動はより起こりやすい．とくに心機能が低下している症例では注意が必要である．

③機能的異常

　心臓の刺激伝導は電解質（主にカリウムやナトリウム）によって調節されている．低カリウム血症，高カリウム血症，低マグネシウム血症など電解質の血中濃度の異常によっても，心室細動が惹起されうる．また，抗不整脈薬などの薬剤によっても心室細動が発生することも知られている（薬剤性）．

④その他

　その他，感電，低体温，直接外力（心臓震盪；野球ボールなどによる強い胸部打撲）などでも心室細動を引き起こすことがある．

診断および検査

緊急で適切な加療がなされないと死に至る．病院に到着した時点で救急隊や周囲の人による自動体外式除細動器（AED）の使用を含む蘇生処置がすでに始まっている場合が多い．

心室細動は自然停止することもあるため，一時的な意識消失（失神）にとどまることも少なくない．患者が失神を主訴に来院した場合は失神の状況を周囲の人も含め詳細に問診することが重要である．

前述のとおり，心室細動による失神は，その激烈な血行動態悪化が原因のため前駆症状がないことが多く，そのほか痙攣，失禁，無呼吸ないしあえぎ呼吸の有無など，失神時の状況を把握することが心室細動を見逃さない第一歩となる．

検　査

原因となる心疾患の有無を心電図や心臓超音波検査を行い確認する．

低左心機能や遺伝性不整脈があることがわかっている患者では，とくに注意深い観察が必要となる．心室細動は発症より処置開始までに時間が1分経過するごとに救命率が10％ずつ低下するといわれており，10分経過すると後遺症なく救命できる可能性が低くなるため，家族への蘇生処置の啓蒙も重要となる．心臓突然死を予知可能といわれている検査としては，Holter心電図，加算平均心電図，T wave alternansなどがありハイリスク患者に有効であるが，どれも単独で心室細動の発生を予知できるわけではない．心臓電気生理検査の有効性も一部の不整脈では示されている．

①12誘導心電図検査

心室細動を診断するうえで，たとえ洞調律中であっても12誘導心電図からさまざまな情報がえられるため，注意深い評価を怠ってはならない．ブルガダ症候群や不整脈源性右室心筋症など洞調律時に特徴的な波形を認める疾患もある．また，器質的心疾患にも洞調律時の心電図から推測できるものがあり，12誘導心電図検査は必須の検査となる．

②心臓超音波検査

器質的心疾患の検索に用いられる．

③Holter心電図検査

失神の原因検索に有用であり，心室細動を惹起するブルガダ症候群やQT延長症候群の症例に対してスクリーニング検査として施行されることもある．

④植え込み型心電計

他の検査で失神の原因が特定できない場合に，皮下に植え込み継続的に心電図を計測することができる心電計である（図3）．

⑤電気生理学的検査

心室細動の存在が強く疑われる心疾患をもつ患者で，精査を行っても心室細動が認められない場合，危険度を評価するのに行われる検査である．具体的にはカテーテルを心臓内に挿入し，心室期外刺激法や頻回刺激法などを行い心室細動が誘発されない

各論 4A

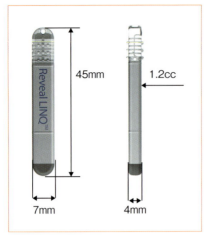

図3 植え込み型心電計（Medtronic社が発売しているReveal LINQ）
容量が1.2ccと小型で，3年間の心電図のモニターが可能であり，遠隔モニタリングにも対応している．局所麻酔下で5分程度の手術で植込み可能である．

かどうかを検討する．詳しくは，他項を参照のこと（☞各論7B）．

治療

　心室細動発生時の治療はACLSガイドラインに準ずる．
　除細動器を使用する場合はQRS波が消失しているため同期モードとなっていると除細動がかからないので注意する．

①除細動後すぐに心肺蘇生術（CPR）を2分間（胸骨圧迫30回に対して人工呼吸2回を約5サイクル）行う．波形確認を行い心室細動が持続していれば再度除細動を行い，血管収縮薬も併用する．持続的な胸骨圧迫の有用性が示されており，胸骨圧迫は薬物投与中にも中止しない．

②アドレナリンの静注を3〜5分毎に行う．初回または2回目のアドレナリン投与をバソプレシンの静注にしてもよい．

③CPRを再び2分間，約5サイクル行ったら，再度波形解析を行う．心室細動が持続していたら3回目の除細動を行い，除細動後は抗不整脈薬を検討する．アミオダロンやリドカインの静注を行う．

④以後はCPRを2分間，約5サイクル行ったら除細動，薬物療法（血管収縮薬と抗不整脈薬は交代で）を繰り返す．

予防

　蘇生に成功した場合は原因検索を行い，虚血性心疾患や電解質異常などの可逆的な要因がある場合は直ちに加療する．アミオダロンやβ遮断薬などの薬物療法も発作の再発予防に有効であるが，もっとも確実な方法は植込み型除細動器（ICD）の植え込みであり，これに勝る治療法は現在のところない．
　カテーテルアブレーションは一部の心室細動に適応となる（**表3**）[1]．

表3　心室細動に対するカテーテルアブレーションの適応

クラス I（評価法，治療が有用，有効であることについて証明されているか，あるいは見解が広く一致している）
なし
クラスIIa（データ，見解から有用，有効である可能性が高い）
1. 右心室流出路あるいは末梢プルキンエ線維起源の心室期外収縮を契機とする反復性の特発性多形性心室頻拍あるいは特発性心室細動において，薬物治療が無効または副作用のため使用不能な場合．
2. 末梢プルキンエ線維起源の心室期外収縮を契機とする反復性の虚血性多形性心室頻拍において，心筋虚血改善治療に反応せず，薬物治療が無効または副作用のため使用不能な場合．
クラスIIb（見解により有用性，有効性がそれほど確立されていない）
1. 右心室流出路あるいは末梢プルキンエ線維起源の心室期外収縮を契機とする反復性の多形性心室頻拍あるいは心室細動において，心筋炎，アミロイドーシス，弁膜症，非虚血性心筋症，ブルガダ症候群，QT延長症候群，早期再分極症候群，カテコラミン，感受性多形性心室頻拍を基礎疾患とするもの．

（日本循環器学会ガイドライン2012年改訂版）

文献 ···

1) 日本循環器学会・他. カテーテルアブレーションの適応と手技に関するガイドライン（2012年改訂版）

（徳田道史　東京慈恵会医科大学付属病院 循環器内科）

心室細動（VF）

各論 4B 特発性心室細動

1. 器質的心疾患を認めない患者に起こる心室細動で，失神突然死の原因になる．
2. 同じ形の心室性期外収縮からはじまる場合，トリガーとなる期外収縮を焼灼することにより治療可能である．

特発性心室細動とは

とくに基礎心疾患を有しない患者に生じる心室細動で，同一のQRS波形の心室性期外収縮より開始する場合が多い．最近の研究で心室のプルキンエネットワークが心室細動に強く関連していることがわかってきている．心室性期外収縮やプルキンエ電位をターゲットとしたアブレーションが有効な治療法となる．

メカニズムと診断

心室細動はさまざまな不整脈の最終形態である．心室細動にはいくつかの要因が複雑に関与している．①PVC・PVC run・心室頻拍などのトリガー，②心筋壊死，肥大，線維化，脂肪変性，イオンチャンネル異常などの不整脈基質，③内分泌系の相互反応・低酸素血症・炎症・薬物・物理的要因などである．これらが複雑に絡み合った結果，心筋で多数の渦巻き状のリエントリー（スパイラルリエントリー）が形成され維持されることが心室細動のメカニズムと考えられている．

治療（アブレーション）

カテーテルアブレーションの適応となる．上記に示すとおりヒス-プルキンエ系は心室細動の好発部位である（図1）．アブレーションのターゲットは心室細動を惹起する一発目の心室性期外収縮となる（図2）．そのため，心室性期外収縮が頻発していないとアブレーションは困難となる．

実際のマッピングでは心室性期外収縮のアクチベーションマッピングを作成し，再早期部位を同定する．その際，局所電位に先行するシャープなプルキンエ電位の存在には細心の注意を払うべきである．この電位は局所の心室電位に数10ms先行する（図3）．ときにプルキンエ電位は心筋でブロックされ心室性期外収縮として伝わらないこともある．

プルキンエ系は心室心内膜の表層部に存在し短時間のアブレーションで焼灼可能で，長時間高出力のアブレーションが必要となることはあまりない．心室性期外収縮

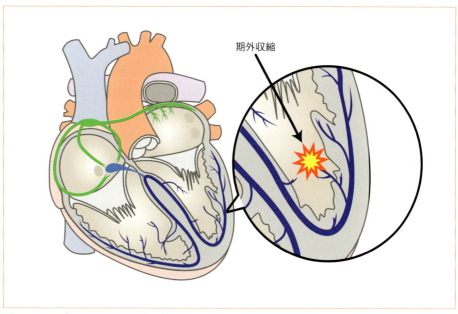

図1 ヒス-プルキンエ系は心室細動の好発部位である

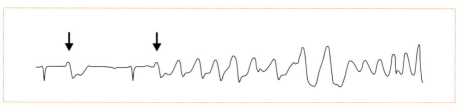

図2 心室細動が4拍目から開始している
心室細動のトリガーとなる心室性期外収縮（4拍目）は，2拍目の単発の期外収縮と波形が同様である．

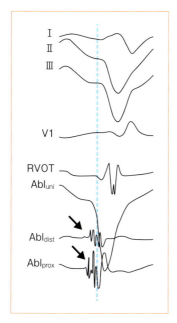

図3 アブレーション成功部位における心内電位
アブレーションカテーテルの電位にて局所電位に先行するプルキンエ電位を認める（矢印）．
RVOT：右室流出路，Abl_{uni}：アブレーションカテーテル 単極誘導，Abl_{dist}：アブレーションカテーテル 遠位電極，Abl_{prox}：アブレーションカテーテル 近位電極

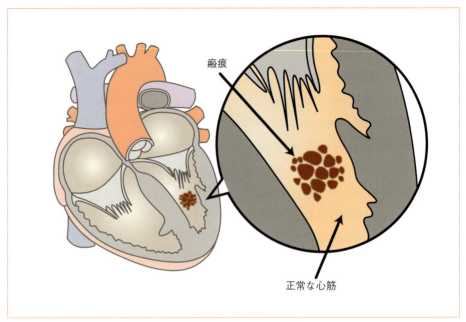

図4 心室性期外収縮の起源となる瘢痕と正常心筋の境界部

が出ないときには洞調律下で左室内のマッピングを行い，プルキンエ電位を検索する．陳旧性心筋梗塞により心筋瘢痕を有する症例では，心室性期外収縮の起源となる瘢痕と正常心筋の境界部（図4）を同定するためにSubstrate mappingを施行する．境界部に沿って丁寧なマッピングを行うとプルキンエ電位がみつかるはずである．

心機能に異常を認めず（特発性）ヒス−プルキンエ系以外からの起源と考えられる症例では，アクチベーションマッピングで最早期を検索し，ペースマッピングを併用する（☞各論3C）（マッピングの詳細に関しては器質的心疾患に合併した心室頻拍の項を参照されたい）．

プルキンエ起源とともに重要であるのが右室流出路起源である．そのアブレーションは通常の右室流出路起源の心室頻拍（特発性心室頻拍の項を参照されたい）に対するものと同様である．

アブレーションの成功率はしばしば90％以上と報告されているが，まだ少数の報告が多く，アブレーション治療の有用性を確立するにはさらなる研究が必要である．アブレーション後の長期成績はいまだ不明であり，ICD植え込みは必要となる．

近年，ブルガダ症候群に対して右室流出路の心外膜側に存在する異常電位部位を焼灼することにより良好な結果をえられたという報告がある（図5）[1]．

同報告によるとアブレーション後に9例中7例で心室細動が誘発不能になり，8例ではブルガダ型心電図も消失したというが，限られた報告であり確立した方法や長期成績はいまだ不明である．

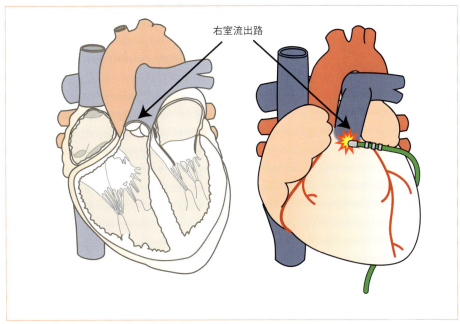

図5 ブルガダ症候群に対する右室流出路の異常電位部位の焼灼

文献

1) Nademanee K, et al. Prevention of ventricular fibrillation episodes in Brugada syndrome by catheter ablation over the anterior right ventricular outflow tract epicardium. Circulation 2011;123:1270-1279.

（徳田道史　東京慈恵会医科大学付属病院 循環器内科）

心房細動 (AF)

各論 5A 心房細動とは

POINTS

1. 心房細動は加齢とともに罹患率が増加していく不整脈であり，日常診療で多く認められる不整脈である．
2. 心房細動の原因は，すべて解明されているわけではないが肺静脈から心房細動が発生することが発見され，現在カテーテルアブレーションによる治療が普及するに至った．
3. 心房細動は心電図検査でのｆ波と呼ばれる特徴的な波形で診断される．
4. 心房細動では，心臓内に形成された血栓が引き起こす脳梗塞が最も大きな問題である．
5. 心房細動は進行性の疾患であるが，カテーテルアブレーションによる心房細動治療が有効である．

疫学

　心房細動 (atrial fibrillation：AF) は治療を必要とする不整脈のなかでは日常臨床においてもっとも多く遭遇する不整脈である．なかには無症状のものあり，診断されていない心房細動も多く存在し，わが国でも100万人以上の心房細動患者がいると想定されている．心房細動は，年齢が高くなればなるほど有病率も上昇し75歳以上では10％以上も心房細動であると報告している研究も存在する．また，心房細動は放置すると徐々に進行し，自然に治癒することは珍しい進行性の疾患である．薬物治療でもその進行を抑制することはむずかしく，またいったん進行が進んでしまうとアブレーション治療の有効性も低下してしまうため，早期発見をすることが重要である．

原因

　心房細動は，いまだそのメカニズムの全容がはっきりしていない不整脈である．以前から心房細動は「心房全体の病気」であると考えられている．さまざまなメカニズムが報告されているなかでも共通していることとして，心房細動を維持している電気的興奮の場所が不特定多数であり同定できないことがあげられる．たとえば，「心房のこの部分から電気が出ている」とか「心房のここに電気の通り道，回路が形成されている」といったものがない不整脈なのである．心房のさまざまな場所で異常な電気的活動が無秩序に発生するといったような機序が推定されているが，その全容はいまだ明らかではない．いったん心房細動が発症するとそのメカニズムの同定がむずかしく，そのため治療も困難をきわめていたが1998年に心房細動に対する新しい知見が

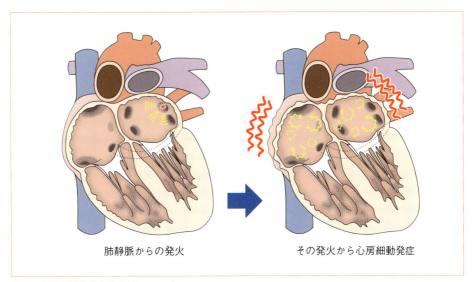

図1　心房細動肺静脈起源（PV foci）
左心房に流入している肺静脈からの異所性電気発火により心房細動が誘発されることが多い．

　ボルドー大学のハイサーゲル教授によって提唱された．その心房細動に関する世紀の発見ともいえる事実は「心房細動は心房ではなく肺静脈が原因で発生する」といったものであった．持続する不整脈の多くは"期外収縮"というきっかけがあってはじめて発症する．心房細動のメカニズムの解明が困難をきわめるなか，ハイサーゲル教授は「心房細動の起こるきっかけ」に注目したのである．そして，心房細動を発症させる期外収縮が，心房内ではなく肺静脈から発生していることを発見したのである（図1）．その後の研究から，肺静脈は「心房細動を引き起こす場所」というだけでなく「心房細動が続くための場所」としても重要な役割を果たしていることも突き止められ，心房細動の「肺静脈理論」が形成されるに至る．心房細動を引き起こすきっかけの90％以上は肺静脈からの期外収縮であるが，その原因は肺静脈のみではないことも事実である．この肺静脈ではない部分からの心房細動を発症させる期外収縮は「肺静脈外起源（non pulmonary vein foci）」と言われ，肺静脈同様に心房細動の発生起源として重要である（図2）．これらの肺静脈以外の部位からの異所性電気発火は，発作性心房細動または持続性心房細動でも焼灼対象となる．

　肺静脈や肺静脈外から出現する心房細動のきっかけである期外収縮のほかに，心房細動を維持する「心房細動の基質」を考えなくてはならない．しかしながら，いったん心房細動になってしまうと，心房内は異常興奮のるつぼとなってしまい，あちらこちらで電気発火が起こっているようにみえてしまう．

　心房細動が進行すると，初期段階では肺静脈に限局していた心房細動の巣が，心房（とくに左心房）に進出してくる．左房に進出してくると次第に発作性心房細動から持続性心房細動へと進行し，最終的には永続性心房細動まで進行すると左心房だけでなく右心房にもその心房細動の基質が及んでくる（図3）．心房細動が心房を変化させることを「リモデリング」と呼ぶが，このリモデリングにより心房は大きく拡大し，

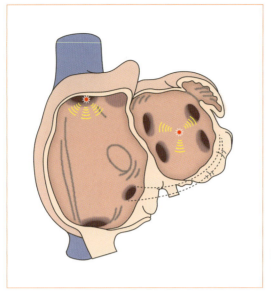

図2 肺静脈外起源（non PV foci）
肺静脈以外の部位からの異所性電気発火も，心房細動の発生には重要である．

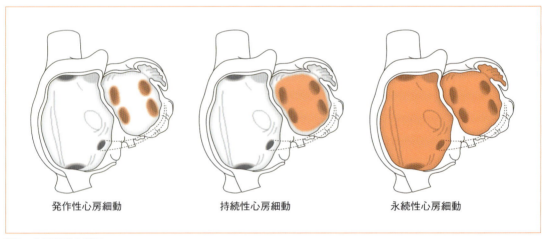

発作性心房細動　　　持続性心房細動　　　永続性心房細動

図3 心房細動の進行
発作性から持続性また永続性心房細動と心房細動が進行するのにともない，肺静脈から左心房へ，そして右心房へ心房細動の基質（オレンジ部分）が広がっていく．

拡大して引き延ばされた心房筋は異常発火を起こしやすくなり，また電気の伝導時間が変化したりなど電気生理学的にも異常となっていく．この過程が進行してしまうと，心房細動は発作性から持続性そして永続性へと変化していくこととなる．

診断

心房細動だけでなく不整脈の診断は，12誘導心電図やホルター心電図，そしてモニター心電図などで行う．体表面心電図において心房細動の診断は2つの重要な特徴がある．ひとつはQRS波とQRS波の間隔が不規則であるということである（図4）．心房細動は，心房で1分間に400～500回の心房興奮が起こっている状態であるが，その興奮が心室にすべて伝導してしまうことはない．すべての興奮が伝導してしまう

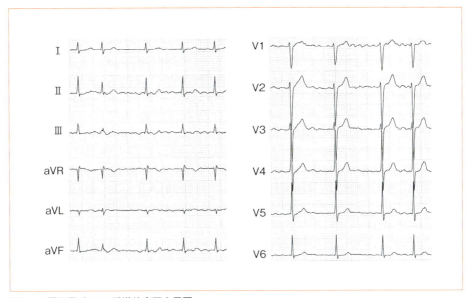

図4 心房細動時の12誘導体表面心電図
QRS波の間に，ギザギザした細かい細動波（F波）を認めている．

と，心房だけではなく心室までポンプ失調をきたしてしまうことになり，心臓から血液が駆出されなくなってしまう．そこで房室結節でその興奮を調節しているのである．もともと不規則な興奮を房室結節でさらに調整するため，心室への電気刺激もばらばらになり心室の興奮を表すQRS波の間隔が不規則になる（図5）．もうひとつ心房細動の診断に必要な心電図上での波が"F波"と呼ばれる波である．F波は「ギザギザした不規則で細かな揺れ」である．F波は心房細動中にしか認められず，心房細動中の心房の不規則な興奮を表している．通常心房の興奮（収縮）はP波として比較的小さな波で表されるが，心房細動中の心房は多くの電気刺激（400～500回/分）により収縮することができなくなってしまっているためP波は消失し，かわりにその震えている心房の様子がF波として表現されるのである（図6）．心房細動の診断は，この「不規則なQRS間隔」と「F波」でされる．

　心房細動は，その持続している時間によって現在3種類に分類されることが多い（図3）．もともと初期段階の心房細動は「発作性心房細動」と呼ばれ，「7日以内に自然に停止する心房細動」と定義されている．そして，「7日以上持続するかその停止に薬剤などを必要とする」場合を「持続性心房細動」と呼ぶ．最後は「いかなる手段でも除細動が不可能である」ものを「永続性心房細動」と定義している．しかしながら「永続性心房細動」という言葉は，臨床上で用いられることは少ない．それは，「いかなる手段でも停止しえない」ことを証明するのはなかなかむずかしいからであり，そもそも永続性心房細動は心房細動自体に対するカテーテルアブレーションの適応にはなりえない．結局臨床上，とくにカテーテルアブレーションを考えるうえでは，心房細動が「発作性」なのか「持続性」なのかが分類できれば十分である．

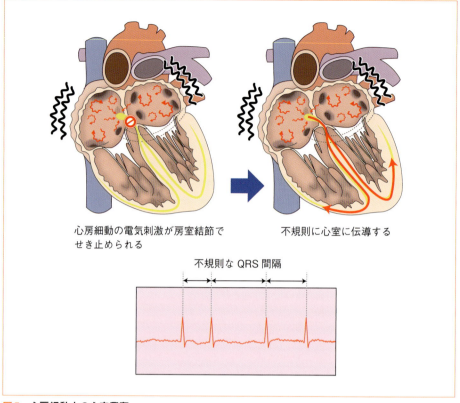

図5　心房細動中の心室興奮
心房細動時に心房にて発生した電気は，すべてが心室に伝導するわけではなく房室結節にてブロックされる刺激もあるため，心室収縮であるQRS波が不規則に出現する．

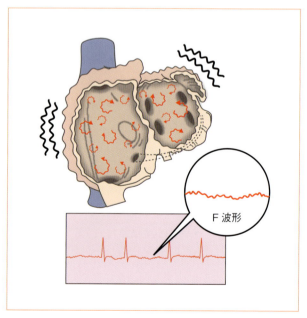

図6　心房の頻回興奮とF波形
心房細動時の心房の"震え"は，心電図上では"F波"として表現される．

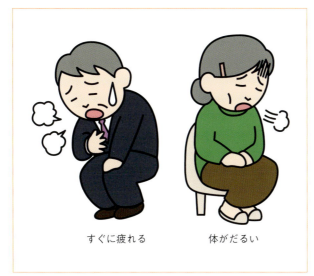

図7　心房細動の症状
一般的な動悸や胸痛だけでなく全身的な症状として現れることも少なくない．

症 状

　心房細動の患者がもっとも多く感じるものは「動悸」である．脈拍が不規則になり多くの場合は脈拍数も増加し，異常な心臓の動きとして感じるものが動悸である．長い間，心房細動を患っている場合は，動悸として自覚することが少なくなり「体がだるい」「すぐに疲れる」などの全身状態の不調を感じることも少なくない（図7）．心房は心臓全体の20％程度の仕事をしていると言われており，心房細動により心房機能がまったくなくなってしまうと，運動しているときなど血液循環が不十分になってしまうこともあるのである．心房細動は，心室頻拍などの致死性不整脈とは違い，体の血液循環を著しく障害することはまれであるため，気付かないうちに心房細動が起こってしまっていることも少なくない．

　心房細動の症状のなかでもっとも重要なものは脳梗塞である．前述のとおり，いったん心房細になると心房は1分間に400〜500回と高頻度に興奮している状態となる．あまりにも興奮数が多いため，心房が拡張して収縮するという本来の動きが消失し痙攣状態となり，血液の流れが低下する．左心房には左心耳と呼ばれる，袋状の構造物が付属しており盲端になっている．この袋内の血液は心房細動になると排出されにくくなり，左心耳でよどんで停滞した血液が固まってしまうことがある．この血栓と呼ばれる固まった血液が，心臓から排出され脳血管を閉塞させてしまうことで脳梗塞が発症する（図8）．抗凝固薬を用いて血液を固まりにくくすることで心房細動の脳梗塞を予防する努力がなされるが完全に予防することはできないため，可能であればカテーテル治療による根治が望ましい．

心房細動カテーテルアブレーション治療

　心房細動治療の目的は，ずばり脳梗塞の予防である．そのため心房細動の患者さんのほとんどは，抗凝固薬と呼ばれる脳梗塞の予防薬を内服することになる．心房細動

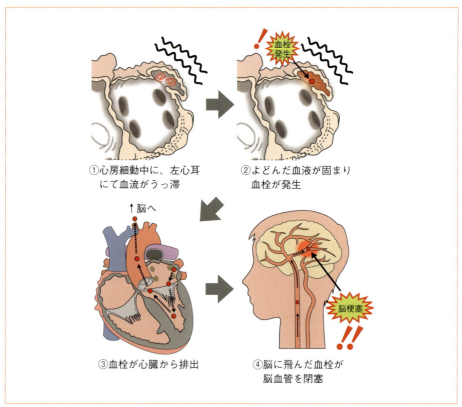

図8 心房細動から脳梗塞が生じるメカニズム

が薬剤もしくは自然に治癒することはほぼないと言っていい．すなわち，根治しない限りは抗凝固薬をやめることはできないのである．その心房細動の根本的治療がカテーテルアブレーションによる治療である．

心房細動は，前述したとおりいまだそのメカニズムの全容が明らかになっていない不整脈の一つである．治療とはそのメカニズムが明らかであることが前提となる．すなわち，心臓のどの部分にどのような異常が起こっているかが分かれば，その部分が異常な働きをしないように治療することが可能となる．心房粗動やWPW症候群などの治療は，その電気の回路がはっきりしており，そこを遮断することで95％以上の治療成功率が得られることになる．しかしながら，心房細動はそのメカニズムを解明しようと何十年もの間，そして現在も多くの研究者の努力がなされているが，残念ながらその全容を明らかにするまでには至っておらず，したがって完全な治療というものもまだ存在しない．

そのなかで，心房細動のメカニズムを2つに分けて考えることが多い．一つは，心房細動が発生するメカニズム「心房細動のきっかけ"トリガー（trigger）"」と，もう一つは心房細動が持続するメカニズム「心房細動の維持"サブストレイト（substrate）"」である（図9）．肺静脈隔離術に始まる心房細動のアブレーションのさまざまな治療方法はこのどちらかもしくは両者をターゲットとして作り上げられたものであり，これからあげるアブレーション法がどちらの改善を目的としているかを理解しながら行う

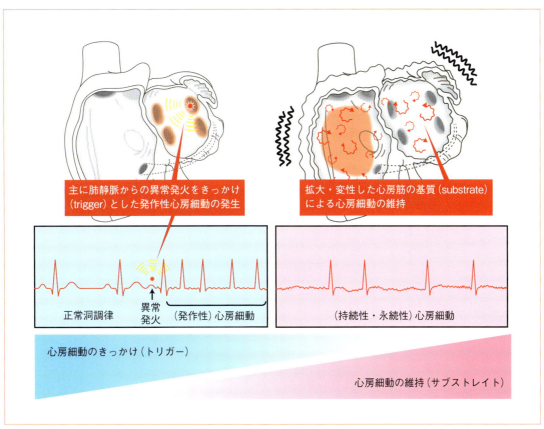

図9 心房細動のメカニズム
心房細動には，発生させる"トリガー"とそれを維持させる"サブストレイト"が重要であり，心房細動が進行するにつれてサブストレイトが強くなってくる．

ことが重要である．また，心房細動アブレーションでは発作性心房細動には基本的には肺静脈隔離術，より進んだ持続性心房細動には肺静脈隔離術以外のアブレーションを追加することが一般的である．

（松尾征一郎　東京慈恵会医科大学葛飾医療センター　循環器内科）

心房細動（AF）

各論 5B 発作性心房細動アブレーション

POINTS

1. 発作性心房細動は心房細動の初期段階であり，一般的には7日間以内に自然と洞調律に復帰するものを呼ぶ．
2. 発作性心房細動アブレーションの中心は肺静脈に対するアブレーションである．
3. 上大静脈など肺静脈以外から心房細動が発生することもあり，肺静脈外起源が認められた症例ではそれに対する治療を追加する．

肺静脈アブレーション（肺静脈隔離術）

　この方法は，「心房細動のきっかけ"トリガー（trigger）"」を消失させることを目的に開発されたアブレーション方法である．

　前項の「原因」の項で述べた通り，心房細動の多くは「肺静脈」からの異常発火（期外収縮）がきっかけで発症する．そのため，あらゆる心房細動アブレーションの基本となり重要になってくるのが肺静脈アブレーションである．肺静脈からの異常発火を治療するのに，最初に考えられた方法はその異常発火している心筋自体を直接焼灼して異常発火を停止させることを目的とした肺静脈局所アブレーションである（図1）．

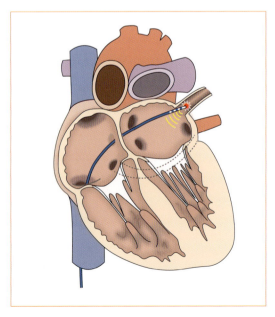

図1　肺静脈内発火の直接焼灼
初期の心房細動カテーテル治療として，肺静脈内の異所性発火部位を直接焼灼する"肺静脈局所アブレーション"が行われていた．

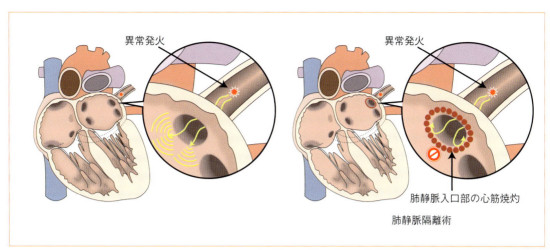

図2 肺静脈隔離術
肺静脈内からの異所性発火を肺静脈の入り口でせき止める"肺静脈隔離術"が開発された．

　実際，ボルドー大学のハイサーゲル教授が発表した心房細動が肺静脈から起こっているという論文では，この直接的にターゲットを狙う局所アブレーションが施行されていた．しかし，このアブレーション方法にはいくつかの問題点があった．まず一つ目はそのむずかしさである．局所アブレーションは，肺静脈がアブレーション中に異常発火をしていないと部位を同定することができないため治療が困難である．数時間のアブレーション治療中にこの異常発火が起こってくれるとも限らず，肺静脈内の異常発火を誘発するために，さまざまな努力が行われたとも聞いている．食事をすると心房細動が出やすい患者には，カテーテルアブレーション中に食事をしてもらったこともあるという．しかしながら，心房細動の起源が一人の患者に一つは限らず，またアブレーション中に必ず出るとも限らない．たとえ治療中に肺静脈内発火が出現したとしてもその部分を同定し焼灼すること自体も簡単ではない．そして，この肺静脈局所アブレーション法は肺静脈を直接焼灼することになるため，アブレーション後に肺静脈が狭窄もしくは閉塞するという合併症が次の問題となった．そこでハイサーゲル教授は，この肺静脈のなかの異常発火に直接手を下すのではなく，肺静脈から起こっている異常発火が心房に届かなければ心房に影響を与えることはなくなり，心房細動は起こらなくなると考えたのである（図2）．この肺静脈を心房から電気的に隔離する方法を「肺静脈隔離術」と呼び，20世紀に提唱された方法が現在でも心房細動アブレーションの根本として確立している．

　肺静脈隔離術には大きく2つの方法がある．現在広く行われているのは，解剖学的に肺静脈周辺を連続的に焼灼して隔離していく方法である（図3）．この方法は，3次元マッピングシステムの発展とともにその効果も高くなってきている．解剖学的にアブレーションをしていくこの方法では，上下の肺静脈を一括で同時に，そしてより大きく肺静脈を隔離することが可能である．3次元マッピングシステムに症例ごとにあらかじめ想定された連続したアブレーションを施行するアブレーションポイントごとに通電をやめる"ポイントバイポイントアブレーション"と通電をやめずにカテーテ

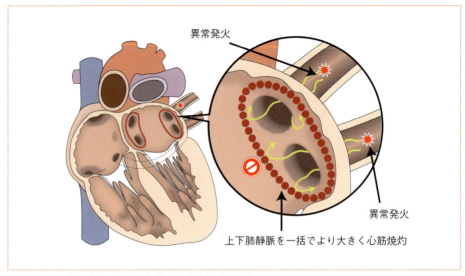

図3　上下の肺静脈を一括で隔離する拡大肺静脈隔離術

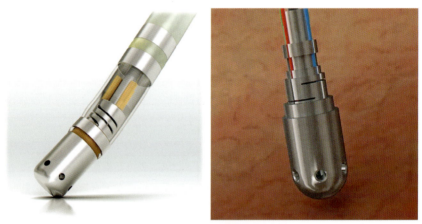

図4　コンタクトフォースを計測できる現行の2種類のカテーテル
左：ジョンソンエンドジョンソン社のものでスプリングを用いて重さを計測するシステムである（ジョンソンエンドジョンソン社提供）．
右：アボット社のコンタクトフォースカテーテルで，光学的システムを用いた計測システムをもっている（アボット提供）．

ルを動かしてアブレーションを行う"ドラッギングアブレーション"があるが，どちらも「連続した肺静脈を囲むアブレーション」を目的としていることに変わりはない．ここで問題となるのは，いつになったら次のアブレーションポイントに移っていいかということである．数年前までは，焼灼が完成したことを客観的に評価することが非常にむずかしく術者の"感覚"で判断する部分が多かったため，熟達した術者でも肺静脈周囲を一周アブレーションしても隔離が完成していないことも少なくなかった．

しかし，アブレーション機器の発達により，アブレーションカテーテルがどのくらいの力で心房筋に接しているかを計測できるコンタクトフォース計測カテーテルが登場し，この解剖学的アブレーションに大きな福音をもたらした（図4）．このコンタク

トフォースカテーテルは，フォースタイムインテグラル（FTI）という指標を計測することができ，その絶対値はいまだ確立はしていないがある程度客観的な指標として使用することが可能となった．フォースタイムインテグラル（FTI）とは，どのくらいの力でどのくらいの時間アブレーションが行われたかを，それぞれの数字を掛け合わせたものである．術者の感覚として心筋に十分接していると思われても，実際コンタクトフォースカテーテルで計測するとほぼ接していないこともある．このフォースタイムインテグラル（FTI）という指標を用いたアブレーション法でより簡単にそして確実に肺静脈隔離術が行われるようになった．今のところ，このフォースタイムインテグラル（FTI）の絶対的な数値は確立していないが，50〜200程度がその目標値として提唱されている．この解剖学的アプローチでも最後に肺静脈への電気的交通が消失していることを必ず確認する．さらに最近では，「コンタクト力」と「通電時間」だけでなく，「通電エネルギー」まで計算して，どのくらいのアブレーションリージョンを形成するかを予測値として評価することも可能となっている．カルトシステムでは，「アブレーションインデックス（AI）」と呼ばれ，またNAVXシステムでは「リージョンサイズインデックス（LSI）」と呼ばれる．この指標もあくまで計算式から算出された予測値であるが，今後のアブレーションにおいてなんらかの指標になることは間違いない．

　もう一つの肺静脈隔離術は解剖学的にではなく電位指標でアブレーションを行っていく電位指標肺静脈隔離術である．ボルドー大学のハイサーゲルは，肺静脈と心房間は限られた繊維（ファイバー）によっての電気的につながっていることを報告した．そのファイバーを一本一本同定してアブレーションしていくのが電位指標肺静脈隔離術である．さまざまな改良が行われ，現在では大きなリング状カテーテルをなるべく肺静脈の左房側に配置しファイバーの根本から隔離する（図5）．入口部に留置したリング状カテーテルにおいてファイバーが存在する部位はもっとも早く興奮する．その最早期興奮部位をターゲットにしてアブレーションを施行していく．肺静脈を隔離するためにアブレーションを行う回数はファイバーの本数によるが，通常一本の肺静脈には3〜6本前後のファイバーが存在するため，複数回の通電が必要である．しかし，肺静脈入口部を全周アブレーションしなくても隔離は完成する．

　これらの解剖学的アブレーション法と電位指標アブレーション法はそれぞれ利点がある．解剖学的アブレーションの一番の利点は，簡単であるということであり，一方電位指標アブレーションの利点は通電回数が少なく，一回一回の通電の効果を確認しながらアブレーションができるということである．どちらの方法を用いるかは各施設で変わってくるが術後の臨床成績はどちらでも変わらず，発作性心房細動であれば一回のアブレーションの成功率は80％以上である．

肺静脈外心房細動起源アブレーション（Non-PV Foci アブレーション）

　この方法も「心房細動のきっかけ"トリガー（trigger）"」を消失させることを目的としたアブレーション方法である．ハイサーゲルの最初の肺静脈論文にも心房細動を引き起こす期外収縮は94％が肺静脈であったと報告している通り，すべての心房細動

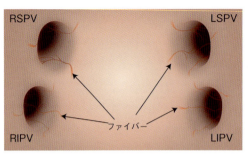
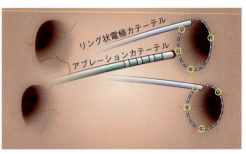
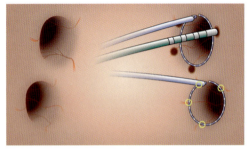
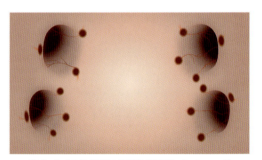

図5 電位指標の個別肺静脈隔離術
左心房と肺静脈との間に存在する電気ファイバーを同定して，一点一点焼灼していく．

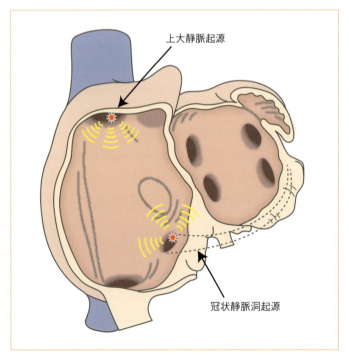

図6 肺静脈外起源 (non PV foci)
肺静脈外からの心房細動を引き起こす異所性発火は，上大静脈や冠状静脈洞など心臓に付随している血管から発生することが多い．

の起源となる期外収縮が肺静脈から発生しているとは限らない．その後の研究で，心房のさまざまな部位から心房細動の起源となる期外収縮が出現することが報告されているが，そのなかでも多いのが上大静脈や冠状静脈洞といった心臓周辺血管からの期外収縮である（図6）．心房細動を惹起しうる期外収縮は出来る限りアブレーションして消滅させるべきである．また，自律神経刺激薬（アイソプロテレノール）などを用いてこの肺静脈外の心房細動起源を誘発することも可能であり，できる限り肺静脈隔離術を行ったのちには，薬物的な誘発試験を行うことが望まれる．

（松尾征一郎　東京慈恵会医科大学葛飾医療センター 循環器内科）

心房細動(AF)

各論 5c 持続性心房細動アブレーション

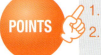

POINTS
1. 持続性心房細動に対しても肺静脈アブレーションは行う.
2. 進行した持続性心房細動では,肺静脈アブレーションのみでは治療効果が低いことが多く,追加のアブレーションを行うことがある.
3. 持続性心房細動がどの程度進行しているかは,アブレーション前の心臓超音波検査などで評価する.

　持続性心房細動に対するアブレーションでも必ず肺静脈隔離術は行うことが推奨されている.進行の程度が低い持続性心房細動であれば発作性心房細動と同じく肺静脈隔離術のみでも治療可能であることもあるが,心房細動歴が長く心房も拡大してきているような持続性心房細動を治療することは肺静脈隔離術のみで治療するのはむずかしいことも多い.ここでは,肺静脈隔離術のみでは治療が困難な症例に追加するいくつかの代表的なアブレーション方法を紹介する.これらのアブレーション法は,通常ルーチンで発作性心房細動には用いることはないが,再発を繰り返すような発作性心房細動症例には有効なこともある.

■ 左房線状焼灼術

　線状焼灼術は,心房細動アブレーション,とくに持続性心房細動アブレーションを行ううえでは必要になることが少なくないアブレーション方法である.開胸手術として心房細動に対して行われるメイズ手術を基本としているこの手法は,肺静脈隔離術だけでは治療が困難な症例に追加されることが多い.また,心房細動アブレーションにおいてしばしば合併する心房頻拍の治療法としても習得が必須の技術の一つである.
　左房線状焼灼は左房天蓋部線状焼灼術(roof line ablation)と僧房弁峡部線状焼灼術(mitral isthmus ablation)の2つが一般的である(図1).左房天蓋部線状焼灼術(roof line ablation)は,左右の上肺静脈の間を線状に焼灼する方法である.一方,僧房弁峡部線状焼灼術(mitral isthmus ablation)はいくつかの焼灼部位があるが,ボルドー大学よりはじめて報告され現在でももっとも一般的な部位は左下肺静脈から僧房弁輪へかけて行う線状焼灼である.線状焼灼は,焼灼部位全長にわたって伝導を途絶される,いわゆる完全伝導ブロックを目標にして行う.数々の報告により,不完全な伝導ブロックは術後の心房頻拍を増加させ,アブレーション成績を落とす一要因となっていることが知られており,線状焼灼術を行う際はできるだけ伝導ブロックを完成させるほうが好ましい.伝導がブロックされた線状焼灼部位により,心房細動中に形成される"マクロリエントリー回路"が減少することやランダムに電気が左房の中を伝導

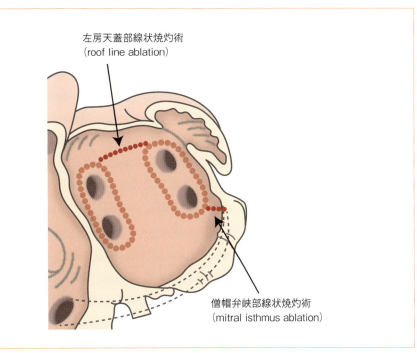

図1　左心房での線状焼灼術
上肺静脈をつなぐ左房天蓋部線状焼灼術と左下肺静脈から僧房弁へかけて行う僧房弁峡部線状焼灼術の2つが一般的である．

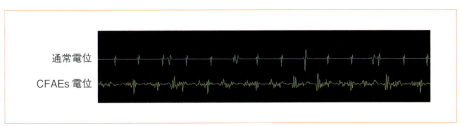

図2　心房細動中に認められた心房複雑電位（complex fractionated atrial electrogram：CFAEs）
上段は通常の興奮電位で，下段のように"くしゃくしゃ"電位をCFAEsと呼ぶ．

する部位を限局させることで，心房細動が維持される器質を修飾（減少）することを目標としている．

心房複雑電位指標アブレーション
(Complex fractionated atrial electrogram-based（CFAEs）アブレーション)

　本アブレーションは，心房細動中に行われる焼灼方法である．心房細動中の心房は時として単純な興奮電位を示さず，"ぐちゃぐちゃした"複雑な電位が認められる部位が存在する．このCFAEs（カフェと読む）と呼ばれる電位は，心房細動中の異常興奮を表しているとされ心房細動の維持に関与していると考えられている（図2）．これらの心房細動中に認められる複雑な興奮を示す部位を標的にして焼灼を加えていき，最終的には心房細動が停止することを目的としている（図3）．本焼灼法による心房細

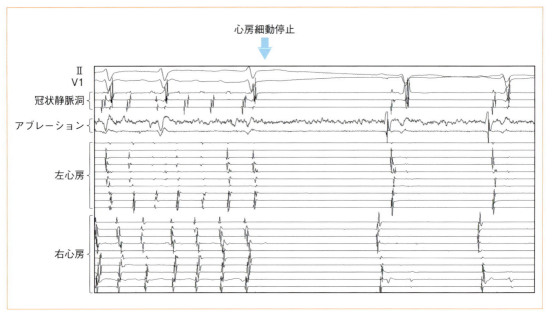

図3 CFAEs焼灼中に認められた心房細動停止の心電図

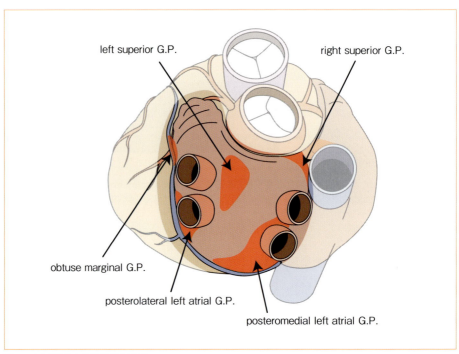

図4 左房周囲の自律神経節分布
大まかに5カ所に分布すると言われている.

動の停止率はさまざまであるが，極力心房細動を停止させることが望ましく，術後の成績もよくなったとの報告も散見される．しかし，焼灼のみによる心房細動停止が困難な症例も少なくないことや，心房細動が停止しない場合の治療終了ポイント（エン

ドポイント）の設定が曖昧なことなど言われているため，治療の施行の是非はよく検討されるべきである．

自律神経節焼灼術（Ganglion plexi（GP）アブレーション）

心臓は自律神経により支配調節されている臓器である．自律神経の調節障害と心房細動の発生・持続との関連性が報告され，この自律神経節（ganglion plexi：GP）をターゲットにしたアブレーション方法が生み出された．心臓，とくに左房の周囲にある自律神経節は，大きく5つに分類される（図4）．これらの自律神経節に近い心内膜側にて，アブレーションカテーテルから高頻度刺激（通常20～50 Hz）を行うと自律神経節までもが刺激され，徐脈や血圧低下をきたす．この自律神経の反応が出た部位を心内膜側から焼灼し，反応が出なくなることで焼灼達成とする．自律神経節は肺静脈周囲に分布していることが多く，肺静脈隔離術を行うことで，すでにこの自律神経節焼灼術が意図せずして行われていることも少なくない．

低電位領域アブレーション（Low voltage zone ablation）

心房細動に長期間罹患すると，心房にはリモデリングという現象が起こることが知られている．リモデリングとは，心房細動により心房筋のイオンの働きが変化していったり，心房筋自体が線維化されリエントリー回路などが形成されやすくなる構造的な変化を起こしたりすることである．このように心房細動によって障害された病的な心房筋を正確に評価する方法はいまだないものの，洞調律中に傷害心筋の起電力が低下すると仮定し，低電位を認める心房筋を標的に焼灼を行う焼灼法を，低電位領域アブレーション（Low voltage zone ablation）と呼ぶ．この低電位領域は，造影MRIにて検出される傷害心筋領域とよく相関を表すことも知られており，本アブレーションを追加することで洞調律維持効果を高めることを目的としている．発作性心房細動では，ほとんど低電位領域は認めないことが多いが心房細動の罹患歴が長ければ長いほど，心房自体の大きさも大きくなり低電位領域も広くなる．

図5は3次元マッピングシステムによる低電位領域マッピング（Low voltage zone mapping）である．一般的には，心房筋では0.5 mV未満を低電位（Low voltage）とする．このマッピングでは0.5 mV以上の領域が紫で示されている．図5（A）は，発作性心房細動であり，心房には低電位領域は見当たらない．（B）は1年ほど持続した持続性心房細動であるが，心房の前壁や後壁に一部紫色ではない部分，すなわち低電位領域が認められている．（C）は，持続期間が不明な心房細動症例であるが心房の多くが低電位領域となっており，リモデリングが進行していることが想定される．このように低電位領域を評価して同部位をアブレーションしていく方法であるが，例えば（C）のような心房の場合，どこまでアブレーションを行うのか，そしてその部位はどこまで焼灼するべきなのかまだ解決しなくてはいけない点も含まれている．

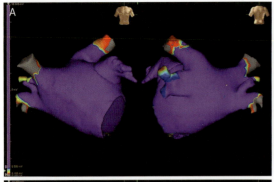
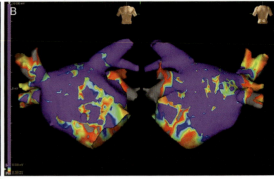
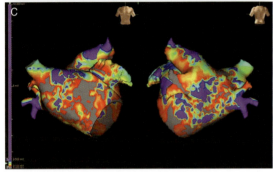

図5 3次元マッピングシステムによる低電位領域マッピング
発作性心房細動(A),持続性心房細動(B),そして長期持続心房細動(C)のマッピングである.紫色以外の部分は低電位領域として表示されている.

(松尾征一郎 東京慈恵会医科大学葛飾医療センター 循環器内科)

心房細動（AF）

各論 5D バルーンアブレーションほか

POINTS
1. 肺静脈を標的としてバルーンを用いた新しいアブレーション方法が開発された．
2. バルーンアブレーションには，高周波だけでなく低温にすることによって治療を行うクライオエネルギーを用いたものが主流である．
3. 心房細動自体の治療が困難で，心室興奮が多い症例に対しては房室結節をアブレーションする方法がとられることもある．

近年，カテーテルを用いた高周波アブレーションのほかに，バルーンテクノロジーを用いた新しい心房細動アブレーションが登場した．2017年現在，わが国で使用されているバルーンは2種類である．ひとつは液体亜酸化窒素を用いて超低温で治療を行うクライオバルーンアブレーションであり（図1），もうひとつは高周波エネルギーを用いたホットバルーンアブレーション（図2）である．本法は基本的には肺静脈を標的とした治療法である以上，発作性心房細動に対して行われる治療である．

クライオバルーンアブレーション

クライオバルーンアブレーションは肺静脈隔離術を目的として開発されたアブレーションであり，現在発作性心房細動に施行されるアブレーションである．ガイドワイヤーを各肺静脈に挿入し（図3），そのワイヤーに沿ってしぼんだ状態のバルーンを肺静脈入口部まで挿入し留置する（図4）．冠動脈形成術に用いるバルーンを治療部位ま

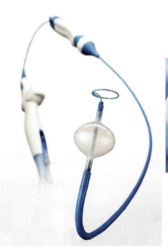
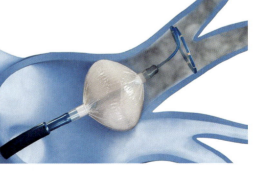

図1　クライオバルーンカテーテル
（メドトロニック社提供）

249

各論 5D

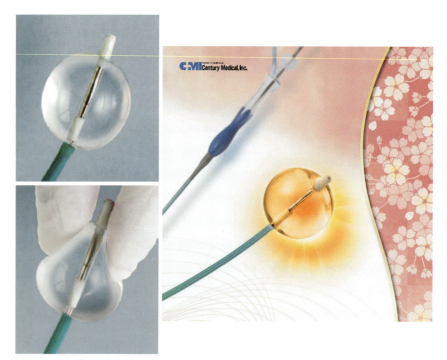

図2 ホットバルーンカテーテル
クライオバルーンと比較して柔らかい（センチュリーメディカル社提供）

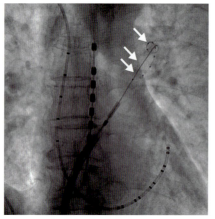

図3 肺静脈へのワイヤー挿入
左上肺静脈に先端が円形で電極が付属しているワイヤーが挿入されている（矢印）．このワイヤー伝いに，バルーンを肺静脈付近に留置することが可能となる．

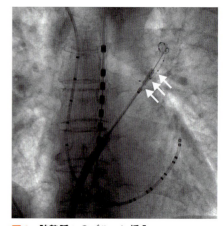

図4 肺静脈へのバルーン挿入
膨らむ前のバルーン（矢印）が，肺静脈の入口部まで進められている．

で運ぶのと同じイメージである．現行のバルーンは23mmと28mmの2種類の大きさがあるが，ほとんどが28mmのバルーンを用いて行われており，23mmのバルーンが使用されることはほとんどない．3次元マッピングシステムにはこのバルーンは表示できないため，どの部位にバルーンが存在しているかはレントゲン上で造影剤を用いて評価する．入口部までバルーンを進めた後にバルーンを膨らませ，肺静脈を閉塞させる（図5）．クライオバルーンアブレーションは−50〜−60℃まで組織を冷やすこ

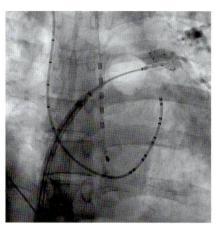 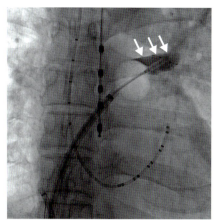

図5 バルーン展開
肺静脈入口部まで進めたバルーンを膨らませて肺静脈を閉塞している．

図6 バルーンによる肺静脈閉塞
造影剤をバルーンの先端から注入することによって，肺静脈が完全に閉塞されているかを確認する．閉塞されている場合は，肺静脈内に造影剤が貯留される（矢印）．

とにより組織障害を引き起こして治療するため，36℃の血液が少し触れるだけでもアブレーションは完成しない．肺静脈がバルーンで閉塞していることも造影剤を用いて確認する（図6）．肺静脈の閉塞が得られたら，バルーンに液体亜酸化窒素を充満させアブレーションを行う．アブレーションを開始するとバルーンと心筋は凍結してしまうためアブレーション施行中にバルーンを動かすことはできない．現行のクライオバルーンアブレーションに用いられるワイヤーは先端がリング状の形状をしており電極も付随している．その電極に記録されている肺静脈電位が消失することで肺静脈隔離を確認することができる．逆に，アブレーションを施行しても肺静脈電位が消失しない場合は，アブレーションが無効であることが考えられるため，途中でアブレーションを中止して再度最適な位置にバルーンを留置する必要がある．クライオバルーンアブレーションは120〜180秒間施行する．以前は，肺静脈電位が消失した後にさらにもう一度アブレーションを念のため行うことが多かったが，現在では肺静脈電位の消失が確認できれば，一度で終了することも多くなってきている．クライオバルーン技術は通常の高周波アブレーションによる治療と比較しても遜色ない治療成績を得ることができ，術時間もよっぽど熟練した術者でなければクライオバルーンで行うほうが短くなる．その簡便性からもクライオバルーンアブレーションは有用であるが，肺静脈しか治療することができないこと，そして特有の合併症も存在し症例選択も重要である．

特有の合併症のひとつとしてあげられるのが，横隔膜神経麻痺である．とくに右肺静脈の治療中に起こる右横隔膜神経麻痺には注意が必要である．右の横隔膜神経は右肺静脈の前面を走行していることが多い．そのため，右肺静脈を冷凍させている際に横隔膜神経までが冷凍されてしまい，右横隔膜が動かなくなってしまう合併症である．この予防法は，合併症の項を参照していただきたい．

ホットバルーンアブレーション

ホットバルーンアブレーションはクライオバルーンアブレーションのエネルギー源

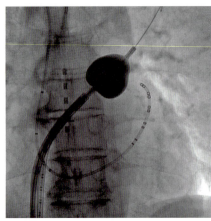
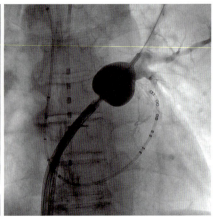

図7 ホットバルーンによる肺静脈アブレーション
ホットバルーンもクライオバルーンと同様，基本的には肺静脈の閉塞を造影剤で確認する．クライオバルーンと違って，バルーン内にも薄めた造影剤を注入し膨らませるため，バルーンの位置が分かりやすい．

が高周波になっているものである（図7）．肺静脈に対する基本的なアブレーション方法はクライオバルーンアブレーションと同じである．クライオバルーンと決定的に違うのは，高温での組織障害を目的としているため，肺静脈を完全閉塞させる必要性もクライオバルーンアブレーションと比較すると少なくて済む．また，肺静脈以外のアブレーションも可能である．しかしながら，一度に広範囲の高周波アブレーションをすることになるため食道に対する注意がより必要となってくる．すなわち，ホットバルーンアブレーション施行中は食道まで熱せられることが多く，アブレーション中は食道温度を必ず計測しなくてはならない．そして食道温度が上昇した場合には食道を冷水で冷やさなければならない．クライオバルーン同様，簡便に肺静脈隔離を行うことは可能となっているが，その特徴をよく理解し起こりうる特有の合併症に対する対策をしっかりしておくことが重要である．

その他：房室結節アブレーション

これは，心房細動時に房室結節を通過して心室まで伝導する電気が多く，頻脈となり症状が出てしまう症例が適応となるが，心房細動自体に対するアブレーションが可能となってきている現在，房室結節アブレーションが施行されることは少なくなってきている．しかしながら，カテーテルアブレーションでは治療が困難な心房細動症例も存在する．そのなかで心房細動により心不全など合併症が生じ，また薬物治療でもコントロール困難な場合にこの治療が選択されることがある．本法は房室結節を直接焼灼することによって，房室ブロックを形成することを目的としている．治療と同時にペースメーカを挿入し，心室の心拍数をコントロールすることを目的としている．心機能の悪い症例が適応となることが多く，両心室ペーシング機能付きペースメーカが使用されることも少なくない．

（松尾征一郎　東京慈恵会医科大学葛飾医療センター　循環器内科）

特殊なカテーテルアブレーション

各論 6A 心外膜アブレーション

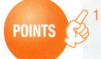

1. 心室性不整脈の起源が心外膜側に存在する場合，心内膜側からのアブレーションからでは効果が得られず，心外膜（心嚢腔）からのアプローチが必要になることがある．
2. 通常心嚢腔は1〜2mm程度しかないため，心外膜へのアプローチは難易度が高く適切なトレーニングを受けた医師が行うべきである．
3. 心外膜（心嚢腔）のマッピングは比較的容易であるが，焼灼する際には冠動脈や左横隔神経の損傷に十分注意しなければならない．

　心筋には厚みがあり，心室になると時に1cmを超える厚みをもつ症例も存在する．血液が充満している側を"心内膜側"と呼び，外側は"心外膜側"と呼ばれる．不整脈の起源が心外膜側に存在する場合，通常の血管内からアプローチする心内膜側からの治療が困難な症例もある（図1）．そういった通常の心内膜側アプローチでは治療困難な症例に対して，心外膜側からの治療法がSosaらによって1996年に報告された[1]．とくに，心室性不整脈に関して，非虚血性心筋症（NICM）に合併した心室頻拍（VT）は心筋中層もしくは心外膜側に不整脈基質を有し，心内膜側からの焼灼がむずかしいことも少なくない．また，心室筋は心房筋に比して厚いため，心内膜側から心外膜側

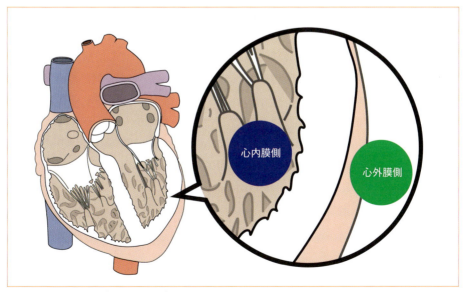

図1　心室においては（とくに左心室），心筋の厚みがあり心内膜と心外膜に分けて考える必要がある

各論 6A

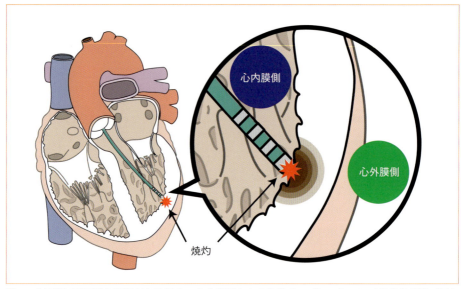

図2 心外膜に不整脈の起源がある場合,心内膜側からの通常のアブレーションでは焼灼効果が届かないこともある

まで完璧性病巣を作ることは難しい(図2).そのような症例において,心外膜(心囊腔)からのアプローチにより不整脈起源を根絶することが可能になることがある.

本項では,心外膜アブレーションの適応,手順,治療の実際また手技にともなう合併症について述べる.

心外膜アブレーションの適応

通常心外膜(心囊腔)は1~2mm程度の隙間しかないため,技術的にアプローチが困難であり,かつ心外膜近辺には心筋だけでなく冠動脈や横隔神経も走行しているため,その損傷リスクも考慮し,その治療をするかどうかの判断は慎重でなければならない.一般的に,心外膜アプローチが考慮される症例のほとんどは心室性不整脈であるといってよい.そして,心室性不整脈の中でも心室頻拍(VT)がその主疾患であり,心内膜側からのアブレーション後に再発した症例,心内膜側アブレーションが無効であった症例,そして,心電図や画像から心外膜側にその起源があることが強く疑われる症例などである.ここでいう心電図から心外膜側起源が疑われる心室頻拍とは,心電図のQRS波形の特徴のことである.心外膜側起源の心室頻拍(VT)におけるQRS波形は,立ち上がり(偽デルタΔ波と呼ばれる)が緩やかであり(>34ms),幅が広い波形とされる〔intrinsicoid deflection time(ID);心室波の立ち上がりからV2のpeak Rまでの時間)>85ms,RS時間>121ms〕(図3)[2]. また,心筋炎に関連したVTのように心臓MRIにおいて,心外膜側に遅延造影を認める症例は同部位に心室頻拍起源がある可能性が高いといえるため心外膜アプローチを最初から検討する(図4).その他,不整脈源性右室心筋症(ARVC)やブルガダ症候群においてもその不整脈起源は心外膜側にあるとされており,これらの疾患に対するアブレーションは初回から

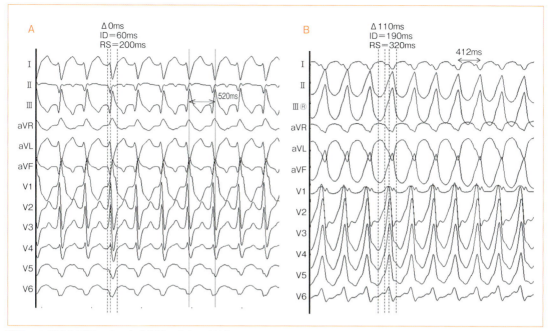

図3 12誘導心電図による心室頻拍の起源の予測
A：左室下壁基部心内膜側起源の心室頻拍の体表面心電図である．偽デルタ波（Δ）は認めず，ID（intrinsicoid deflection time：心室波の立ち上がりからV2のpeak Rまでの時間）およびRS（心室波の立ち上がりからS波の終わりまでの時間）は短い．
B：左室後側壁心外膜起源の心室頻拍の体表面心電図である．Δ110msと長く，ID，RSも長い．

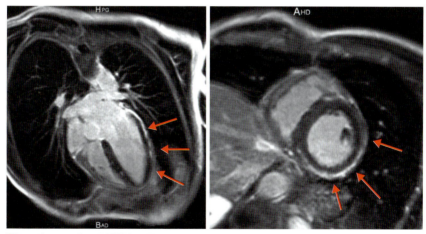

図4 ガドリニウム造影剤を使用したMRIによる遅延造影
左室基部～中部後側壁の心外膜側に遅延造影を認め（矢印），心外膜側に不整脈基質があることが示唆される．

心外膜アプローチを検討することが多い．一方，心臓手術歴（冠動脈バイパス術や弁置換術など）のある症例では，心外膜側起源である可能性も十分あるが，手術の影響で心外膜が癒着しカテーテルが操作困難なことも少なくなく，心外膜アプローチのよい適応とはならない．

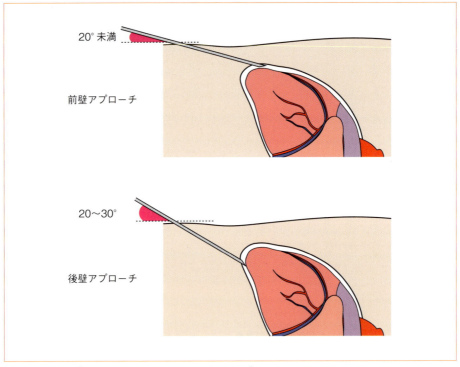

図5 心外膜アプローチにおける，前壁および後壁アプローチ

心外膜アブレーションの手順

　心外膜アプローチには主に前壁アプローチと後壁アプローチがあり，前者は心臓前壁に対してのアプローチが容易であり，後者は心臓後下壁への操作が容易となる．術前に得られている12誘導心電図波形や初回アブレーションの情報から心室頻拍の起源が前壁もしくは後壁どちらにあるかをきちんと検討してアプローチの方法を決定することが重要である．前壁アプローチは剣状突起下から胸骨中線上方に向かって浅い角度（＜20度）で針を進めるのに対し，後壁アプローチはやや左方（左鎖骨中線）方向に向かってやや深めの角度（20～30度）で針を進める（図5）．いずれの方法においても特殊な穿刺針（針先が一方向に面取りされている，図6）を用いて行い，心筋への損傷を避けるために前壁アプローチにおいては針先を前方（上方）へ向けた状態で，後壁アプローチでは後方（下方）へ向けた状態で針を進めていく．透視は深さを評価するために側面像（90度）を使用し，針先が心陰影に近づいたところで少量の造影剤を注入しながら心外膜の位置を確認し，心囊腔へ徐々にアプローチする（図7）．心囊腔を捕えた後はワイヤーを進め心臓周囲を覆うようにワイヤーが進むことを確認し，シースを留置した後，シースを介してカテーテル操作が可能となる[3]．

心外膜アプローチによるアブレーションの実際

　心外膜アプローチの際に使用する電極カテーテルは心内膜側アブレーションに用いられるものであれば使用可能であるが，アブレーションカテーテルはイリゲーション

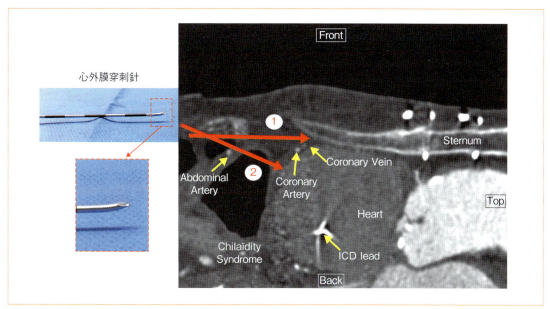

図6 心外膜穿刺
心外膜穿刺針は18Gの硬膜外麻酔針を用いる．針の先端は一方向に面取りされており，前壁，後壁アプローチいずれにおいても面取りされた針先を外側に向けて穿刺する．心外膜穿刺は胸骨柄から1cm下方より行い，前壁アプローチは胸骨に沿って上方へ（①），後壁アプローチでは後方へ向けて針を進める（②）．解剖学的に冠動脈や腹部動脈の他肝臓や肺が近接しているためそれらの損傷に注意する．

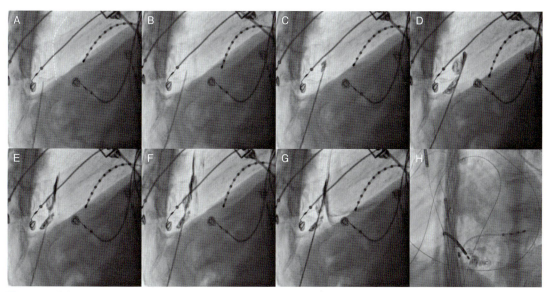

図7 心外膜穿刺の手順
側面像（90度）にて胸骨に沿って面取りを外側に向けた状態で穿刺針を進め（A），心陰影および右室心尖部に留置した電極カテーテルを指標にゆっくりと針を進めていく（B）．心陰影付近において少量の造影剤を使いながら心嚢腔であるかを確認し，心嚢が染まらない場合はさらに針を進める（C〜E）．再度造影剤を注入し，心陰影の外側が綺麗に染まれば，針は心嚢に存在することの確認となり（F），針の先端からワイヤーを進め（G），心臓の周囲にワイヤーが進むことを確認する（H）．

カテーテルが好ましい．心嚢腔には通電中にアブレーションカテーテル電極を冷却する役目をもつ血流がないため，電極が容易に高温となり通電できなくなることがある．一方，イリゲーションカテーテルを用いれば血液がない心嚢腔では生理食塩水が出るため有効な通電が可能となる．マッピングにおいては心内膜側のマッピングと同様多極電極カテーテルも使用できる．心嚢腔は狭いスペースであり，カテーテルの動きにも自然と制限がかかるため癒着がなければ比較的容易にマッピングすることができる．とくに可変式シースを用いれば前壁アプローチにおいても側壁や後下壁のマッピングも十分に行うことができる．心外膜側アブレーションにおいて，心室頻拍（VT）中にマッピングを行いその起源が明らかとなり，その部位への心外膜側からの通電により治療できる症例もあり，ここで例をあげる．77歳の男性で，心筋炎後の持続性心室頻拍に対してアブレーションを施行した．心外膜アプローチにて3次元マッピングシステム（リズミア，Rhythmia™）および多極マッピングカテーテル（オリオンカテーテル，Orion™）を用いて心室頻拍中にマッピングを行ったところ，左室側壁に最早期興奮部位を認める局所発火性（Focalタイプ）心室性頻拍と診断された（図8A）．同部位の対側（心内膜側）をアブレーションカテーテルでマッピングを行ったが（図8B），心外膜側の他電極カテーテルの電位がより先行しており（図8C），本頻拍は心外膜起源と考えられた．本症例は心外膜側に認められた最早期興奮部位への通電にて停止した．また，心室頻拍（VT）の原因になり得る部位に認められる異常電位（遅延電位）を洞調律中にマッピングし，その反対側の心内膜側アブレーションにより心外膜の異常電位の消失（不整脈基質の消失）が得られることもあるため，壁菲薄化を呈している部位に関しては心外膜に異常電位を認める不整脈基質部位があったとしても，まず心内膜側からのアブレーションを優先して行うことが望まれる（図9）．

心外膜側アブレーションにおいて心内膜側と異なる点として，血栓にともなう脳梗塞リスクがないため，マッピングおよびアブレーション中に抗凝固薬を使用する必要はないが，心内に電極カテーテルを併用していることが多いため，必要であれば心嚢穿刺が終了した後に抗凝固療法を併用する．また，イリゲーションを用いた場合は心嚢腔にイリゲーションによる還流液が貯留してくるため心タンポナーデの状況になる．そこで血圧などをモニタリングしながらシースから定期的または持続的に吸引をする必要が出てくる．最後に，心外膜側アブレーション時には，心内膜側アブレーションと違い術中の痛みが強いため，全身麻酔下で行われることが好ましい．これは，心筋には痛みを感じる感覚神経はないが心膜にはその神経が多く分布していることによる．

心外膜アプローチに伴う合併症

まず，心外膜穿刺に関して，穿刺部が剣状突起下であるため，周囲臓器（肝臓，肺，横隔膜），および血管（横隔膜下動静脈，腹腔動脈，胸骨動脈）の直接損傷をきたす可能性がある．そのため，超音波などで周囲組織との位置関係を詳細に検討し，穿刺する際には可能な限り損傷を避ける経路を見極めなくてはならない．また，穿刺針およびワイヤーが心嚢腔を貫き右室まで行ってしまった場合，心外膜への出血を認める

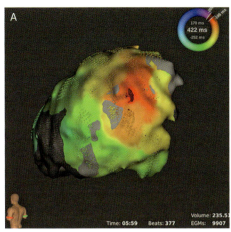
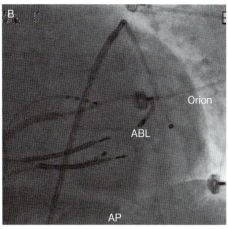
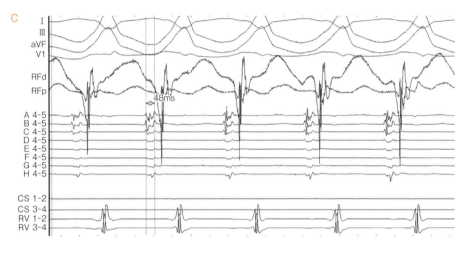

図8 心外膜起源の心室頻拍
A：3次元マッピングシステムにより本頻拍は左室側壁からの心室頻拍であることが分かった．
B：心内膜側におけるアブレーションカテーテルでのマッピング透視画像．心外膜側に挿入されているOrionカテーテルにもっとも近い心内膜側部位をアブレーションカテーテルでマッピングしている．
C：Bの位置では，心内膜側に置かれたアブレーションカテーテル（RF d）よりも心外膜側に置かれたOrionカテーテルのほうが46msほど早く興奮しており（A～H）心外膜側起源であることが考えられた．

が，シースを進めなければ，自然止血されることが多く大きな問題となることは少ない．しかしながら，心外膜穿刺もしくは心外膜アブレーションによって冠動脈を損傷した場合の出血は，自然止血しがたく遷延することがあり，止まらなければ緊急外科的処置が必要になる．その他，左室前側壁方向には左横隔神経が走行しており，アブレーションによって左横隔神経麻痺をきたすリスクがあるため，通電前にはその場でアブレーションカテーテルを用いてペーシングを施行し横隔膜神経を捕捉しないか確認することが重要である．もしも左横隔神経に通電部位が近い場合は，アブレーション時に心嚢腔に空気や生理食塩水（100～200mL）を貯留させることで横隔神経をアブレーションカテーテル（心筋）から遠ざけることによってその損傷を回避する方

各論 6A

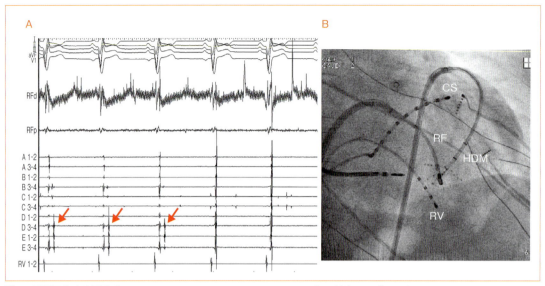

図9 局所異常心室電位（LAVA：local abnormal ventricular activity）に対するアブレーション
本症例は不整脈源性右室心筋症（ARVC）である．右室中部側壁の心外膜側に留置した多極マッピングカテーテル（PentaRay™）において洞調律流に局所異常心室電位（LAVA：local abnormal ventricular activity）が記録され（赤矢印），その心外膜側部位ではなく対側の心内膜側から焼灼を行ったところ，心外膜で記録されていたLAVAは消失した．
CS：冠状静脈洞，HDM：高密度マッピングカテーテル（PentaRay™），RF：アブレーションカテーテル，RV：右室

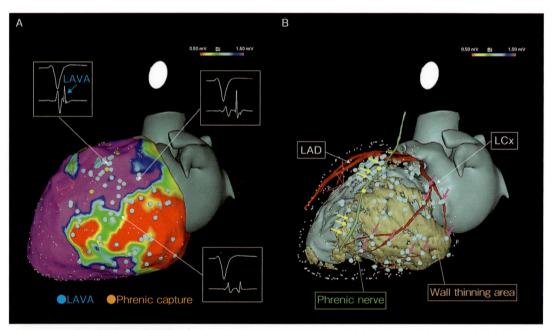

図10 イメージングを用いた心外膜アブレーション
A：心外膜のvoltage map：左室側壁の基部から中部にかけて低電位領域を認める．低電位から周囲に局所異常心室電位（LAVA：local abnormal ventricular activity）が記録される．
B：CTから再構築した冠動脈，横隔神経，壁の菲薄部位（＜5mm）をマッピングシステムへ融合させることで冠動脈および横隔神経損傷リスクとなる部位を把握することができる（矢印）．
LAD：左前下行枝，LAVA：局所異常心室電位，LCx：左回旋枝

法もある[4]．非虚血性心筋症（NICM）の心室頻拍（VT）症例はしばしば左室側壁にその起源をもっているため，冠動脈左回旋枝および左横隔神経に対する損傷リスクに十分注意しなければならない．近年は画像の進歩により，CTやMRIから心室頻拍（VT）起源の同定が術前に予測でき，さらには冠動脈，横隔神経の視覚化，マッピングシステムへの取り込みが可能となり，画像情報を利用することで合併症リスクを軽減できるようになってきた（**図10**）[5]．また，その他，術後の心膜炎はほぼ必発で疼痛のコントロールが重要であり，非ステロイド性消炎鎮痛薬（NSAID）でコントロール可能なことが多いが，炎症予防目的で術後心囊腔にステロイド（メチルプレドニゾロン0.5～1mg/kg）を投与することで軽減できるとの報告もある[6]．

文献

1) Sosa E, et al. A new technique to perform epicardial mapping in the electrophysiology laboratory. J Cardiovasc Electrophysiol 1996；7：531-536.
2) Berruezo A, et al. Electrocardiographic recognition of theepicardial origin of ventricular tachycardias. Circulation 2004；109：1842-1847.
3) Lim HS, et al. Safety and prevention of complications during percutaneous epicardial access for the ablation of cardiac arrhythmias. Heart rhythm 2014；11：1658-1665.
4) Matsuo S, et al. Images in cardiovascular medicine. Novel technique to prevent left phrenic nerve injury during epicardial catheter ablation. Circulation 2008；117：e471.
5) Yamashita S, et al. Role of high-resolution image integration to visualize left phrenic nerve and coronary arteries during epicardial ventricular tachycardia ablation. Circ Arrhythm Electrophysiol 2015；8：371-380.
6) Tedrow U, Stevenson WG. Strategies for epicardial mapping and ablation of ventricular tachycardia. J Cardiovasc Electrophysiol 2009；20：710-713.

（山下省吾　東京慈恵会医科大学附属病院　循環器内科）

特殊なカテーテルアブレーション

各論 6B 外科的アブレーション

POINTS
1. 内科的治療（カテーテルアブレーション）で根治が得られない難治性の不整脈に対して外科的治療が適応となる．
2. 外科的治療は視覚的にアブレーションを行うことができるためその確実性は高いが，術中に不整脈器質を評価することは困難である．
3. 不整脈源性を内科的に評価し，その情報をもとに外科的アブレーション部位を決定するといったハイブリット治療が理想的である．

外科的アブレーションの適応

　これまで，不整脈に対する外科的治療は1959年の心室頻拍に対する心室瘤切除術に始まり，外科的副伝導路離断術を経て，Coxらによる心房細動に対するメイズ（Maze）手術の開発まで進歩を遂げた．

　現在は，外科的アブレーションは主に通常の血管内からアクセスするカテーテルアブレーションでは治療困難な心室頻拍や心房細動に対して行われることがほとんどとなっている．一般的に，いずれの疾患に対してもより侵襲が少なく合併症頻度が少ない経皮的カテーテルアブレーション治療が優先されるが，心房細動に関しては他の心疾患（バイパス手術や弁置換術など）に対する外科的治療すなわち開胸手術が必要な患者においては，手術時に外科的アブレーションを同時に行うことが勧められる．とはいえ，心房細動に対して外科的治療をガイドライン上で完全に勧められている症例（Class I）は非常に限られており，僧房弁疾患に合併した心房細動症例において僧房弁手術を行う場合のみとされている．その他の心疾患手術を行う場合や，抗凝固療法をしているにもかかわらず左房に血栓が残存する症例および経皮的カテーテルアブレーション不成功例などはClass IIa（外科的アブレーションが好ましい）に分類されている[1]．以前のMaze（メイズ）手術は，金属のメスを用いて実際に心房を切開し再度縫い合わせるといった手法がとられていたが，この方法では出血も多く合併症も少なくなかった．しかしながら近年では術式の簡略化や低侵襲化が進んでおり（図1），凍結凝固療法（クライオアブレーション）や高周波アブレーションによる切開線の代用が行われてきており，良好な長期成績が報告されている．現在，わが国でもっとも使用されている外科用アブレーション機器は高周波を用いたものが主体であり（図2），心房を線状に焼灼することも可能で，心筋を焼き残すことなく完全な治療部位を安全に作成することができるようになった．

　一方，心室頻拍に対する開胸して行われる外科的アブレーション治療がClass Iと

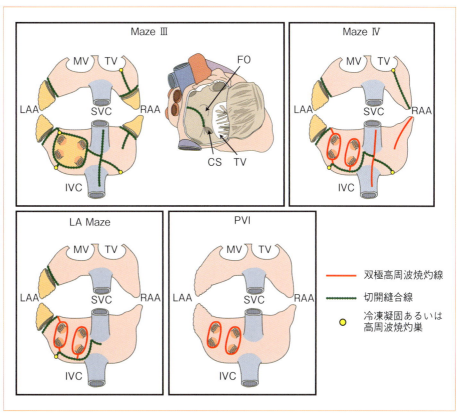

図1　Maze手術のさまざまな術式
各シェーマの上段は心房を上方から，中段は後方から観察した図で，下段は心房中隔面を示す．破線は切開縫合線を，赤色の実線は双極高周波焼灼線を，黄色の小円は凍結凝固あるいは高周波焼灼巣を示す．左上図は切開縫合によるメイズⅢ手術，右上図は高周波アブレーションデバイスを用いたメイズⅣ手術，左下図は左房メイズ手術，右下図は肺静脈隔離術を示す．
MV：僧帽弁，TV：三尖弁，LAA：左心耳，RAA：右心耳，SVC：上大静脈，IVC：下大静脈，FO：卵円窩，CS：冠静脈洞

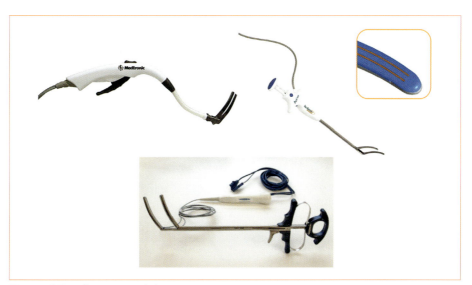

図2　外科用アブレーションデバイス
開胸下に行う外科的アブレーションに使用されるさまざまな専用デバイス．現在は，高周波をエネルギーとしたデバイスが多く用いられるようになった．

して勧められているものとして，基礎心疾患にともなう単形性持続性心室頻拍を有し，薬物治療，カテーテルアブレーション，植込み型除細動器が無効ないし使用できない症例とされている[1]．すなわち，多くの場合はまず経皮的カテーテルアブレーションが優先されることになる．

実際には外科的アブレーション治療を要する症例はそれほど多くはないが，経皮的カテーテルアブレーション治療（内科的治療）で難渋する症例も存在することは確かであり，そういった症例では少なからず外科的アブレーション治療が奏功することがあるのも事実である．

外科的アブレーションの実際

経皮的カテーテルアブレーション治療で難渋する心室頻拍に対する外科的アブレーション治療方法はその症例がどのような疾患を有しているか〔虚血性心疾患（主に心筋梗塞），非虚血性心疾患〕により異なってくる．心筋梗塞に合併する心室頻拍で内科的なカテーテルアブレーションが奏功しない症例の場合，梗塞巣における心室瘤（心筋梗塞での壊死部分が拡張した状態）が不整脈の原因部位となっている症例が多いため（図3），その心室瘤に対する左室形成術とともに心筋梗塞部位の心筋切除および凍結凝固アブレーションが直視下で行われる．これは，不整脈の原因となる梗塞部位の残存心筋を切除，凍結凝固させることで不整脈を治療する方法である．一方，非虚血性心疾患（拡張型心筋症・肥大型心筋症・サルコイドーシスなど）に合併した心室頻拍に対しては，術前に不整脈発生の原因となっている部位を評価しなくてはならない．具体的には，障害された心筋が発生する電気が小さくなることを利用して事前にマッピングを行う．そして低電位部位を指標にその部位を切開することもあれば，凍結凝固アブレーションにて治療することも可能である．とくに，肥大型心筋症のように肥厚した心筋内に不整脈の原因がある場合には，経皮的カテーテルアブレーショ

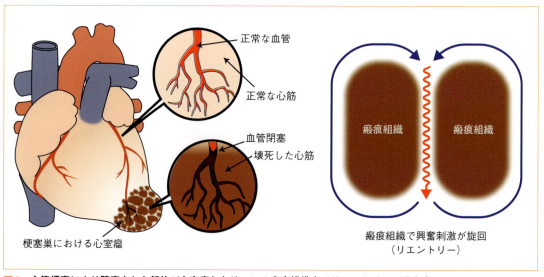

図3　心筋梗塞により障害された部位が心室瘤となり，この瘢痕組織内でリエントリーが発生する

ンによる焼灼熱がその原因部分まで届かず，治療困難であることがあり，外科的アブレーション治療による肥厚した心筋全層におよぶ凍結凝固壊死巣の作成が必要となってくる．その他，心疾患を合併していなくても不整脈の原因となっている部位が冠動脈に近接しており，高周波通電により冠動脈に影響を及ぼすことが考えられる場合は，開胸し可視的に外科的アブレーション治療を行うことでその損傷を回避できる．

外科的アブレーションは術中視覚的に不整脈基質となる部位をすべて判別できるわけではなく，内科的アブレーションから得られた情報（不整脈源性のある部位または瘢痕部位など）やアブレーション結果（焼灼部位）から外科的アブレーション部位を決定するため，内科および外科の連携が重要となり，いわゆるハイブリッド治療を駆使することが望まれる．最終的に外科的アブレーションを必要とした1症例を提示する．

外科的アブレーションの症例

症例は58歳の男性で，肥大型心筋症にともなうVTにてICDが植込まれ，抗不整脈薬（アミオダロン）が導入されたが持続性心室頻拍が再度出現したためアブレーション施行となった．1回目は，通常通り心内膜側よりカテーテルアブレーションを施行した．図4がその時の心電図，心内心電図3次元マッピングの様子である．心内膜側でとらえられた最早期興奮部位に対して50ワットで通電を行うも効果が得られず，冠状静脈洞（CS）内からイリゲーションカテーテルおよび細い5Frのアブレーション

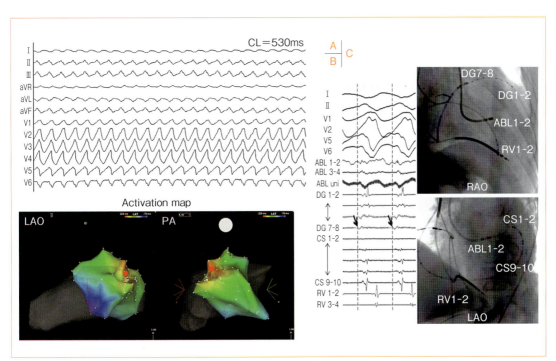

図4　難治性心室頻拍に対する心内膜側アブレーション（通常のアブレーション）
A：心室頻拍の体表心電図，HR160/分のVTを呈し，QRSの立ち上がりは緩やかである．I陰性，ⅡⅢaVF陽性，胸部誘導はすべて陽性であり左室基部側壁が起源として疑われた．
B：左室内において頻拍中のactivation mapを作成したところ，最早期興奮部位は基部側壁であった（赤点）．
C：冠状静脈洞（CS）内遠位部に2Frの電極カテーテルを進めたところ，最早期興奮部位はDG7-8であった（矢印）．

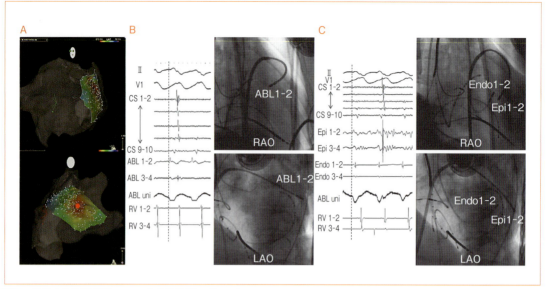

図5 治性心室頻拍（2nd session）心外膜側アブレーション
A：心外膜における頻拍中のactivation map.
B：心外膜の最早期興奮部位においての通電部位.
C：心内膜側および心外膜側からの双極電極アブレーション.

　カテーテルでの焼灼も試みたが温度上昇があり十分な焼灼が行えず，心室頻拍（VT）の停止には至らなかった．肥大型心筋症例であり，左室の壁厚も厚く心外膜側に起源があることが示唆されたため，心外膜からもアプローチした．心外膜側からのアブレーションを行った．図5に心外膜側アブレーションの様子を示す．まず心外膜における頻拍中の興奮順序をマッピング（activation map）したところ，左室基部外側に最早期興奮部位を認めた（図5A）．心外膜の最早期興奮部位において冠動脈は近接していなかったが，左横隔神経の付近であり，ペーシングを行うと横隔神経の捕捉を認めたため心嚢腔に生理食塩水を注入した状態で40ワットまでの焼灼を行ったが無効であった（図5B）．肥大型心筋症に合併した心室頻拍（VT）であり，心筋深層部への焼灼が必要であると判断し，心内膜側および心外膜側から標的部位を挟んで焼灼する双極電極アブレーション（bipolar ablation）を施行したが，完全に心室頻拍（VT）を消失させることはできなかった（図5C）．

　その後，他院でも同様のアプローチで再度カテーテルアブレーションを施行したが不成功に終わり，最終的に外科的アブレーションを施行．左室基部側壁において心筋切開および冷凍凝固を行うことで心室頻拍（VT）の頻度は減少した．

文献
1）日本循環器学会・他．不整脈の非薬物治療ガイドライン（2011年改訂版）

（山下省吾　東京慈恵会医科大学附属病院　循環器内科）

電気生理学的検査（EPS）

各論 7A　徐脈性不整脈

POINTS

1. 電気生理学的検査所見は，徐脈性不整脈のペースメーカ適応の参考になりうる．
2. 一方で，電気生理学的検査所見の有用性は確立されていないことにも留意すべきである．
3. 植込み型心電計が近年普及している状況をふまえ，電気生理学的検査の必要性を吟味することが重要である．

電気生理学的検査の適応

　洞不全症候群，房室ブロック，心室内伝導障害のある症例が適応になりうる．徐脈性不整脈に対する電気生理学的検査のもっとも重要な目的は，その症例にペースメーカの植え込みが必要かどうかということである．しかしながら，電気生理学的検査の結果のみだけで，ペースメーカの適応をすべて決めるのも困難であり，それぞれの臨床症状などを合わせて評価していかなければならない．本項では各疾患における電気生理学的検査のガイドライン[1]とその解釈を提示する．

　ガイドラインの各クラスの定義は**表1**のとおりである．すなわち，クラスⅠは行うべきであり，クラスⅢは行うべきではないということになる．また，クラスⅡに関しては，症例に応じて検討する必要がある．

表1　クラス分類

クラスⅠ：手技・治療が有効もしくは有用であるというエビデンスがあるか，あるいは見解が広く一致している．
クラスⅡ：手技・治療の有効性もしくは有用性に関するエビデンスあるいは見解が一致していない． 　クラスⅡa：エビデンスおよび見解から有効もしくは有用である可能性が高い． 　クラスⅡb：エビデンスおよび見解から有効性もしくは有用性がそれほど確立されていない．
クラスⅢ：手技・治療が有効でなく，ときに有害であるというエビデンスがあるか，あるいは見解が広く一致している．

各論 7A

1）洞不全症候群

クラスⅠ

1. 失神，めまい，眼前暗黒感等の症状を有する洞結節機能不全で，症状との関連が心電図，ホルター心電図等の非侵襲的検査では証明できない患者

クラスⅡa

1. 失神，めまい，眼前暗黒感等の症状を有する洞結節機能不全で，症状との関連が心電図，ホルター心電図等の非侵襲的検査によって証明されており，他に房室伝導障害あるいは頻拍症等を合併する患者 ➡ 心室リードを入れない選択肢をとるなら必要だが，心房，心室2本リードを入れるなら不要

2. 徐脈頻脈症候群で頻脈に対する必要不可欠な薬剤により徐脈の悪化をきたす患者 ➡ 実臨床では極力徐脈を悪化させる薬剤の投与は避けるため，検査が必要な症例は少ないと考えられる

3. 無症状の洞機能不全で洞機能不全を増悪させるおそれのある薬剤投与が必要な場合 ➡ 2と同様

クラスⅡb

1. 失神，めまい，眼前暗黒感等の症状を有する洞結節機能不全で，症状との関連が心電図，ホルター心電図等の非侵襲的検査によって証明されており，その原因が他の疾患に対する薬物療法の影響であることが疑われる患者 ➡ Ⅱaの2と同様

2. 洞機能不全が疑われる患者で，抗不整脈薬の投与により，洞結節機能の低下が顕在化できると考えられるもの ➡ Ⅱaの2と同様

クラスⅢ

1. 失神，めまい，眼前暗黒感等の症状を有する洞結節機能不全で，症状との関連が心電図，ホルター心電図等の非侵襲的検査によって証明されており，他に房室伝導障害あるいは頻拍症等を合併していない患者

2. 無症状の洞性徐脈

2）房室ブロック

クラスⅠ

1. 失神，めまい，眼前暗黒感等の症状の原因として房室ブロックが疑われるが因果関係が不明な場合

2. 第2もしくは3度房室ブロックに対してペースメーカが植込まれた症例で，ペースメーカ治療後も失神，めまい，眼前暗黒感等の症状が存在し，その原因として他の不整脈が疑われる場合 ➡ ペースメーカでモニタリングできるため必要性は低いと思われる

クラスⅡa

1. ペースメーカの適応のある房室ブロック症例で洞結節機能の評価が必要な場合 ➡ DDDを挿入することが多く必要性は低いと考えられる

2. MobitzⅡ型第2度房室ブロック・3度房室ブロックおよび2枝または3枝ブロックの症例でブロック部位の同定および洞結節機能の評価が必要な場合

クラスⅡb

1. 無症状の房室ブロックで伝導障害を悪化させるおそれのある薬剤の投与が必要な場合 ➡ 洞不全症候群のⅡaの2と同様

クラスⅢ

1. 失神，めまい，眼前暗黒感等の症状と房室ブロックとの関連が心電図で明らかにされている場合

2. 症状のない1度房室ブロック，Wenckebach型第2度房室ブロック

3）心室内伝導障害

クラスⅠ

1. 脚枝ブロックあるいは心室内伝導障害のある患者で，失神，痙攣，めまい，ふらつき等の脳虚血症状があるがその原因が不明の患者

2. Wide QRS tachycardiaで，脚ブロックあるいは心室内伝導障害をともなう上室頻拍と，心室頻拍との鑑別が必要な患者

クラスⅡa

なし

（次頁へつづく）

クラスⅡb
1. 脚ブロックのある無症候性の患者で，伝導障害を増大または房室ブロックを誘発するおそれの ある薬剤の投与が考慮されている患者 ➡ 洞不全症候群のⅡaの2と同様
2. 無症候性の心室内伝導障害を有する患者 ➡ 経過観察でよいと思われる

クラスⅢ
1. 症候性の患者で，その症候と心室内伝導障害との関連性が心電図所見等により除外される患者

検査に必要な記録部位

体表面心電図に加え，心内は心房（右心耳が一般的），ヒス束，心室（右室心尖部が一般的）に電極カテーテルを留置して検査を行う．

評価項目

1）洞機能

①洞結節回復時間（sinus node recovery time：SNRT）

高位右房から洞調律の興奮頻度よりも速い頻度（10心拍/分速い頻度から開始，20心拍/分ずつ200心拍/分まで増加させる）で30秒間ペーシングを行い洞結節自動能の抑制（overdrive suppression test）を行い，最終心房刺激から最初の洞性心房波出現までの時間を，洞結節回復時間（SNRT）とする（図1）．各ペーシング頻度における測定値の最長値をその症例のSNRTとしている．正常人では500ms程度と言われているが，正常範囲は1,500ms未満としている施設が多い．

②修正洞結節回復時間（corrected sinus node recovery time：CSNRT）

洞結節回復時間（SNRT）から洞調律長（sinus cycle length：SCL）を引いたもの．修正洞結節回復時間（CSNRT）は0.5秒未満を正常としている施設が多い．

③洞房伝導時間（sinoatrial conduction time：SACT）

洞結節から心房筋までの伝導時間のこと．直接測定する方法もあるが，簡便性から間接法が用いられることが多い．間接法には2種類あり直接法と良好な相関を示す．正常洞機能では46〜116ms，それ以上であると洞不全症候群と考えられる．

2種類の間接法を以下に示すが，多くはNarula法が用いられる．

ⅰ）Narula法（心房slow pacing法）：基本洞調律より10/分速い心拍数で8心拍心房ペーシングを行い，ペーシング中止直後のリターンサイクルから洞房伝導時間（SACT）を計算する方法（図2）．

ⅱ）Strauss法（心房早期刺激法）：洞調律周期に対して洞周期がリセットされるのに十分なタイミングでの早期心房期外刺激を加え，ペーシング後のリターンサイクルから洞房伝導時間（SACT）を計算する方法．

④内因性固有心拍数

洞結節機能は自律神経の影響を受けている．硫酸アトロピン0.04mg/kg＋プロプラノロール0.2mg/kgを投与することにより薬物による自律神経遮断を施行した状態の心拍数を内因性固有心拍数といい，その予測値は118.1－（0.57×年齢）で求められる．予測値から求められる正常値は45歳未満で±14％，45歳以上で±18％とされている．洞性徐脈もしくは洞不全症候群において，この値が正常値未満の場合は内因性

各論 7A

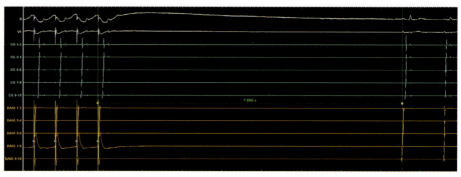

図1　Overdrive suppression test による SNRT の測定
高位右房からペーシングを行い，SNRT は 7.68 秒と計測され洞機能障害が示唆される所見である．

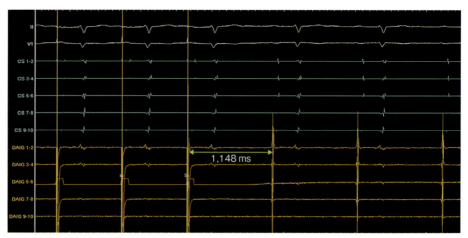

図2　Narula 法による SACT の測定
リターンサイクルが 1,148 ms，ペーシング前の洞調律周期が 1,090 ms のため SACT は（1,148－1,090）/2＝29 ms と計測される．

洞結節機能障害，正常値の場合は自律神経調節障害と診断することができる．

2）房室結節機能
①ヒス束電位図記録
　ブロック部位の診断が可能となる（図3）．
　ⅰ）房室結節内（AH）ブロック：ヒス束より上部の房室結節内でみられるブロック
　ⅱ）ヒス束内（BH）ブロック：ヒス束内に限局するブロック
　ⅲ）ヒス束遠位（HV）ブロック：ヒス束より遠位でみられるブロック
②漸増性心房ペーシング法（図4）
　房室結節ウエンケバッハ型ブロックおよびヒスプルキンエ系における2度以上のブロック出現心拍数を確認するために行う．本ペーシング法は自律神経（主に迷走神経）に影響を受けるため本質的な房室結節伝導能を示すものではないとはされているが，毎分110回以下の低頻度刺激で AH のウエンケバッハ型ブロックが出現する場合は異常と考えられる．また，毎分150回以下の刺激頻度で HV ブロックをきたすものも病的と考えられる．

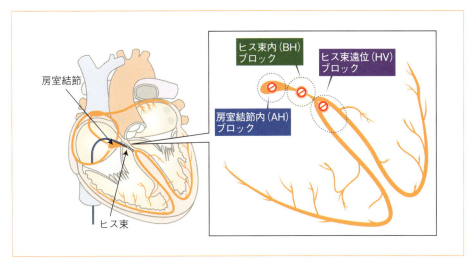

図3 ヒス束電位図記録
房室ブロックは房室結節からヒス束にかけてのどの部分で伝導ブロックがあるかで，その評価が変わってくる．心室に近い（ヒス束遠位ブロック→ヒス束内ブロック→房室結節内ブロック）ほど予後が悪い．

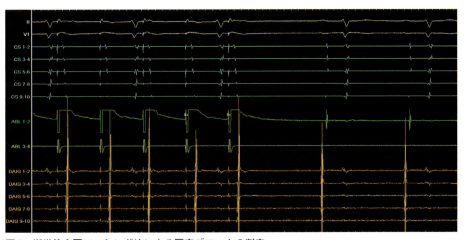

図4 漸増性心房ペーシング法による房室ブロックの判定
高位右房に留置したアブレーションカテーテルよりペーシング周期600ms（100/分）でペーシングを行ったところ2：1房室ブロックが認められており，房室伝導障害の存在が示唆される．

③**漸増性心室ペーシング法**

室房伝導の有無を確認する目的で行われる．また，ペーシング停止後に2度以上の房室ブロックが認められた場合は，ヒスプルキンエ系の器質的障害が考えられる．

④**心房期外刺激法**

心房，房室結節，ヒスプルキンエ系の相対，有効不応期の測定を行うが，正常範囲の幅が広く，房室二重伝導路評価に用いられる意義のほうが強い．

⑤**薬物負荷試験**

発作性房室ブロック等で診断がつかない場合に行う．
　ⅰ）硫酸アトロピン：投与後も伝導改善が認められない場合は，房室結節以下の刺激伝導系に器質的障害が及んでいることが示唆される．

ⅱ）クラスⅠa抗不整脈：シベンゾリン（1.4mg/kg），ジソピラミド（1.0mg/kg），プロカインアミド（10mg/kg）等のクラスⅠaと呼ばれる薬剤投与によりHV時間が2倍以上に延長する場合，HV時間が100ms以上に延長する場合，2度以上の房室ブロックが出現した場合は器質的伝導障害を示唆する．

3）心室内伝導障害が疑われる症例における評価項目および有所見（伝導障害あり）の判定

以下の項目が認められた場合は心室内伝導障害ありとする．

①2枝もしくは3枝ブロック（2枝＝右脚ブロック＋左脚前枝あるいは後枝ブロック，3枝＝2枝ブロック＋Ⅰ度あるいはⅡ度房室ブロック）では，HV間隔が55ms以上

②150/分以下の心房連続刺激で生じるHVブロック

③ヒスプルキンエ系の有効不応期が450ms以上

④プロカインアミド負荷（300～1,000mg，静注）により，HV間隔が対照時の2倍以上，あるいは100ms以上の延長，または，ヒス束内やヒス束以下の2度ないし3度ブロックの出現．対照時，プロカインアミド投与後，あるいはリドカイン（1～2mg/kg，静注）投与後の心室連続刺激による2度ないし3度ブロックの出現

⑤心室プログラム刺激による心室頻拍，心室細動の誘発

まとめ

①心臓電気生理検査時の洞機能障害とその後の洞不全症候群の進行に関するエビデンスはいまだ確立されておらず結果の解釈が困難なことも多い．過去に，修正洞結節回復時間（CSNRT）が500ms以上の症例では正常例に比べ，その後症状および心電図上の悪化が認められペースメーカを要した例が有意に多かった（20％ vs 6.5％）という報告があり，1つの指標にはなりうると考えられる[2]．

②脚ブロックや2もしくは3枝ブロック症例においてHV間隔が70ms以上であった症例では21％がⅡ～Ⅲ度房室ブロックに移行し，70ms以下の症例では1.3％という報告もありペースメーカ適応の決定の際に有用な所見と考えられる[3]．

③徐脈性不整脈に対する心臓電気生理学的検査の限界点は，検査時に伝導障害の所見が認められたとしても，その伝導障害が実際の臨床症状の原因になっているか確定できないことである．近年植え込み型心電計が普及しており，症状出現時の心電図所見が記録できるという点で有用である．

文献

1）日本循環器学会・他．臨床心臓電気生理検査に関するガイドライン（2011年改訂版）．

2）Raviele A, et al. Clinical significance of corrected sinus node recovery time and natural and unnatural history of sinus node dysfunctions. A four-year prospective follow-up of 101 cases. G Ital Cardiol 1982；12：563-574.

3）Scheinman MM, et al. Prognostic value of intranodal conduction time in patients with chronic bundle branch block. Circulation 1977；56：240-244.

（稲田慶一　東京慈恵会医科大学附属第三病院 循環器内科）

電気生理学的検査(EPS)

各論 7B **頻脈性不整脈**

POINTS
1. 誘発された心室性不整脈が非特異的所見である可能性を常に考慮すべきである.
2. 冠動脈疾患において持続性心室頻拍が誘発された場合,予後が悪いことはほぼ確立されている.
3. Wide QRS頻拍の鑑別が困難な症例において,電気生理学的検査は有用である.

電気生理学的検査の適応

　非持続性心室頻拍,持続性心室頻拍,ブルガダ症候群,QT延長症候群のある症例などが適応になりうる.各疾患における電気生理学的検査の適応についてのガイドライン[1]と誘発された不整脈に対する解釈を以下に示す.上室性不整脈に関しては,近年では誘発のみの目的で行うことはほとんどなくアブレーション施行時に行われるため本稿では割愛する.

1) 非持続性心室頻拍

クラスI
1. 原因不明の失神発作と左室機能低下を有する冠動脈疾患,拡張型心筋症にともなう非持続性心室頻拍
クラスIIa
1. 非持続性心室頻拍症例で,基礎心疾患を有する場合
クラスIIb
なし

【誘発された心室性不整脈に対する解釈】

　心室性不整脈では,その症例にどのような基礎心疾患あるかによって判定が異なってくる.
　①冠動脈疾患:持続性心室頻拍が誘発された症例は突然死の危険性が高い.
　②拡張型心筋症:持続性心室頻拍が誘発されることは少なく予後には影響しない.
　③肥大型心筋症:持続性心室頻拍の誘発性は予後に影響しない.

2）持続性心室頻拍

クラス I
1. 基礎心疾患の有無を問わず単形性持続性心室頻拍が記録された患者
2. 心室頻拍に対するカテーテルアブレーションまたは手術を予定している有症候性の単形性持続性心室頻拍
3. Wide QRS 頻拍
4. 原因として心室頻拍が疑われる失神/めまいを有する患者
5. 持続性心室頻拍に対する薬効および催不整脈作用の評価
クラス IIa
1. カテーテルアブレーション後の追跡評価
2. 心筋梗塞後で左室機能低下（左室駆出率＜35％）があり，持続性心室頻拍の誘発を前提に植え込み型除細動器を考慮する場合

【誘発された心室性不整脈に対する解釈】

　すでに持続性心室頻拍が臨床的に確認されている状況である場合，検査の意義は誘発される不整脈が同一のものであるか，他に潜在性の不整脈回路が存在しないか，アブレーション前後での誘発性の変化による治療の有効性の判定，心室頻拍の確定診断，薬効評価などである．

3）ブルガダ症候群

クラス I
1. Type I ブルガダ心電図（薬剤負荷後を含む）を呈する患者で，心室細動・多形性心室頻拍は確認されていないが，失神・めまい・動悸等の不整脈を示唆する症状を有する場合
2. Type I ブルガダ心電図（薬剤負荷後を含む）を呈する患者で，心室細動・多形性心室頻拍の確認や失神・めまい・動悸等の不整脈を示唆する症状はないが，若年～中年者の突然死の家族歴がある場合
クラス IIa
1. Type II, III ブルガダ心電図を呈する患者で，心室細動・多形性心室頻拍は確認されていないが，失神・めまい・動悸等の不整脈を示唆する症状を有する場合
2. Type II, III ブルガダ心電図を呈する患者で，心室細動・多形性心室頻拍の確認や失神・めまい・動悸等の不整脈を示唆する症状はないが，若年～中年者の突然死の家族歴がある場合
3. Type I, II, III ブルガダ心電図を呈する患者で，心室細動・多形性心室頻拍が確認されているが，植込み型除細動器の植込みが困難な症例における電気生理学的薬効評価
クラス IIb
Type I, II, III ブルガダ心電図を呈する患者で，心室細動・多形性心室頻拍の記録，不整脈を示唆する症状，若年～中年者の突然死の家族歴のいずれも認めない場合

【誘発された心室性不整脈に対する解釈】

　心室性不整脈の誘発性がその後のイベントの予測因子になるという報告と無関係という報告が混在するため結果の解釈に混乱が生じているのが現状である．対象群の相違，誘発プロトコールの相違などが要因とされているが，誘発性は予後に関係しないという報告が多い．2連期外刺激までの比較的軽い誘発プロトコールで心室細動が誘発された症例のイベント発症率が高いという報告があり，リスク階層化に有用かもしれないが単施設からの報告であり，追試が必要と考えられる[2]．

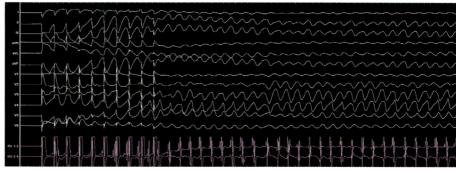

図1 右室心尖部からの心室頻回刺激（ペーシング周期210ms）により心室細動が誘発されたブルガダ症候群の1例

4）QT延長症候群

クラスI
なし
クラスIIa
1. 原因不明の失神があり，QT延長をともなう例
クラスIIb
1. 心停止蘇生例，または心室細動，TdPが確認されている例 2. 突然死やTdPによる失神の家族歴があり，心電図上QT延長が確認されている例
クラスIII
1. QT延長の原因，誘因が明らかであり，それらの除去，是正後にQT時間が正常化する，家族歴のない例

【誘発された心室性不整脈に対する解釈】

　QT延長症候群は，プログラム刺激による心室性不整脈の誘発性が低いといわれているため心臓電気生理学的検査での評価は限界があるとされている．

検査に必要な記録部位

　体表面心電図に加え，心内は心房（右心耳が一般的），心室（右室心尖部が一般的）に電極カテーテルを留置して検査を行う．ヒス束に留置することもあるが，心室性不整脈の誘発という目的としては心房，心室2カ所への留置で十分である．心室性不整脈が出現した場合，すぐに除細動を行える状況にしておくのはいうまでもない．

誘発プロトコール

　基本的に右室心尖部，右室流出路2カ所から刺激を行い，イソプロテレノール負荷も行う（図1）．

①心室頻回刺激

　洞調律より早いレートで開始し，心室不応期または周期長210msまで行う．1周期の刺激は5〜10秒間続ける．

②心室期外刺激

　2種類の基礎周期（600，400ms）で8拍の基礎刺激を行い，その後に3連発までの早

期刺激を加える．連結期は不応期に至るまで短縮して刺激を行うが，180 ms以下では非特異的な心室性不整脈の誘発が健常人でも増えるため，180 msまでとしている施設が多い．

まとめ

　頻脈性不整脈に対する心臓電気生理学的検査の適応は，誘発された心室性不整脈が非特異的所見である可能性もあり慎重に検討すべきものと考えられる．治療法の選択に影響を及ぼし予後推測の観点である程度確立されているのは，冠動脈疾患にともなう非持続性心室頻拍症例における持続性心室頻拍の誘発性の有無である．それ以外の症例に対する検査の意義は個々の症例で必要性を十分吟味すべきである．

文献

1) 日本循環器学会・他．臨床心臓電気生理検査に関するガイドライン（2011年改訂版）．
2) Makimoto H, et al. Clinical impact of the number of extrastimuli in programmed electrical stimulation in patients with Brugada type 1 electrocardiogram. Heart Rhythm 2012；9：242-248.

（稲田慶一　東京慈恵会医科大学附属第三病院 循環器内科）

［和文索引］

［あ］

アデノシン ……………………………………………… 175
アブレーション …………………………………………… 20

［い］

イリゲーションカテーテル ………………………… 19, 72

［う］

右心耳 …………………………………………………… 28, 42

［え］

エントレインメント刺激 ……………………………… 189

［お］

横隔神経麻痺 ……………………………………………… 107

［か］

仮性動脈瘤 ………………………………………………… 110
下大静脈－三尖弁輪間峡部 …………………………… 43
活性化凝固時間 …………………………………………… 91
下部共通路 ………………………………………………… 193
カプノメータ …………………………………………… 59, 60

［き］

期外収縮 …………………………………………………… 231
逆方向性通常型心房粗動 ……………………………… 187
逆方向性房室回帰性頻拍 ……………………………… 175
共通伝導路 ………………………………………………… 168
局所性心房頻拍 …………………………………………… 186

［く］

クライオ …………………………………………………… 20
クライオバルーン …………………………………… 22, 249
クライオバルーンアブレーション …………………… 76

［け］

経食道超音波検査 ………………………………………… 91
外科的アブレーション ………………………………… 262
撃発活動 …………………………………………………… 155

［こ］

減衰伝導特性 ……………………………………………… 160
顕性WPW症候群 ………………………………………… 173

［こ］

抗凝固療法 ………………………………………………… 118
呼吸器 ……………………………………………………… 87
コンタクトフォース ………………… 20, 73, 136, 240

［さ］

左心耳 …………………………………………………… 32, 40
左房天蓋 …………………………………………………… 31
左房天蓋部線状焼灼術 ………………………………… 244
左房天井線状アブレーション ………………………… 35

［し］

シース ……………………………………………………… 45
持続性心房細動アブレーション ……………………… 244
自動能亢進 ………………………………………………… 190
修正洞結節回復時間 …………………………………… 269
食道 ………………………………………………………… 106
徐脈性不整脈 ……………………………………………… 267
自律神経節 ………………………………………………… 247
心外膜アブレーション ………………………………… 253
心外膜アプローチ ……………………………………… 256
心外膜側 …………………………………………………… 253
心腔内エコー ……………………………………………… 131
心室細動 …………………………………………………… 221
心室内伝導障害 ………………………………………… 267
心室頻拍 …………………………………………………… 200
心タンポナーデ ………………………………………… 102
心内心電図 ………………………………………………… 4
心内膜側 …………………………………………………… 253
心房細動 …………………………………………………… 230
心房粗動 …………………………………………………… 186
心房中隔穿刺法 …………………………………………… 99
心房頻拍 …………………………………………………… 186

［す］

スチームポップ現象 …………………………………… 19

277

［せ］

正方向性房室回帰性頻拍 ……………………… 175

［そ］

僧帽弁峡部線状焼灼術 …………………………… 244
速伝導路 …………………………………………… 159

［た］

単極電位 ……………………………………………… 4

［ち］

遅伝導路 …………………………………………… 159

［つ］

通常型心房粗動 ……………………………… 187, 194
通常型房室結節回帰性頻拍 ………………… 160, 163

［て］

電気生理学的検査 …………………………… 267, 273

［と］

洞結節回復時間 …………………………………… 269
洞不全症候群 ……………………………………… 267
洞房伝導時間 ……………………………………… 269
特発性心室細動 …………………………………… 226
特発性心室頻拍 …………………………………… 204

［な］

内因性固有心拍数 ………………………………… 269

［に］

ニアフィールド電位 ……………………………… 7

［の］

脳梗塞 ……………………………………………… 104

［は］

肺静脈 ………………………………………… 231, 238
肺静脈狭窄 ………………………………………… 105
バイポーラ電位 …………………………………… 5
バルーンアブレーション ……………………… 249

［ひ］

ヒス束電位図記録 ………………………………… 270

［ひ（右段）］

非通常型心房粗動 ………………………………… 187
非通常型房室結節回帰性頻拍 ……………… 160, 165
頻脈性不整脈 ……………………………………… 273

［ふ］

ファーフィールド電位 …………………………… 7
フォースタイムインテグラル ………………… 241
副伝導路 ……………………………………… 173, 175
不顕性 WPW 症候群 ……………………………… 173
ブルガダ症候群 …………………………………… 228
プルキンエ電位 …………………………………… 226
プロタミン硫酸塩 ………………………………… 81
プロポフォール …………………………………… 78
分界稜 ……………………………………… 28, 33, 41

［へ］

ヘパリン …………………………………………… 80
ベラパミル感受性心室頻拍 …………………… 208

［ほ］

房室回帰性頻拍 …………………………………… 173
房室結節回帰性頻拍 ……………………………… 159
房室結節調律 ……………………………………… 170
房室ブロック ………………………………… 109, 267
ポストペーシングインターバル ……………… 213
発作性上室性頻拍 ………………………………… 154
発作性心房細動アブレーション ……………… 238
ホットバルーン ……………………………… 76, 251
ホルター心電図 …………………………………… 90

［ま］

マイクロリエントリー心房頻拍 ……………… 186
マクロリエントリー性心房頻拍 ……………… 186

［め］

メイズ手術 ………………………………………… 262

［ゆ］

ユニポーラ電位 …………………………………… 4

［ら］

卵円窩 ………………………………………… 29, 39
卵円孔 ……………………………………………… 29

［り］

リエントリー ……………………………………… 155
リズミア ………………………………………… 258
リセット現象 ……………………………… 179, 192

リモデリング …………………………………… 231
流出路起源心室頻拍 …………………………… 204

［れ］

連続刺激試験 ……………………………………… 12

［欧文索引］

［A］

ACT ……………………………………………… 63
AF ……………………………………………… 230
AFL …………………………………………… 186
Array カテーテル ……………………………… 69
AT ……………………………………………… 186
AutoMap ……………………………………… 151
AVNRT ………………………………………… 159
AVRT …………………………………………… 173

［B］

Bachmann 束 …………………………………… 32
BIS …………………………………………… 57, 86

［C］

CARTO システム ……………………………… 124
CFAEs ………………………………………… 245
Concealed fusion …………………………… 214
Coumel 現象 ………………………………… 181
crista terminalis …………………………… 189

［E］

Entrainment mapping ……………………… 213
EPS ………………………………………… 267, 273
etCO$_2$ ………………………………………… 86

［F］

fast pathway ………………………………… 159
FTI …………………………………………… 241

［I］

i-gel ………………………………………… 85, 86
isthmus ……………………………………… 212

［J］

jump up 現象 ………………………………… 160
junctional rhythm ………………………… 170

［L］

LAVA ………………………………………… 217
long RP ……………………………………… 192
Low voltage zone ………………………… 247

［M］

Marshall 静脈 …………………………… 33, 197
Marshall 靱帯 ………………………………… 34
Maze 手術 …………………………………… 262
mitral isthmus ……………………………… 40
mitral isthmus ablation ………………… 244

［N］

NavX システム ……………………………… 140

［P］

Pace map …………………………………… 206
Para-Hisian pacing 法 ……………………… 181
PJRT（permanent form of junctional reciprocating
　　tachycardia）…………………………… 182
post pacing interval ……………………… 189
PSVT ………………………………………… 154

［R］

roof line ablation ··· 244

［S］

slow pathway ··· 159
slow-pathway potential ··· 169
substrate mapping ··· 217

［V］

VF ··· 221

VT ··· 200

［W］

warm up現象 ··· 193

［数字］

2極電位 ··· 5
2重伝導路 ·· 159
3次元マッピングシステム ·································· 124, 140

研修医・看護師・臨床工学技士・診療放射線技師のための
基礎からわかる！
カテーテルアブレーション　　ISBN978-4-263-73183-3

2018年3月25日　第1版第1刷発行
2020年8月5日　第1版第3刷発行

編　集　松尾征一郎
発行者　白　石　泰　夫
発行所　医歯薬出版株式会社

〒113-8612　東京都文京区本駒込1-7-10
TEL. (03) 5395-7640（編集）・7616（販売）
FAX.(03) 5395-7624（編集）・8563（販売）
https://www.ishiyaku.co.jp/
郵便振替番号 00190-5-13816

乱丁，落丁の際はお取り替えいたします　　　　印刷・真興社／製本・愛千製本所
© Ishiyaku Publishers, Inc., 2018. Printed in Japan

本書の複製権・翻訳権・翻案権・上映権・譲渡権・貸与権・公衆送信権（送信可能化権を含む）・口述権は，医歯薬出版（株）が保有します．
本書を無断で複製する行為（コピー，スキャン，デジタルデータ化など）は，「私的使用のための複製」などの著作権法上の限られた例外を除き禁じられています．また私的使用に該当する場合であっても，請負業者等の第三者に依頼し上記の行為を行うことは違法となります．

JCOPY　＜出版者著作権管理機構　委託出版物＞
本書をコピーやスキャン等により複製される場合は，そのつど事前に出版者著作権管理機構（電話03-5244-5088，FAX 03-5244-5089，e-mail:info@jcopy.or.jp）の許諾を得てください．

月刊『Medical Technology』好評連載が待望の書籍化！
楽しいクイズ形式で心電図判読のポイントがよくわかる！

楽しく学んで好きになる！
心電図トレーニングクイズ

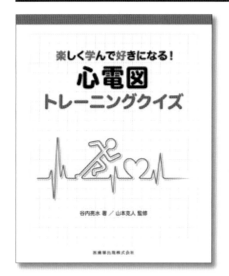

著　谷内 亮水／監修　山本 克人

■ AB判／186頁／定価（本体 4,400円+税）
ISBN 978-4-263-22932-3

- 30問のクイズ形式で心電図を紹介しており，初学者から臨床家まで，心電図判読の方法やプロセス，ポイントを楽しくわかりやすく学ぶことができる．臨床検査技師はもちろん，学生などの初学者，研修医，看護師，心電図を復習したいベテランまで，幅広く活用いただける充実の内容．
- 月刊『Medical Technology』での好評連載を大幅に加筆，新たに6問を加えた全30問で再構成．連載時よりも横幅の広い判型（AB判）なので，より大きく見やすい心電図として掲載．

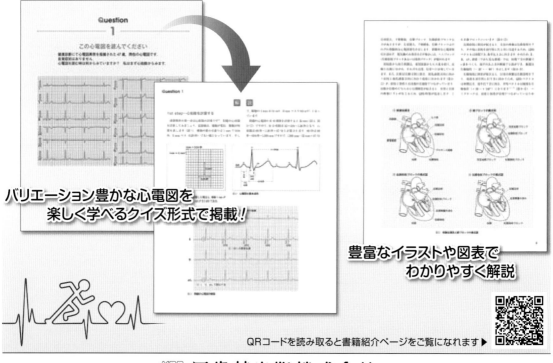

バリエーション豊かな心電図を
楽しく学べるクイズ形式で掲載！

豊富なイラストや図表で
わかりやすく解説

QRコードを読み取ると書籍紹介ページをご覧になれます▶

医歯薬出版株式会社
〒113-8612 東京都文京区本駒込1-7-10　TEL.03-5395-7610　FAX.03-5395-7611　https://www.ishiyaku.co.jp/